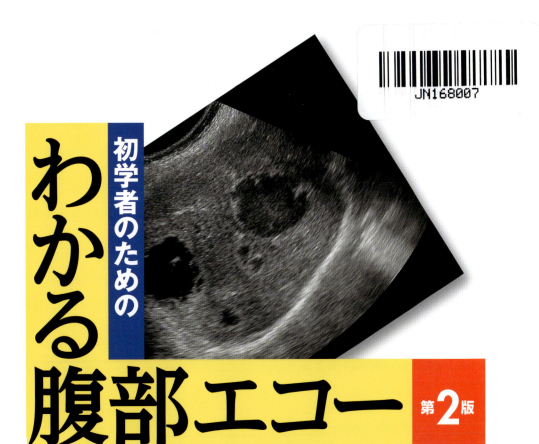

初学者のための
わかる腹部エコー 第2版
所見からみた超音波鑑別診断

著 森 秀明
杏林大学医学部第三内科教授

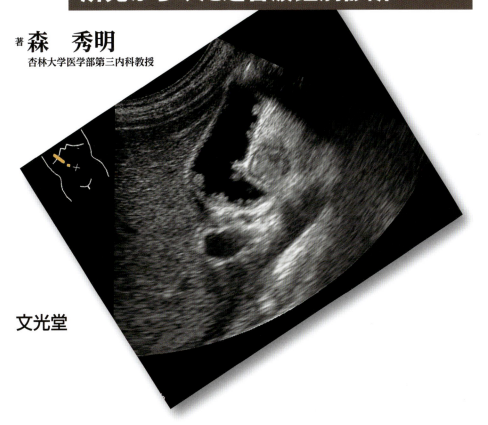

文光堂

■協力（敬称略）

奥山　秀平	杏林大学第3内科
川村　直弘	杏林大学第3内科
小樽　二世	杏林大学第3内科
關　　里和	杏林大学第3内科
塚田幾太郎	杏林大学第3内科
西川かおり	杏林大学第3内科
本田　普久	杏林大学第3内科
峯　　佳毅	杏林大学第3内科
岸野　智則	杏林大学保健学部臨床工学科
有賀　俊之	杏林大学中央臨床検査部
飯田　綾子	杏林大学中央臨床検査部
一瀬由香里	杏林大学中央臨床検査部
浦田　　毅	杏林大学中央臨床検査部
大坂真以子	杏林大学中央臨床検査部
加藤麻衣子	杏林大学中央臨床検査部
加藤　里絵	杏林大学中央臨床検査部
河井　志保	杏林大学中央臨床検査部
川野　詳子	杏林大学中央臨床検査部
小高　知美	杏林大学中央臨床検査部
坂井　範子	杏林大学中央臨床検査部
佐藤美佐紀	杏林大学中央臨床検査部
嶌森　直子	杏林大学中央臨床検査部
須藤　恵美	杏林大学中央臨床検査部
藤野あえか	杏林大学中央臨床検査部
峯岸　恭平	杏林大学中央臨床検査部
宮脇　晴子	杏林大学中央臨床検査部
本橋美津江	杏林大学中央臨床検査部
饒平名愛里彩	杏林大学中央臨床検査部
渡辺　敬子	杏林大学中央臨床検査部
麻生　和信	旭川医科大学病態代謝内科学分野
山田　博康	県立広島病院消化器内科
宮嵜　　治	国立成育医療センター放射線診療部
正木　英一	国立成育医療センター放射線診療部
関口　隆三	栃木県立がんセンター画像診断部（現東邦大学医療センター大橋病院放射線科）
長谷川雄一	成田赤十字病院検査部

第2版の序

　2000年に『初学者のためのわかる腹部エコー　所見からみた超音波鑑別診断』が出版されてからすでに16年の歳月が経過した．この間，多くの読者に愛読して頂き，貴重なご意見も多数頂戴した．出版当時の腹部超音波検査はBモードによる検査が主体であったが，その後の超音波診断装置の進歩はめざましく，ハーモニックイメージング，ドプラ検査や造影超音波検査による血流診断，さらに3次元超音波検査，エラストグラフィなどの新しい機能が開発され，日常臨床の場で活用されるようになってきた．また広帯域の超音波プローブや高周波超音波プローブの開発も鮮明な画像を得る手助けとなっている．これらの超音波技術の進歩や疾患の概念の変化などにより本書においても時代に即した内容が求められるようになってきた．その様な折，文光堂編集部から本書の改訂の御提案を頂き，このたび改訂版を刊行する運びになった．

　初版の執筆当時は当院では腹部超音波検査で得られた画像をレントゲン検査と同じようにフィルムで保管していた．本書を作成するにあたっては，フィルムの超音波画像を一眼レフのカメラで撮影し，現像して印画紙に焼き付けて提出していた．現在では超音波診断装置で記録した画像を装置本体にデジタル画像として保存できる時代になっており，その当時を思い起こすと隔世の感がある．

　今回の改訂にあたっては総論，各論ともに超音波画像を一新した．また，初版では超音波画像の横にそのシェーマを配置したが，この第2版においては同一の画像に引き出し線や矢印，所見名を書き入れたものを配置したのが大きな変更点である．なお，各論では本書の特徴である検査で得られた超音波所見から考えられる疾患を鑑別していくデシジョンツリー形式を初版から継承しているが，その内容はそれぞれアップデートしている．一人でも多くの医師や技師の方々が本書を手元に置いて活用して頂ければ，著者にとって望外な喜びである．

　今回本書を制作するにあたって，貴重な症例の画像を御提供頂いた先生方や技師の皆様にこの場をお借りして厚く御礼を申しあげる次第である．

　また本書を執筆するにあたり恩師である杏林大学青柳利雄名誉教授および斎藤昌三名誉教授ならびに平素から御懇切なる御指導を賜った杏林大学学長跡見　裕教授，第3内科髙橋信一特任教授，第3内科石田　均教授，第3内科久松理一教授に深甚なる感謝の意を申し上げる次第である．さらにわれわれが超音波検査を施行しやすいように生理機能検査室を整備して頂いた医学部長兼臨床検査医学渡邊　卓教授にも御礼を申し上げる次第である．さらに本書の作成にあたり御協力頂いた第3内科の肝臓班の先生方と生理機能検査室の臨床検査技師の皆様にも深謝を申し上げたい．最後に長年にわたり本書の改訂に向けて編集，校正の御尽力を頂いた文光堂の佐藤真二氏に改めて御礼を申し上げる次第である．

平成28年10月

杏林大学医学部第3内科

森　秀明

初版の序

　先日，雨の首都高を新宿へ向かって車を走らせていると，カーラジオから80年代の曲が流れてきた．メロディを口ずさんでいると，その曲が流行っていた研修医の頃のことが昨日のことのように思い出された．そして研修医時代にはじめて腹部超音波を手にした時のことが頭の中をよぎった．

　当時の超音波診断装置にはカラードプラなどはなく，Bモードの画像も今とは格段の差があり，初学者にはなかなか理解できなかった．またテキストも少なく，超音波を習得することは大変なことであった．現在は世の中に数多くのテキストが出版されており，各地で講習会も行われるようになってきている．また超音波診断装置も飛躍的な進歩を遂げ，初学者でも手軽に検査を行うことができるようになってきている．

　しかしその反面，理解に苦しむような画像をしばしば見るようになった．実際の臨床の場や学会，雑誌などで超音波診断装置の設定条件が悪いために生じたアーチファクトの多い画像や，病変の特徴を捉えていない画像を目の前にして失望することもたびたびある．超音波を手軽に行うことはできても，自己流が多く，超音波診断装置や正常解剖に対する理解が不足している検者も多い．

　腹部超音波を習得するためには超音波診断装置や正常解剖に対する理解に加えて，検査により得られた種々の所見を総合して疾患を鑑別していく力が必要であると思われる．たとえば肝の辺縁が鈍で表面が不整で脾腫があれば肝硬変が考えられるといったように，検査にて得られた所見を総合して診断していく必要がある．初学者は各々の所見を捉えることができても，それらの所見を総合して疾患を鑑別することに慣れておらず，正しい診断に到達できないことが多い．初学者が正しい診断を行うためには，各々の超音波所見から見た鑑別診断のテキストの開発が望まれてきた．本書はこのような観点に立って，初学者が理解しやすいように超音波検査にて得られた各所見を基に鑑別診断を行っていく方法について述べた．また総論では腹部超音波を施行するために必要な解剖と走査法（消化器，泌尿器，婦人科領域）を理解しやすいように対比させた．さらに超音波診断装置の操作法およびアーチファクトに対する説明も掲載した．

　本書を執筆するに当たっては，上記の方針を徹底し一冊のテキストとして一貫性を持たせるために単独執筆とした．このテキストを手にされた人々が著者の超音波に対する熱い思いを感じていただけたら，また明日からの臨床の場で何らかのお役に立つことができたら，著者にとって望外な喜びである．

　本書を執筆するに当たり恩師である杏林大学青柳利雄名誉教授および斉藤昌三名誉教授ならびに平素から御懇切なる御指導を賜った杏林大学第1外科跡見　裕教授，第3内科高橋信一教授，第3内科石田均教授に深甚なる感謝の意を申し上げる次第である．また本書の作成に当たり多大な御助言を頂いた杏林大学臨床病理非常勤講師宮坂康夫先生と第3内科超音波グループの各先生にも深謝を申し上げる次第である．そして，再三の締め切り延長にも限りない寛容をもって本書の刊行に向けて著者を励まして下さった文光堂の竹田　興氏および佐藤真二氏に改めて御礼を申し上げる次第である．

平成12年3月

杏林大学医学部第3内科

森　秀明

目　次

総論　　1

1. 腹部超音波検査をマスターするために　　2
2. 超音波検査の特徴　　4
3. 超音波画像の表示法　　6
4. 超音波ビームの走査方式　　7
5. 分解能　　9
6. 画像の調節法　　11
7. ドプラ法　　16
8. 造影超音波検査　　29
9. ハーモニックイメージング　　31
10. 超音波エラストグラフィ　　32
11. 3次元超音波検査　　33
12. 携帯超音波検査　　35
13. 超音波検査で問題となるアーチファクト　　36
14. 超音波検査の実際　　48
15. 超音波診断装置の名称と操作　　50
16. 臓器別解剖と走査法　　52
    - ◆ 肝臓　　52
    - ◆ 胆道　　63
    - ◆ 膵臓　　69
    - ◆ 腎・尿路　　73
    - ◆ 副腎　　80
    - ◆ 脾臓　　82
    - ◆ 消化管　　84
    - ◆ 女性生殖器　　97
    - ◆ 脈管　　102
    - ◆ リンパ節　　107
    - ◆ 腹腔・後腹膜腔　　111
17. 症状・所見からみた腹部超音波鑑別診断　　117

各論 ～超音波所見からみた鑑別診断～ 125

- 1. 肝臓 126
- 2. 胆道（胆嚢・胆管） 159
  - Ⅰ．胆嚢 159
  - Ⅱ．胆管 178
- 3. 膵臓 188
- 4. 腎・尿路 202
  - Ⅰ．腎 202
  - Ⅱ．膀胱 223
  - Ⅲ．前立腺 227
- 5. 副腎 232
- 6. 脾臓 237
- 7. 消化管 246
- 8. 女性生殖器 262
  - Ⅰ．子宮 262
  - Ⅱ．卵巣 268
  - Ⅲ．その他 274
- 9. 脈管 276
- 10. その他 287
- 11. 正常計測値 299

参考図書 301

索引 302

総　論

総論

腹部超音波検査をマスターするために

初学者が腹部超音波検査をマスターするためには以下の点に注意する必要がある．

A 正常解剖の理解

腹部領域の超音波検査としては，まず肝臓，胆道（胆嚢・胆管），膵臓，脾臓，腎臓を観察することが多い．これらの臓器は互いに接して存在するため，各々の臓器の位置関係と構造を理解する必要がある．さらに上・下部消化管や副腎，骨盤内臓器（膀胱，前立腺，子宮，卵巣）および脈管についても正常解剖を理解しておく必要がある．

B 画像の調整

検査を行う前に鮮明な画像が得られるように超音波診断装置を設定する．また病変が認められた際は，可能な限りモニタ画面の中央で観察できるようにプローブ（探触子）を操作する．

C アーチファクト

超音波に特有なアーチファクトを理解することが画質の向上や診断の手助けになる．

D 走査手順

現在，腹部領域の走査手順には定まった方法はないが，限られた時間の中で効率よく見落としのないように検査を行うためには，検者の施行しやすい順序を決めて，その手順に従って検査を進めていく必要がある．そして自身で走査手順を決めたら，患者ごとに手順を変えないで，常に同じ手順で検査を行うことが大切である．なぜなら，たとえば腹痛を訴える患者では，まず痛みの部位にプローブをあててしまいがちだが，必ずしも痛みの部位に有意な所見があるとは限らず，むしろ少し離れた部位に間接所見が得られることがあるからである．特に初学者は症状のある部位に所見がないと焦ってしまいがちである．また通常の検査手順を変えると，一部の臓器の観察をし忘れたまま検査を終了してしまうことがあるからである．

E 動的視野

モニタ画面を観察する際に，初学者はどうしても画面の中央に眼が集中してしまい，全体像を見渡せないことが多い．しかし，経験を積むに従い動的視野が広がっていくので，瞬時に画面全体をとらえることができるようになる．

F 使用装置

　現在，内外の多くのメーカーから種々の超音波診断装置が市販されている．検者は自分の使用する超音波診断装置の特徴や性能を理解しておく必要がある．

G 他の画像診断との対比

　超音波検査で病変が認められた場合には，可能な限りCTをはじめとする他の画像診断と対比することにより，病変の存在部位や特徴をより正確に理解することができる．手術例では切除標本と対比することが読影能力を高めるために有用である．

― 総論 ―

超音波検査の特徴

A 超音波とは

1) 超音波とは人の耳に聞こえる音の範囲（約 20〜20,000 Hz）よりも高い周波数の音である．
2) 周波数が高くなるほど超音波画像の分解能はよくなるが，深部での減衰が強くなるため，腹部領域の超音波検査では 3.5〜6.0 MHz の周波数が用いられることが多い（1 MHz = 10^6 Hz）．ただし，肝表面や消化管などの観察の際は高周波プローブを併用することが多い．
3) 超音波は生体内を伝搬するに従って減衰する．

B 超音波の発生と原理

1) 超音波は電流がプローブの先端に装着された振動子（圧電素子）に流れることにより発生する．
2) 超音波は生体内を伝搬し，臓器や組織で反射して戻り，振動子で受信される．
3) 受信された超音波は電気信号に変換され，映像化される．この超音波の送信と受信の繰り返しにより，生体内の断層像を得ることができる．

> **参考** プローブの構造
>
> 1) プローブの表面には音響レンズが装着されており，その下面には音響整合層，振動子（圧電素子），バッキング材が組み合わさった構造をしている（**図1**）．
> 2) 音響レンズは生体組織と比べて音速の遅いシリコンゴムを用いることにより，振動子から発生した超音波ビームを1点に向かって集束させる働きをする．
> 3) 音響整合層は生体組織と振動子の中間の音響特性インピーダンスを有する物質を間に挿入することにより，反射を最小限に抑え効率よく超音波を生体内に送信する働きを有する．
> 4) 振動子は超音波診断装置の電流から変換した超音波を生体内に送信し，生体内で反射して戻ってきた超音波を電気信号に変換し映像化する機能を有する．振動子の材料は主にチタン酸ジルコン酸鉛（PZT）などの圧電セラミックスや，ポリフッ化ビニリデン（PVDF）などの高分子圧電膜が用いられている．また近年，広帯域の画像を得るために純粋で均一なシングルクリスタルを用いた振動子も実用化されている．
> 5) バッキング材は後方への超音波の伝搬を抑制し，振動子の余分な振動を抑え，パルス幅を短くすることにより距離分解能を向上させる役割を有する．

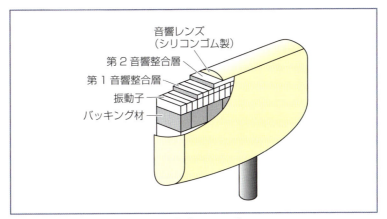

図1 プローブ (リニア電子走査方式アレイ型)
(森 秀明, 竹内真一：腹部超音波 Aside 基礎と臨床のキーポイント37．p83, メディカルビュー社, 2007を一部改変)

C 超音波検査の利点と欠点

1) 利点
1) 非侵襲的な検査で, X線被曝の心配もないため, 必要に応じて反復して施行することができるので, 経過観察にも有用である.
2) 装置が小型で移動可能であり, 被検者の状態に合わせてベッドサイドでも施行できる.
3) リアルタイムに画像が得られるため, 検査をしながら診断が可能である.
4) 任意の方向の断面を観察できる.
5) ドプラ検査を行えば造影剤を用いなくても, 血流情報を得ることができる.
6) さらに超音波造影剤を用いると詳細な血流情報を得ることができる. 超音波造影剤はヨードアレルギーや腎障害のある被検者に対しても安全に血流情報を得ることができる.
7) 超音波ガイド下に生検などの検査や, 肝細胞癌の穿刺治療, 肝膿瘍や急性胆嚢炎, 閉塞性黄疸などのドレナージ治療が行える.

2) 欠点
1) 主観的な検査であり客観性に乏しいため, 検者の技量による検査結果の差が大きい.
2) 視野が限られるため, 肝のように大きな臓器では全体像を一画面に描出することができない.
3) 肥満や消化管ガスの存在などの被検者側の条件に影響される.
4) 肺や消化管などのガスを含む臓器の観察は, CT, 内視鏡, X線検査と比べて劣ることが多い. また超音波は骨を通過しないため, 骨の検査にも不適当である.
5) 被検者が一定時間の息止めをできないと, 良好な画像を得ることが困難である.
6) 超音波に特有のアーチファクトが診断の妨げになることがある.

― 総 論

超音波画像の表示法

1) 超音波画像の表示法は，プローブを被検者の身体の長軸と直交する方向にあてた場合（横走査）は，被検者の右側が画面の左側になる．すなわち横断面を被検者の尾側から観察した像になる（図2左）．
2) プローブを被検者の身体の長軸方向にあてた場合（縦走査）は，被検者の頭側が画面の左側になる（図2右）．
3) 斜走査の場合は，横断像に近い角度のものは横走査に，縦断像に近い角度のものは縦走査に準じて表示する．

ポイント

- 横走査：被検者の右側が画面の左側．
- 縦走査：被検者の頭側が画面の左側．

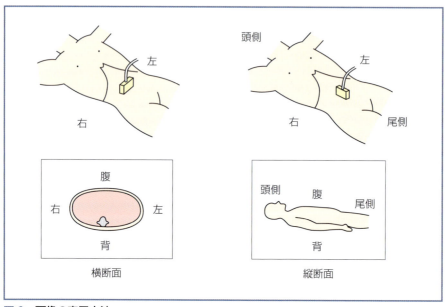

図2　画像の表示方法

—— 総論

超音波ビームの走査方式

　腹部超音波検査で用いられるBモード画像の走査方式には，電子走査と機械走査（メカニカル走査）がある．

A　電子走査

　プローブを動かさずに超音波ビームを電気的に高速で移動させる方式で，リニア，セクタ，コンベックスなどの走査方式がある（図3）．

1) リニア走査方式は多数の振動子が直線上に配列している．本法はスイッチを切り替えることにより複数の振動子を1つのグループとして振動子の配列方向に順次振動させ，超音波ビームを放射し，画像を得る方式である．体表付近の広い視野が得られるため，体表臓器や頸動脈などの検査に用いられている．
2) セクタ走査方式は複数の振動子を一度に駆動するフェイズドアレイ方式を用いて，各振動子から超音波パルスが送信されるタイミングを制御することにより，特定の方向の走査線上において超音波パルスを強め合うようにする方法である．プローブの幅が小さく，肋間などの狭い部位から深部での広い視野を得ることができるため，主に心臓の検査で用いられている．欠点としては浅部の視野が狭いため，体表近傍の観察には適していない点があげられる．
3) コンベックス走査方式は多数の振動子を凸型に配列したもので，原理はリニア走査方式と同様である．深部での広い視野を得ることができるため，主に腹部領域の検査で用いられている．

B　機械走査（メカニカル走査）

　ある面積をもった振動子をモータ駆動などにより一定の速さで移動させる方法で，リニア，セクタ，ラジアル，アーク，サーキュラなどの走査方式がある（図4）．

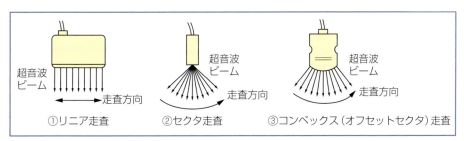

図3　電子走査の種類
（森　秀明，竹内真一：腹部超音波 Aside 基礎と臨床のキーポイント37．p85，メジカルビュー社，2007を一部改変）

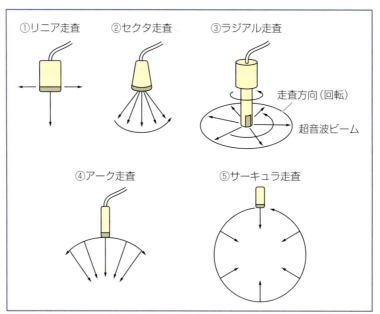

図4　機械走査の種類
(森　秀明, 竹内真一：腹部超音波 Aside 基礎と臨床のキーポイント37. p87, メジカルビュー社, 2007を一部改変)

1) リニア走査方式はプローブを機械的に直線状に移動させる方式で，水槽を使用して乳腺や甲状腺の検査に用いられていたが，最近ではほとんど行われなくなっている．
2) セクタ走査方式は振動子を機械的に回転させたり揺動させることにより，超音波ビームを扇状に走査する方式で，心臓や体表臓器などの検査に用いられていたが，最近はほとんど行われなくなっている．
3) ラジアル走査方式はプローブを体腔内に挿入して，機械的に回転させることにより放射状に超音波ビームを走査して，360°にわたる画像を得る方法である．経直腸的プローブ，超音波内視鏡プローブや血管内超音波検査用プローブが開発されており，泌尿器科領域や消化管，血管などの検査に用いられている．
4) アーク走査方式はプローブを機械的に円弧状に走査し，画像を得る方法である．中心に向かって超音波ビームが送信され，画像が構築される．乳腺や甲状腺などの体表臓器の検査に用いられていたが，最近ではほとんど行われなくなっている．
5) サーキュラ走査方式はプローブを機械的に回転させ画像を得る方法である．産婦人科領域などの3次元画像を得る際に用いられている．

> **参考　アニュラアレイプローブと4Dプローブ**
> 乳腺などの検査に用いられてきたアニュラアレイプローブや3次元画像を得るための4Dプローブは電子スキャンプローブを内蔵し，それを高速で機械走査して画像を構築している．

総論

5 分解能

分解能には空間分解能とコントラスト分解能がある．

A 空間分解能

近接した異なる2つの点を別々の点として分離表示する能力を空間分解能と呼ぶ．空間分解能は距離分解能と方位分解能とスライス（厚み）方向分解能からなる（**図5**）．

1）距離分解能

超音波ビームの進行方向に並んだ2点を別々の2個の点として識別する能力をいう．距離分解能は主としてパルス幅によって決まり，パルス幅が短いほど，距離分解能は向上する．また周波数が高いほどパルス幅が短いため，距離分解能は向上する．

> **参考　パルス幅とは？**
> 超音波パルス波の振動の持続している時間のことである．

2）方位分解能

超音波ビームの進行方向に垂直に並んだ2点を別々の2個の点として識別する能力をいう．方位分解能は主としてビーム幅によって決まり，ビーム幅が狭いほど方位分解能は向上する．

3）スライス（厚み）方向分解能

振動子のスライス方向に並んだ2点を別々の2個の点として識別する能力をいう．振動子のスライス

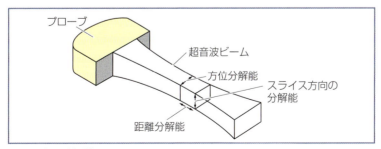

図5　空間分解能
（森　秀明：Dr. 森の腹部超音波診断パーフェクト．p7, 診断と治療社，2013）

方向のビーム厚の中に入った2点は識別することができない．この分解能は音響レンズによる固定フォーカスや振動子のスライス方向の長さ，周波数により影響を受ける．

B コントラスト分解能

わずかな組織のエコーレベルの差を超音波画像上の濃淡の差として識別する能力をいう．基本波と比べて高調波ではコントラスト分解能の高い画像が得られる．またビーム幅を狭くしたり，周波数を上げることによってもコントラスト分解能の高い画像が得られる．

ポイント

- 距離を計測する際には，超音波の1波長が約0.4〜0.5mmであり，それ以下の分解能を有さないことに注意する必要がある．
- 画面には小数点以下（0.1mm単位）の値も表示されるが，1mm単位までの計測が適当であり，報告書には四捨五入した測定値を記載する．

総論

6 画像の調節法

　検査を行う前にモニタ画面が浅部～深部にかけて均一に描出され，適切な明るさを有する画像になるように超音波診断装置を設定する．これらの設定は超音波診断装置本体にあるゲイン（gain），STC（sensitivity time control）およびダイナミックレンジ（dynamic range）のつまみを用いて行う．また検査時には適時，視野深度（depth）やフォーカスの調節を行う．さらにモニタのコントラストおよびブライトネスのつまみを用いて画面の調整を行う．またプリンタなどの記録装置を用いる場合はその調節を行う．

A　Bモードゲイン（gain）

1) ゲインは生体内から得られたエコーの強さを全体的に調節する機能を有している．
2) ゲインは肝臓がほぼ中間のグレイスケールで描出され，胆嚢や肝内脈管が内部エコーのない状態で観察できるように設定する（図6a）．
3) ゲインが低いと画像全体は暗く不明瞭となり，微弱なエコーの反射がとらえられなくなる（図6b）．
4) ゲインが高いと画像全体は明るくギラついた感じになり（図6c），ノイズやアーチファクトが出やすくなる．

ポイント

- 初学者はゲインを必要以上に高く設定していることが多い．ゲインを高く設定すると，ノイズやアーチファクトが多い画像になるため注意が必要である．
- 特に消化管の検査を行う際は，ゲインを低めに設定した方が内腔のガスエコーが目立たなくなるため観察しやすくなる．

B　STC（sensitivity time control）

1) プローブから放射された超音波ビームは体内を伝搬する際に減衰するため，プローブに近い体表面ほど強く，深部になるに従って弱くなる．STCは体表～深部まで一定の間隔でゲインを調節できるつまみを有しており，ある深さのSTCのつまみを動かすことにより画面上の対応する深さに対するゲインを調節することができる．
2) 浅部のSTCが低いと体表面付近は暗く，不明瞭となる（図7a）．深部についても同様である．
3) 浅部のSTCが高いと体表面付近は明るく，ギラついた感じになる（図7b）．深部についても同様である．

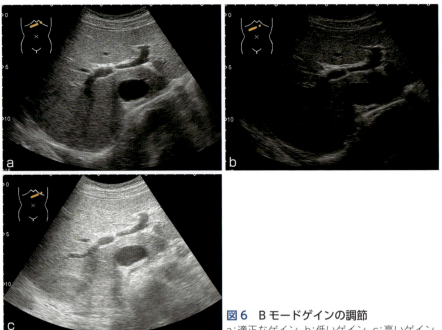

図6 Bモードゲインの調節
a:適正なゲイン，b:低いゲイン，c:高いゲイン．

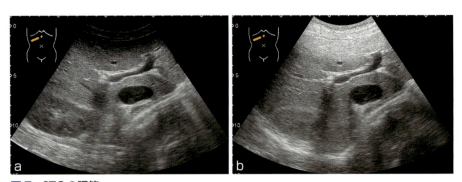

図7 STCの調節
a:低いSTC（体表近傍），b:高いSTC（体表近傍）．

C ダイナミックレンジ（dynamic range）

1) 生体内から戻ってきたエコーは体表面付近〜深部まで強弱にかなりの幅があり，そのままの状態でモニタに表示しようとすると，すべての信号を階調性よく表示することができない．したがってエコーの強さに応じて増幅度を変化させる必要がある．エコーの強弱の差をどのくらい表示できるかをあらわしたものがダイナミックレンジである．

2) 画像の明暗と階調性が適度になるようにダイナミックレンジを調節する．通常，腹部領域では45〜60dBの範囲が用いられている．

3) ダイナミックレンジを狭くすると，エコーの強弱の差が強調された，すなわちコントラストの強い画像になる（図8a）．

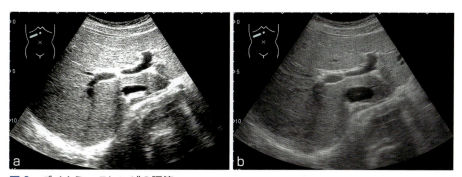

図8 ダイナミックレンジの調節
a：狭いダイナミックレンジ，b：広いダイナミックレンジ．

4) ダイナミックレンジを広くすると，弱い信号～強い信号まで広い範囲を表示できるが，微妙なエコーレベルの差が識別できなくなり，コントラストの弱い画像となる（図8b）．

ポイント

- ゲインを増減した場合は画面全体のエコーレベルが上昇したり低下したりするが，弱い信号と強い信号の輝度差は変化しない．一方，ダイナミックレンジを増減した場合は弱い信号と強い信号の輝度差が変化する．

D フォーカス

超音波ビームは焦点付近が最もビームが細く，画像が鮮明になるため．病変が描出された際には適時，フォーカスポイントを病変部に移動して観察する必要がある（図9a, b）．

ポイント

- 送信フォーカスを多段にすると，1段のときと比べてビーム幅が広範囲に細くなるため方位分解能が向上し，画像が明瞭になる．一方，フレームレートは低下するため，リアルタイム性は悪くなる．

E 視野深度（depth）

1) モニタ画面の描出可能な最深距離を設定するつまみであり，通常14～16cm程度に設定する（図10a）．
2) 図10bのように視野深度を浅く設定すると病変は拡大されて観察しやすくなるが，深部の肝組織は描出できなくなり，逆に深く設定すると病変が小さくなり観察しにくくなる（図10c）．

ポイント

- 消化管の検査時は，視野深度を4～6cm程度と浅めに設定して，消化管全体が大きく観察できるようにする．

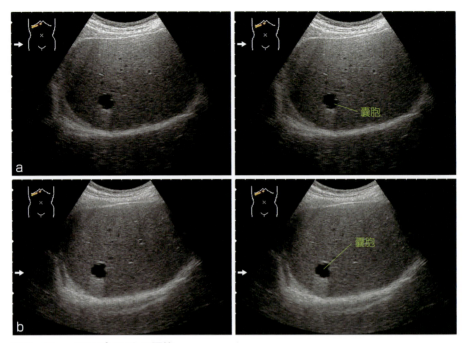

図9 フォーカスポイントの調節
a：不適切なフォーカスポイント，b：適切なフォーカスポイント．

F モニタ画面の調整

1) モニタ画面の調整を行う際は，部屋の明るさによってモニタに表示される画像の見え方が変化するため，部屋の明るさを検査時と同様の状態にして調整する．
2) 調整する際はブライトネスとコントラストのつまみを用いて，画面の明るさとコントラストが適切になるよう設定する．

ポイント

- ブライトネスは画像全体の明るさを変えるつまみである．コントラストは画像の白黒の差を変えるつまみである．調整を行う際は，まずブライトネスで画像全体の明るさを調節し，次いでコントラストを調節する．

G 記録装置の調節

記録装置にはサーマルプリンタ，CD-R，USBメモリなどがある．サーマルプリンタを用いるときは，モニタ画面の画質を忠実に反映するような条件になるように記録装置の明るさやコントラストを設定する必要がある．

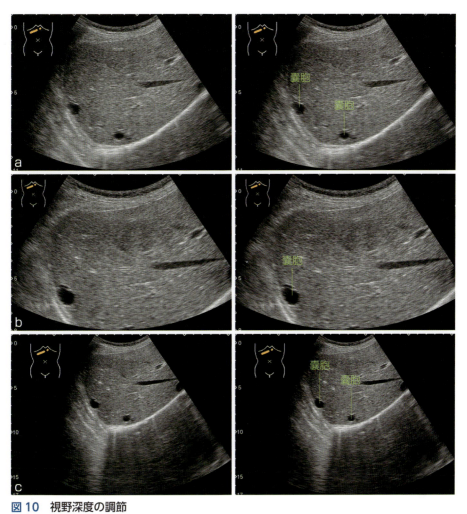

図10　視野深度の調節
a：適切な視野深度，b：浅い視野深度，c：深い視野深度．

総論

ドプラ法

A ドプラ法の原理～ドプラ効果～

1) ドプラ効果とは音源と観察者の距離が近づいたり遠ざかったりすることにより，音源における周波数と観察者が観測する周波数が変わる現象である．超音波診断装置では音源と観察者はともに超音波診断装置のプローブであり，両者の距離は変化しないが，血管内を流れる赤血球に超音波があたるとドプラ効果により，戻ってくる超音波の周波数が変化する（図11）．

2) 血管内の赤血球で反射して戻ってきた受信周波数（fo＋fd）とプローブから送信された送信周波数（fo）の差をドプラ偏移周波数（fd）と呼び，プローブに近づいてくる血流は＋（受信周波数が送信周波数より高い），遠ざかる血流は－（受信周波数が送信周波数より低い）で表示される．

3) 超音波診断装置では得られたドプラ偏移周波数を血流速度V（m/秒またはcm/秒）に換算して表示している．

4) 血流速度は超音波ビームと血流のなす角度θが大きくなるほど，測定誤差が大きくなるため，観察時にはなるべくθを小さく設定する必要がある（図12）．

B ドプラ法の種類

超音波検査で用いられるドプラ法には，①連続波ドプラ法，②パルスドプラ法，③カラードプラ法・パワードプラ法・ワイドバンドドプラ法の3種類の方式がある．

1）連続波ドプラ法

1) 連続波ドプラ法では送信を行う振動子と受信を行う振動子が別々になっており，超音波の送受信を

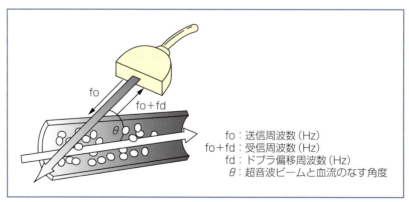

図11　ドプラ法の原理
（森　秀明：腹部超音波フルコース　独学で学ぶ14日間．p19，メジカルビュー社，2002）

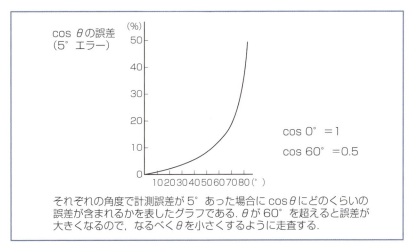

図12 超音波ビームと血流のなす角度により発生する誤差
(森 秀明:腹部超音波フルコース 独学で学ぶ14日間. p19, メジカルビュー社, 2002)

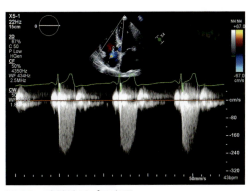

図13 連続波ドプラ表示

絶え間なく連続的に行う方法である(図13).
2) 本法では受信するドプラ信号には超音波ビーム上に存在するさまざまな深さの血流シグナルが混在しており, 距離分解能はない. このため血流信号の部位を同定することはできず, 位置情報は得られない.
3) 高速な血流の測定が可能であり, 主に心臓の検査に用いられている.

2) パルスドプラ法

1) 振動子から超音波パルスを一定の周期で断続的に送信し, 送信していないときに, 生体内から戻ってきた超音波を同じ振動子で受信する. 得られたドプラ信号はFFT解析を行い, 波形で表示する.
2) 低速な血流の描出に適しており, 主に腹部や末梢血管などの検査に用いられている.
3) パルスドプラ表示では中央のラインが流速ゼロを示し, 中央のラインよりも上に表示される波形はプローブに向かう血流, 下に表示される波形はプローブから遠ざかる血流を示している(図14). また縦軸は流速(ドプラ偏移周波数)を示し, パルス繰り返し周波数(pulse repetition frequency: PRF)により変化する. 横軸は時間を示し, 測定部位における血流の経時的な変化をあらわしている.

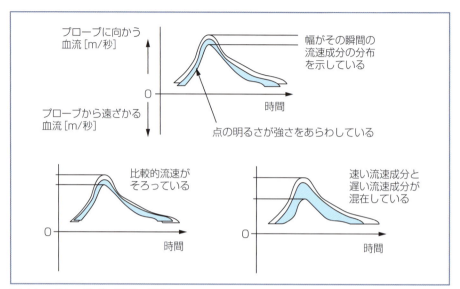

図14 パルスドプラ波形の解釈
(森 秀明,竹内真一:腹部超音波 Aside 基礎と臨床のキーポイント37. p123, メジカルビュー社, 2007 を一部改変)

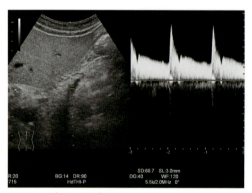

図15 パルスドプラ波形(拍動流)

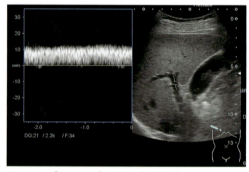

図16 パルスドプラ波形(定常流)

4) ドプラ波形は拍動流(図15)と定常流(図16)に分類される.拍動流は流速が規則的に経時的に変化する流れで,動脈による波形をあらわしている.定常流は流速が一定な流れで,静脈による波形をあらわしている.

3) カラードプラ法,パワードプラ法,ワイドバンドドプラ法
(1) カラードプラ法
1) 振動子から超音波パルスを一定の周期で断続的に送信し,生体内から戻ってきた超音波を同じ振動子で受信する.
2) カラー表示範囲内の血流の方向や平均流速をBモードの断層像に重ねて表示する方法であり,パルスドプラ法と比べて正確な速度成分は得られないが,平均血流速度を求めることができる.
3) カラードプラ表示ではプローブに向かう血流は赤系色,プローブから遠ざかる血流は青系色に表示

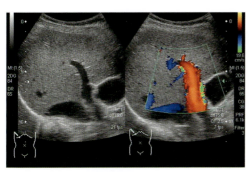

図17　カラードプラ表示

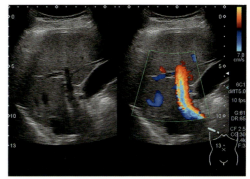

図18　カラードプラでの表示エイリアシング（折り返し現象）

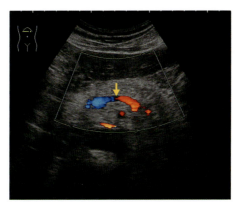

図19　カラードプラ表示（角度依存性）
矢印：カラー表示の欠損部．

される（図17）．両方向とも流速が速くなるにつれてより明るい色になるように表示される．
4) PRFの1/2を超えるような周波数偏移の大きな速い血流に対してはエイリアシング〔aliasing（折り返し現象）〕を生じる（図18）．
5) 角度依存性があり，超音波ビームと血流の方向が直交する部位ではカラー表示は欠損することが多い（図19）．
6) 体表から深い部位では感度の面から血流が表示されにくくなるため，血流を評価する際には注意する必要がある．

(2) パワードプラ法

1) ドプラ信号の反射強度をカラー表示する方法をいう．振動子から超音波パルスを一定の周期で送信し，生体内から戻ってきた超音波を同じ振動子で受信する．
2) カラー表示範囲内の血流を単色の明るさの変化で表示し，Bモードの断層像に重ねて表示する方法で，ドプラ信号の反射強度が大きくなるにつれてより明るい色になるように表示される（図20）．
3) エイリアシングによる色の反転がないため，PRFを低く設定することができるので，カラードプラ法と比べてより遅い血流を検出することができる．
4) カラードプラ法と比べて角度依存性が低いため，超音波ビームと血流の方向が直交する部位のカ

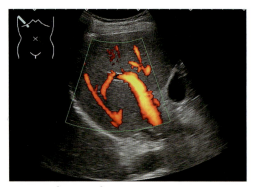

図20　パワードプラ表示

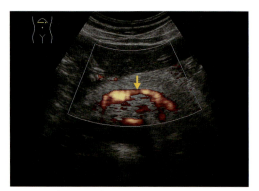

図21　パワードプラ表示
矢印：超音波ビームと直交する血流の表示．

ラー表示も可能なことが多い（図21）．

(3) ワイドバンドドプラ法（advanced dynamic flow など）

1) 血行動態を詳細かつリアルタイムに可視化するための映像法である．
2) 従来のカラードプラ法は感度の向上のため，狭帯域な超音波を使用していたが，本法ではドプラ信号をより効率よく受信する技術を用いることにより，分解能のよい広帯域な超音波を使用できるようになった（図22）．
3) カラードプラ表示と同様に血流方向を色で表示することが可能であり，これまで非造影下の血流診断の中心を担ってきたが，モーションアーチファクト（motion artifact）の影響により低流速の血流の描出能には限界があった．
4) 近年，新たに開発された superb micro-vascular imaging（SMI）はモーションアーチファクトの特徴を解析することにより，モーションアーチファクトに埋もれた低流速の血流を分離し，表示することを可能にした新しいドプラ法として位置づけられている．SMI の表示法にはカラー表示である cSMI（color-coded SMI，図23）と，モノクロの表示である mSMI（monochrome SMI，図24）がある．cSMI は観察する臓器や病変とともに血流である可能性の高い信号のみをカラー表示する方法である．一方，mSMI はバックグラウンドの B モード画像を抑制して，血流シグナルのみをモノクロで表示する手法である．

C　ドプラ法の特性

1) エイリアシング（折り返し現象）

1) 超音波診断装置で設定した最高検出可能流速を超えた血流を観察した際に，実際とは反対方向の血流として表示されてしまうことをエイリアシング（折り返し現象）という．
2) パルスドプラ表示では，測定範囲を超えた血流が矢印のように反対側に折り返って表示される（図25）．
3) カラードプラ表示では本来とは反対方向の血流の色として表示される．すなわち図26 のように本来，赤色であるべき門脈の一部が図27 のように青色に反転して表示される．
4) エイリアシングを回避する方法としては，①PRF を上げる，②基線（ゼロシフト）の移動，③送信周波数を下げる，④時分割スキャンのフリーズがある．

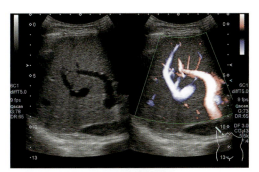

図22　ワイドバンドドプラ表示

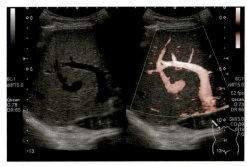

図23　SMIのカラー表示（cSMI）

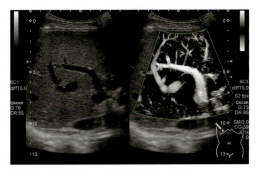

図24　SMIのモノクロ表示（mSMI）

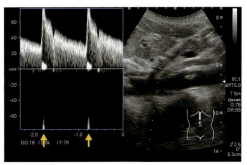

図25　パルスドプラ表示でのエイリアシング（腹腔動脈）
矢印：エイリアシング．

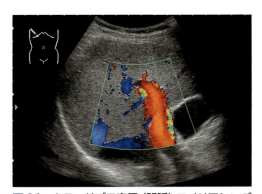

図26　カラードプラ表示（門脈）エイリアシング（ー）

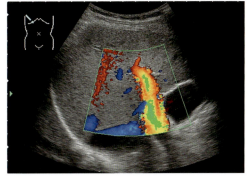

図27　カラードプラ表示でのエイリアシング（門脈）

① PRFを変化させると最高検出可能流速を調整することができる．PRFを上げるとより速い流速を検出できるようになるため，エイリアシングを防ぐことができる（図25，28）．検査の際は超音波診断装置の流速レンジを調節することにより，PRFを変化させることができる．
② パルスドプラ表示（図25，29）やカラードプラ表示（図30a, b）では，基線を上下に移動することにより，プローブに向かう血流と遠ざかる血流の表示比率を変えることができるため，エイリアシングを回避できる．
③ 送信周波数を下げると，送信周波数を上げたときと比べて，ドプラ偏移が小さくなるため，エイリアシングを回避することができる（図31）．

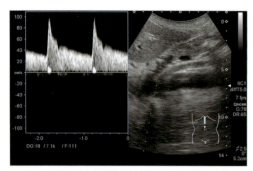

図28 PRFによるエイリアシングの回避（パルスドプラ表示）

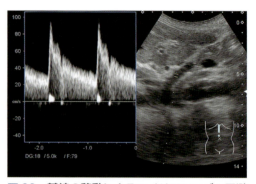

図29 基線の移動によるエイリアシングの回避（パルスドプラ表示）

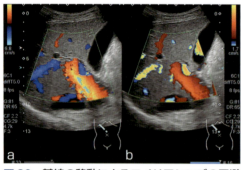

図30 基線の移動によるエイリアシングの回避（カラードプラ表示）
a：エイリアシング（＋），b：エイリアシング（－）．

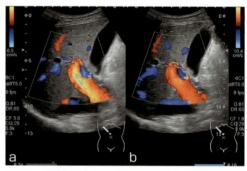

図31 送信周波数の変更によるエイリアシングの回避（カラードプラ表示）
a：エイリアシング（＋），b：エイリアシング（－）．

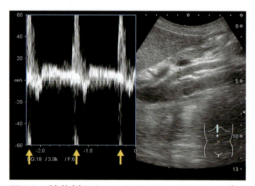

図32 時分割スキャンによるエイリアシング
矢印：エイリアシング．

図33 時分割スキャンのフリーズによるエイリアシングの回避

④モニタ画面を左右の2画面表示にして，カラー（またはBモード）とパルスドプラを同時に表示することを時分割スキャンという．時分割スキャンではPRFが左右の分割画面に割り当てられるため低下し，最高検出可能流速は1画面表示のみのときと比べて小さくなるため，エイリアシングが生じやすくなる（**図32**）．このようなときにはカラー（またはBモード）画面をフリーズさせ，パルスドプラ画面のみをリアルタイムに表示するモードにすると，時分割スキャンをしている場

表1 パルス繰り返し周波数（PRF）と各種パラメータの関係

	パルス繰り返し周波数（PRF）	
	下げる	上げる
低流速検出能	よい	悪い
リアルタイム性	悪い	よい
フレームレート	下がる	上がる
視野深度	深い	浅い
エイリアシング	起こりやすい	起こりにくい

表2 フレームレートと各種パラメータの関係

	フレームレート	
	下がる	上がる
パルス繰り返し周波数（PRF）	下げる	上げる
カラー表示範囲	広い	狭い
走査線密度	密（高い）	粗（低い）
同一方向に送受信する超音波パルスの数	多い	少ない
リアルタイム性	悪い	よい

合と比べてPRFを上げることができるため，エイリアシングを回避することができる（図33）．

2) パルス繰り返し周波数（PRF）

1) 毎秒あたり繰り返し送信される超音波パルスの数のことで，PRFを変えることにより最高検出可能流速を調整することができる．
2) PRFを調節することによりカラードプラの検出可能流速，リアルタイム性（フレームレート，フレーム数），視野深度，エイリアシングの有無が変化する（表1）．前述したように，PRFは流速レンジを調節することで変化する．
3) PRFを下げるとサンプリング周期が長くなるので，低流速の血流を測定できるようになり，画像を表示できる深さ（視野深度）も深くなるが，1秒間に送受信する回数が減少するためフレームレートが低下して，リアルタイム性が悪くなり，エイリアシングを生じやすくなる．
4) 逆にPRFを上げるとサンプリング周期が短くなるため，高流速の血流を検出できるようになり，エイリアシングも起こりにくくなるが，低流速の血流は認識しにくくなる．また視野深度は浅くなるが，フレームレートが高くなるため，リアルタイム性はよくなる．

3) フレームレート（フレーム数）

1) 画像表示において単位時間あたりに表示される画像のコマ数のことで，単位はフレーム / 秒（fps）である．
2) フレームレートを上げるとリアルタイム性がよくなり，逆に下げるとリアルタイム性が悪くなる．
3) フレームレートは，①PRF，②カラー表示範囲，③走査線密度，④同一方向に送受信する超音波パルスの数により変化する（表2）．

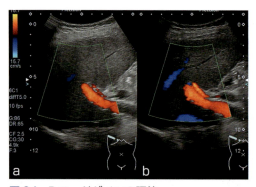

図 34　B モードゲインの調節
a：高い B モードゲイン，b：適切な B モードゲイン．

① PRF を上げると 1 秒間に送受信する回数が増加するためフレームレートは増加する．
② カラー表示範囲を狭くするほどフレームレートが増加するため，リアルタイム性がよくなる．
③ 1 枚の画像を得るのに必要な走査線の数を走査線数と呼び，これを減らすと走査線密度が低くなるため，1 枚の画像を得るのに必要な時間が短くなり，フレームレートは増加する．
④ 同一方向に送受信する超音波パルスの数が少ないほどフレームレートは増加する．

4）プローブの周波数

1) 高周波のプローブを用いるとドプラ偏移周波数を高くできるため，低流速の血流の検出能は上がるが，最高検出可能流速は低くなる．
2) 高周波プローブを用いると減衰が大きくなるため，体表から深い部位での血流は描出されにくくなる．

D　ドプラ画像の調節法

1）B モードゲイン

B モードゲインをやや低めに設定した方が血流シグナルを観察しやすくなる（図 34）．

2）カラーゲイン

1) カラーゲインを上げていくと，カラー表示範囲全体に無数の赤や青の点状ノイズが表示される（図 35a）．そこから徐々にカラーゲインを下げていきノイズが消失する時点での最大のゲインに設定する（図 35b）．
2) カラーゲインが高すぎると血流のない部位にもノイズがみられるが（図 35a），逆にカラーゲインが低すぎると十分な血流表示を得ることができなくなる（図 35c）．

3）パルスドプラゲイン（FFT ゲイン）

1) パルスドプラゲインのゲインを上げていくと，波形の表示画面全体にノイズが認められるようになる（図 36a）．そこから徐々にゲインを下げていきノイズが消失する時点での最大のゲインに設定する（図 36b）．

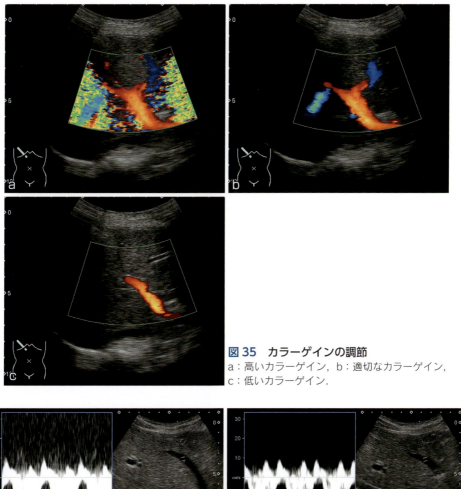

図35　カラーゲインの調節
a：高いカラーゲイン，b：適切なカラーゲイン，
c：低いカラーゲイン．

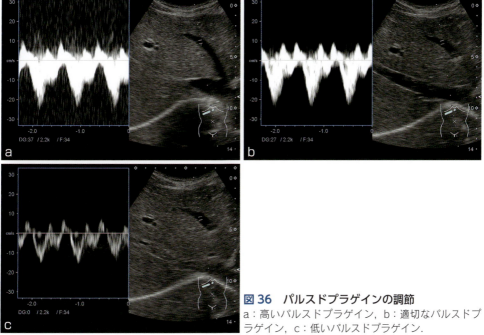

図36　パルスドプラゲインの調節
a：高いパルスドプラゲイン，b：適切なパルスドプラゲイン，c：低いパルスドプラゲイン．

2) パルスドプラゲインのゲインが高すぎると画面全体にノイズがみられるが（図36a），逆に低すぎると十分な血流表示を得ることができなくなる（図36c）．

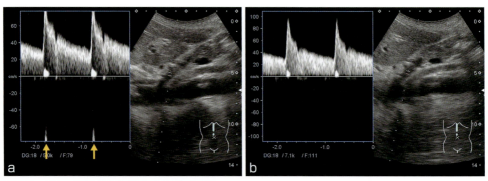

図37 パルス繰り返し周波数の調節（PRF）
a：低いPRF〔エイリアシング（＋）〕，b：適切なPRF〔エイリアシング（－）〕．

4）パルス繰り返し周波数（PRF）

1) パルスドプラ表示やカラードプラ表示では最大検出可能流速はPRFの1/2によって規定されており，観察する流速がPRF/2を超えた場合は，エイリアシングを生じる（図37a）．
2) 高流速の血流を観察する場合にはPRFを上げる必要がある（図37b）．逆にPRFを上げると低流速の血流は描出されにくくなるため，低流速の血流を検出するためにはPRFを下げる必要がある．PRFの調節は流速レンジを用いて行う．

5）角度補正

1) パルスドプラ表示により得られる血流速度には角度依存性があり，超音波ビームと血流のなす角度 θ（入射角度）によりドプラ偏移周波数が変化する．入射角度が60°を超えると誤差が急速に大きくなり正確な計測値が得られなくなるため，可能な限り小さく設定する必要がある．
2) カラードプラ表示も角度依存性があり，超音波ビームと血流の方向が直交する部位ではカラー表示は欠損することが多い．

6）カラー表示範囲

カラードプラ表示を用いて血流を観察する際に血流を観察することができる範囲を広げると，フレームレートが低下するためリアルタイム性が悪くなり，モーションアーチファクトの影響を受けやすくなるので，必要に応じてカラー表示範囲を狭くする必要がある．

7）サンプルボリューム

1) パルスドプラ表示により目的とする血流を観察できる範囲をサンプルボリュームと呼ぶ．
2) 血流速は血管の中心部が最も速く，血管壁に近づくほど遅くなる．
3) サンプルボリュームを広く設定すると，流速の速い成分と遅い成分が混在して描出されるため，ドプラ波形の幅は広くなる（図38a）．
4) サンプルボリュームを狭く設定して中心部の血流のみを測定すると流速の速い成分しか描出されなくなるため，ドプラ波形の幅は狭くなる（図38b）．

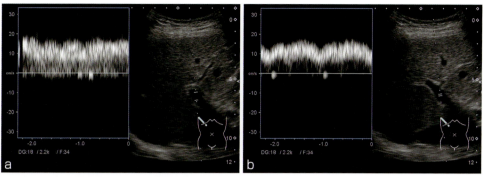

図 38　サンプルボリュームと流速分布
a：広いサンプルボリューム，b：狭いサンプルボリューム．

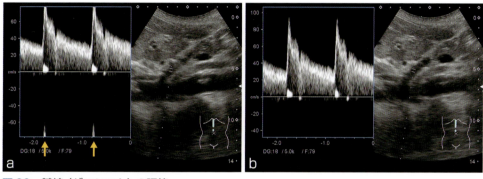

図 39　基線（ゼロシフト）の調節
a：エイリアシング（＋），b：基線の移動によるエイリアシングの回避．

ポイント

- パルスドプラ表示で血流を観察する際は，サンプルボリュームを血管内腔からはみ出さない範囲でできるだけ幅広く設定し，目的とする血管の正しい流速分布を計測する必要がある．

8）基線（ゼロシフト）

1) パルスドプラ表示（FFT 解析）では，最高検出可能流速を超えた血流はエイリアシングによりドプラ波形の先端が切れて反対側に表示される（**図 39a**）．このようなときには基線を上下に移動させることにより，プローブに向かう血流と遠ざかる血流の表示比率を変え，エイリアシングを回避することができる（**図 39b**）．

2) 基線を下方へ移動させるとプローブへ向かう血流がより速い流速まで表示できるようになり（**図 39b**），逆に基線を上方へ移動させると，プローブから遠ざかる血流がより速い流速まで表示できるようになる．

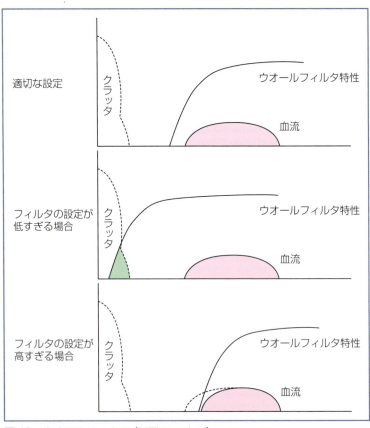

図 40　ウオールフィルタ（MTI フィルタ）
（森　秀明：腹部超音波フルコース独学で学ぶ 14 日間．p34，メジカルビュー社，2002）

9) ウオールフィルタ（MTI フィルタ）

1) プローブの動きや，血管壁や組織から生じた強い反射（クラッタ）などにより発生するカラーノイズを除去し，本来の血流のみを表示するためのフィルタをウオールフィルタと呼ぶ．
2) フィルタの設定を高くすることによりクラッタは除去されるが，低流速の血流信号もカットされやすくなるため，低流速の血流を観察するときはフィルタの設定を高くしすぎないようにする必要がある（図 40）．
3) 一方，フィルタの設定を低くすると低流速の血流シグナルが検出されやすくなるが，クラッタが除去されずに表示されてしまうことがある（図 40）．

10) カラードプラのスイッチ

　カラードプラのスイッチを入れた状態で血流を表示しようとすると，モーションアーチファクトの影響で観察しにくくなる．このためまず B モード表示で血流を観察したい部位を描出し，その後カラードプラのスイッチを入れて観察するようにする．

―総論―

8 造影超音波検査

A 超音波造影剤

1) マイクロバブル（微小気泡）を含んだ超音波造影剤を血管内に投与することにより，血液や組織と音響特性インピーダンスの差が大きいマイクロバブルから非常に強い反射エコーシグナルが戻ってくるため，血流シグナルが増強される．
2) わが国で現在までに発売された超音波造影剤としてはレボビスト®（Levovist®）とソナゾイド®（Sonazoid®）がある．レボビスト®はドイツでの製造が困難になったため，2011年12月で供給が停止されている．
3) 生体内の超音波造影剤は超音波ビームの照射により崩壊するが，この崩壊には音圧（MI）が関与している．一般的に音圧を高くするほどマイクロバブルが崩壊されやすくなる．
4) レボビスト®を用いた造影超音波検査の際はMI値1.0以上の高音圧照射でバブルを一挙に破壊して映像化する手法が用いられている．
5) ソナゾイド®を用いた造影超音波検査の際はレボビスト®のようにバブルを一挙に破壊して映像化するのではなく，MI値0.2～0.3前後の中低音圧でマイクロバブルを共振させたときに発生するハーモニック（高調波）信号を画像化している．

B 時相

1) 超音波造影剤投与後の時相は，血管相（vascular phase）と後血管相（post vascular phase）に分類される（図41）．

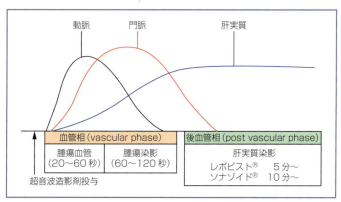

図41　造影超音波検査の時相
（森　秀明：Dr. 森の腹部超音波診断パーフェクト．p42，診断と治療社，2013）

2) 血管相は超音波造影剤投与後早期から120秒程度までの間で，血管内に造影剤が存在している時相で，動脈優位相（arterial predominant phase）と門脈優位相（portal predominant phase）に分けられる．動脈優位相では腫瘤内の血管構築や灌流像，門脈優位相では腫瘤内の造影剤のwashoutと肝実質の染影の輝度を比較する．

3) 後血管相は超音波造影剤投与後，血管内の造影剤濃度が十分に低下し，造影剤による血管の造影効果が失われた時相である．ソナゾイド®では超音波造影剤投与後10分以降を後血管相としているが，レボビスト®では静注後約3分間で血流の増強効果がほぼ消失するため，5分以降を後血管相と呼ぶことが多い．

9 ハーモニックイメージング

1) 超音波信号が生体内を伝搬する場合，振幅が非常に小さい場合は波形の歪みは認められないが，振幅が大きくなると波形の歪みを生じ，元の超音波の整数倍の周波数成分の超音波（高調波）が発生する．この発生した高調波（harmonics）を使って画像化するのが，ハーモニックイメージングである（図42）．
2) 本法は超音波造影剤を用いない tissue harmonic imaging（THI）と超音波造影剤を用いる contrast harmonic imaging に分類されている．
3) ハーモニックイメージングは従来のBモード画像と比べて，よりアーチファクトが少ない鮮明な画像を得ることができる．一方，欠点としては基本波と比べて周波数が高いため，減衰の影響を受けやすくなり，深部での高調波成分が低下することである．

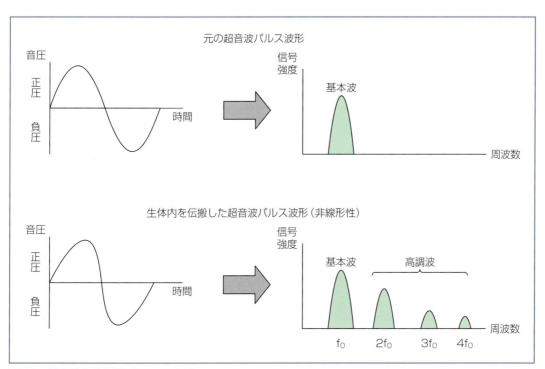

図42 基本波と高調波（harmonics）
（森　秀明：腹部超音波フルコース　独学で学ぶ14日間．p51，メジカルビュー社，2002を一部改変）

―― 総　論

10 超音波エラストグラフィ

1) 超音波エラストグラフィには組織に一定の圧を加えたときに生じる歪みの大きさをみる strain elastography と，組織の中を剪断波（shear wave）が伝播する速度をみる shear wave elastography の 2 つの方法があり，消化器領域では主として急性または慢性肝疾患の評価に用いられている．

2) strain elastography は B モード画像上に表示された関心領域（ROI）内の相対的に歪みの小さい部分を青色，歪みの大きい部分を赤色で表示している．歪みの小さい部分は線維化の進んだ硬い組織，歪みの大きい部分は軟らかい組織を反映している（図 43）．

3) shear wave elastography は音響的プッシュパルスによって組織の一部が変形することで発生した剪断波が組織の中を伝播する速度を検出し，それに基づいて組織の硬さを評価している．線維化により組織が硬くなると剪断波は速く伝わるため，速度は高値を示す．測定値は「剪断波伝播速度（m/秒）」または「弾性率（kPa）」で表示することができる．臨床の場では測定値に誤差がみられた場合，データの信頼性が問題になるが，これを解決する目的で開発された技術に「到達時間等高線」表示がある（図 44）．「到達時間等高線」表示は一定の間隔で観測された剪断波の位置を等高線で表示したもので，硬い組織ほど剪断波が速く伝播するため等高線の間隔が広くなり，逆に軟らかい組織では等高線の間隔が狭くなる．また同じ部位において等高線の間隔が一定であればデータの信頼性が担保されており，逆に間隔が不均一であれば信頼できないデータであることがわかるため，「剪断波伝播速度（m/秒）」ないし「弾性率（kPa）」の測定を行ううえで有用な情報を提供してくれる．

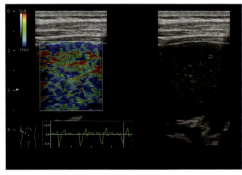

図 43　strain elastography

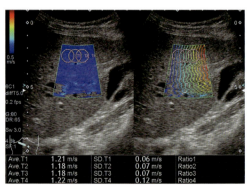

図 44　到達時間等高線表示

3次元超音波検査

1) 3次元超音波検査は1回にスキャンして得られた多数の断層画像(3次元ボリュームデータ)から抽出した情報を用いて,立体的に表現する手法である.
2) 3次元画像のボリュームデータの収集法には手動によるマニュアルスキャン方式とプローブを機械的に動かす自動スキャン(メカニカル)方式があるが,近年は自動スキャン方式が用いられることが多い.
3) 3次元超音波検査には種々の表現法があるが,本項では腹部領域で有用であると思われる表示法につき解説する.
   ① 直交断面表示法(multi planar reconstruction:MPR):同時に直交する3断面を表示する方法で,A断面は通常の走査面,B断面はプローブの素子面の中心を交わる直交断面,C断面はプローブの素子面に対して平行な断面である.C断面は通常の走査では観察することができない断層像である(図45).
   ② マルチスライス表示法:MPRで得られたA〜Cの各断面における多断面表示法であり,あるスライス方向における連続した多数の断面を一画面で表示することができる(図46).
   ③ 輝度反転法:高輝度な領域に囲まれた低輝度な領域を立体化し,その輝度を反転させて表示する方法である(図47).
   ④ Fly Thru:透視投影法による3次元画像を表示する手法である.管腔の内側からみた画像を表示しながら,管腔内を任意の方向に視点を移動させながら観察することができる(図48).

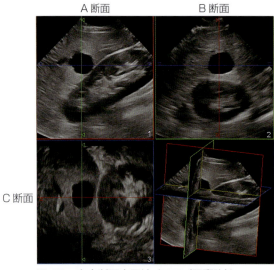

図45 直交断面表示法〔MPR（肝囊胞）〕

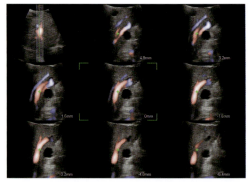

図46 マルチスライス表示法（肝内門脈肝静脈短絡症）

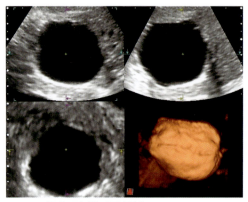

図47 輝度反転法（肝囊胞）

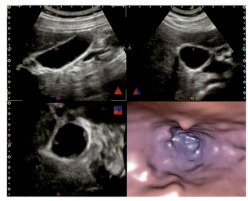

図48 Fly-Thru〔透視投影法（胆囊コレステロールポリープ）〕

―――― 総論

  携帯超音波検査

1) 2010年にGEヘルスケア・ジャパンから400gを切る携帯型超音波診断装置が発売されて以来，各社から種々の装置が発売されている．これらの装置は片手で操作可能で，Bモード画像のみならずカラードプラ画像も得ることができる（**図 49, 50**）．
2) スマートホンやパソコンに接続するタイプの携帯型超音波診断装置も開発されている．

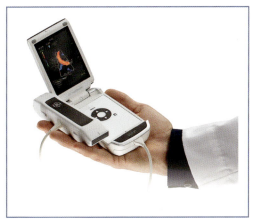

図 49 携帯型超音波診断装置
（GEヘルスケア・ジャパン提供）

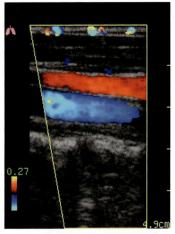

図 50 携帯型超音波診断装置の画像
（GEヘルスケア・ジャパン提供）

総論

13 超音波検査で問題となるアーチファクト

A アーチファクトとは

1) 超音波の特性上，本来存在しないはずのものが画像に表示されることがあり，これをアーチファクトという．
2) アーチファクトはプローブの走査方向や圧迫の程度を変えたり，体位変換による再現性の有無をみることで実像と鑑別できる．
3) 一般的にアーチファクトは画像を劣化させる要因になるが，その反面アーチファクトはそれを発生させる組織学的特性を反映しているため，超音波診断を行ううえで有用な情報を与えてくれる場合もある．
4) アーチファクトの発生する要因として超音波の特性によるもののほかに，超音波診断装置の調整不良によることがあるため注意を要する．

B Bモード画像におけるアーチファクト

1）多重反射

1) 超音波ビームの進行方向に垂直な反射面があると，プローブから送信された超音波パルスはその反射面で反射し，プローブで受信される．これを真のエコー像という．このとき，受信されたエコーの一部がプローブの表面で反射し，再度反射面に向かい，また反射してプローブで受信されるという現象が繰り返し生じることがある．超音波診断装置は真のエコー像と，生体内で複数回，反射を繰り返したエコーを区別できないため，混在して画像表示される．この現象を多重反射と呼ぶ（図51）．多重反射はプローブと反射面の距離の整数倍の間隔で出現する．

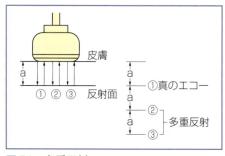

図51　多重反射
（森　秀明：Dr. 森の腹部超音波診断パーフェクト．p49，診断と治療社，2013）

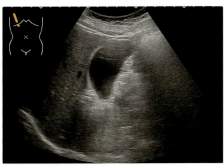 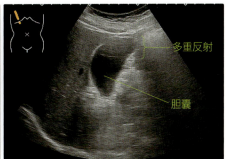

図52　多重反射

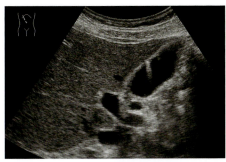 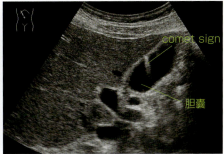

図53　comet sign（胆嚢腺筋腫症）

2) 多重反射は体内の2つの反射面の間で生じる場合もある．体内の小さな反射面でも周囲の組織との間の音響特性インピーダンスの差が大きい場合は，反射面の前面と後面の間で多重反射を生じることがあり，comet sign（comet-like echo，comet tail artifact）と呼ばれている．

3) 多重反射は呼吸による変化がないことや，体位変換およびプローブをあてる位置やプローブと体表面の接する角度を変えたり，プローブによる圧迫の程度を変えることにより消失することから真のエコー像と鑑別できる．

ポイント

- 超音波検査の際に問題となりやすいのはプローブと腹壁の間に起こる多重反射で，胆嚢や膀胱のように内部に液体を含む臓器に生じやすく，観察の妨げになることがある（図52）．
- 反対に comet sign のように多重反射が診断上役立つ場合がある．comet sign は強いエコーの後方に彗星の尾のような多重反射がみられるもので，胆嚢腺筋腫症（アデノミオマトーシス）やコレステロールポリープなどで認められることがある（図53）．

2) サイドローブ（副極）

1) 超音波ビームの大部分はプローブからほぼ直角の方向へ放射される．これをメインローブ（主極）といい，これにより超音波の画像がつくられている．メインローブの両側には斜めの方向に放射される弱い超音波ビームが存在し，サイドローブ（副極）と呼ばれている（図54）．

2) サイドローブの方向に強い反射面が存在すると，サイドローブは反射し，エコーを生じる．超音波

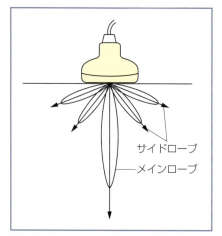

図 54　メインローブとサイドローブ
(森　秀明：Dr. 森の腹部超音波診断パーフェクト．p50, 診断と治療社, 2013)

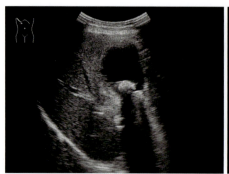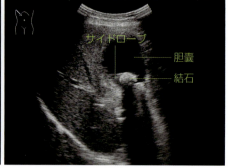

図 55　サイドローブ（胆嚢結石）

　診断装置はメインローブによってできたエコーとサイドローブによってできたエコーを識別できないため，メインローブの方向にサイドローブによるアーチファクトが混在して認められる．
3) サイドローブは体位変換やプローブをあてる位置やプローブと体表面の接する角度を変えたり，プローブによる圧迫の程度を変えることにより消失することで鑑別できる．

> **ポイント**
> - サイドローブは胆嚢，膀胱，横隔膜，胆嚢結石などで認められる（**図 55**）．
> - サイドローブはゲインが高いほど，またダイナミックレンジが広いほど出現しやすくなる．

3) 残留エコー

1) 生体内の深部から反射してプローブに受信されるエコーは，体表近傍から戻ってくるエコーと比べて時間がかかるため，次に送信された超音波パルスによる体表近傍から戻ってくるエコーと重なっ

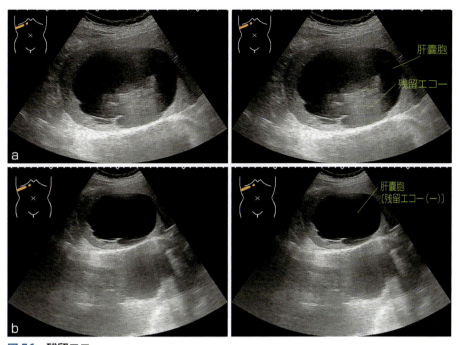

図56 残留エコー
a:肝嚢胞〔残留エコー（＋）〕, b:肝嚢胞〔残留エコー（−）〕.

て受信されることがある．この現象を残留エコーという（図56a）．
2) 残留エコーは視野深度を深くすると消失したり，残留エコーの表示される深さが変わることにより鑑別できる（図56b）．

ポイント

- 残留エコーは嚢胞内や胆嚢，膀胱内，臓器の実質内などにもやもやとしたノイズのようなアーチファクトとして認められる．嚢胞内出血や，胆泥などとの鑑別を要する．

4）鏡面現象（mirror phenomenon）とミラージュ現象〔mirage phenomenon（蜃気楼現象）〕

1) プローブから放射された超音波ビームが強い反射面で反射し，この反射した超音波ビームの一部が走査線上を戻らないで，さらに他の反射面で再び反射し，同じ経路を逆方向に戻りプローブで受信すると，受信した超音波ビームはあたかも入射した超音波ビームの延長線上に存在するかのように描出される．この現象を鏡面現象という（図57, 58）．
2) 鏡面現象はプローブをあてる位置やプローブと体表面の接する角度を変えることにより消失することで，確認できる．
3) 鏡面現象は実像と虚像が反射面を介して対称的に認められるが，屈折角度によっては必ずしも対称的にならないことがある．この場合は画像上に実像は認められず，虚像のみが描出される．この現象をミラージュ現象（蜃気楼現象）と呼ぶ（図59）．

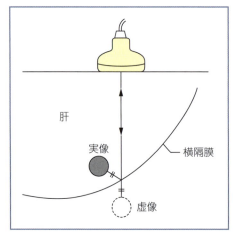

図 57 鏡面現象
（森 秀明：Dr.森の腹部超音波診断パーフェクト．p51, 診断と治療社, 2013）

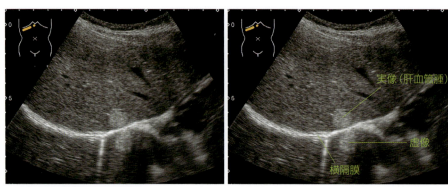

図 58 鏡面現象（肝血管腫）

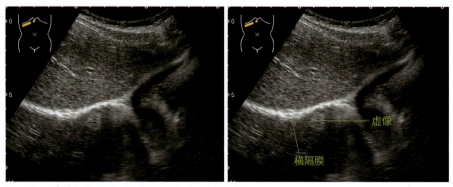

図 59 ミラージュ現象〔蜃気楼現象（肝血管腫）〕

ポイント

- 胸腹部領域では横隔膜により鏡面現象やミラージュ現象が認められることが多い．
- 左肋間走査では脾による鏡面現象により，あたかも左胸腔に胸水が貯留しているように描出されることがあり注意を要する（図 60）．

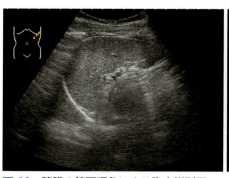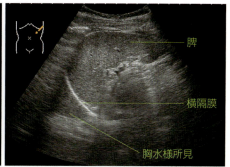

図60　脾臓の鏡面現象による胸水様所見

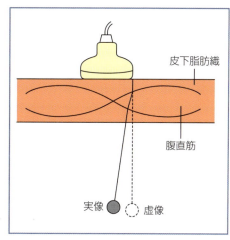

図61　レンズ効果
（森　秀明：Dr.森の腹部超音波診断パーフェクト．p52, 診断と治療社, 2013）

5）レンズ効果

1) 超音波ビームは音速の異なった組織に対して斜めに入射すると，光と同じように屈折して進む．生体内では腹直筋の音速はその周囲の皮下脂肪織と比べて速いため，腹直筋がレンズの働きをし，皮下脂肪織と腹直筋の間で屈折現象を生じる．
2) プローブから放射された超音波ビームが腹直筋内に入る部と出る部の2か所で屈折を生じ，深部に到達して反射すると，同じ経路を逆方向に戻りプローブで受信される．このプローブで受信された超音波ビームはあたかも入射した超音波ビームの延長線上にあるかのように描出される（図61）．この屈折した超音波ビームと直進し反射した超音波ビームの両方がプローブに受信されるため，反射面が二重に描出される．この現象をレンズ効果という．
3) レンズ効果はプローブを傾けることにより消失することで鑑別できる．

ポイント

- 心窩部横走査で上腸間膜動脈が2本あるように描出されたり，腹部大動脈が横方向に広がり楕円形に描出されることがある（図62）．

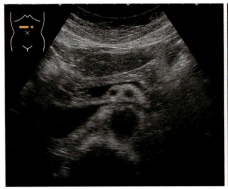 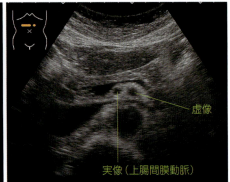

図62 レンズ効果

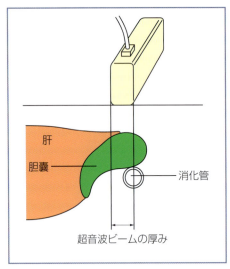

図63 超音波ビームの厚みによるアーチファクト
(森 秀明:Dr.森の腹部超音波診断パーフェクト．p53, 診断と治療社, 2013)

6) 超音波ビームの厚みによるアーチファクト

　超音波画像は生体内の一断面をスライスして表示しているようにみえるが，実際は超音波ビームの幅の中に含まれるすべてのエコーを集積したものであり，一定の厚みのある断層像である．このため互いに近接した別々の部に存在するものが重なり合って同一部位に存在するかのように描出されることがある（図63）．

ポイント

- 超音波検査では胆嚢や胆管に接した消化管ガスが胆嚢内または胆管内にあるように描出され，結石や腫瘤と誤診することがある（図64a）．このような場合は体位変換やプローブの角度を変えることにより，消失することからアーチファクトであることが確認できる（図64b）．

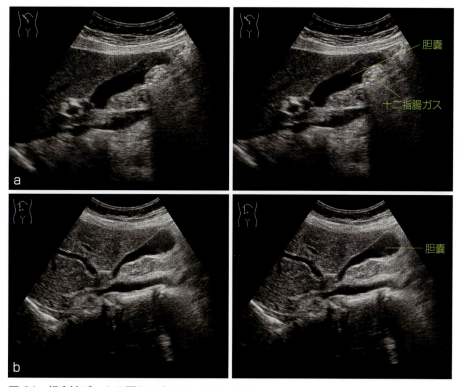

図64　超音波ビームの厚みによるアーチファクト
a：アーチファクトによる結石様所見（十二指腸ガス），b：体位変換による消失．

7）音響陰影（acoustic shadow）

　超音波ビームが超音波を強く反射または減衰する構造物を通過すると，この部よりも深部には超音波ビームが到達できないため構造物の後方は無エコー帯となる．この現象を音響陰影と呼ぶ．

ポイント

- 音響陰影は結石や骨，消化管ガスなどの後方に認められる（図65）．

8）音響増強

1) プローブから放射された超音波ビームは生体内を伝搬する際に，深部になるに従って減衰する．このため超音波診断装置の内部では体表〜深部までが均一に描出されるように深さに応じた補正が行われている．
2) 超音波ビームが減衰の少ない構造物を通過すると，その後方では周囲と比べてよりエコーレベルが高く表示される．このような現象を音響増強と呼ぶ．

ポイント

- 音響増強は胆嚢や嚢胞，肝細胞癌などの後方に認められる（図66）．

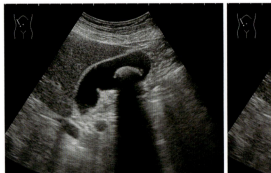
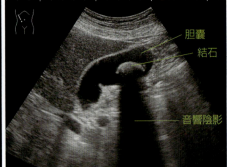

図65 音響陰影（胆嚢結石）

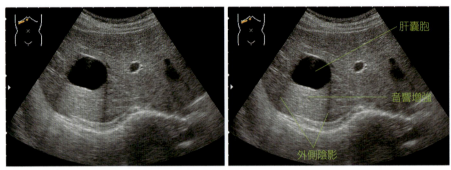

図66 音響増強と外側陰影〔側方陰影（肝囊胞）〕

9）外側陰影〔側方陰影（lateral shadow）〕

1) 超音波ビームが音速の異なった組織に斜めに入射すると，境界部で光と同様に屈折して進む．
2) 周囲より音速の遅い球状構造物の上面に入射した超音波ビームは内側に屈折するが，側面の超音波ビームと平行な境界部では，超音波ビームは直進するため，その後面にエコーのない部位ができる．この球状構造物の外側後方の反射エコーの欠損した無エコー帯を外側陰影と呼んでいる．

ポイント
- 外側陰影は囊胞や被膜を有する肝細胞癌などの外側後方に認められる（図66）．

C ドプラ画像におけるアーチファクト

1）エイリアシング〔aliasing（折り返し現象）〕

1) ドプラ検査で本来の血流の方向と反対方向の血流が表示される現象をいう．
2) カラードプラ表示やパルスドプラ表示では，流速に相当するドプラ偏移周波数がPRFの1/2を超えた場合にエイリアシングが発生する．このPRF/2はナイキスト周波数と呼ばれている．
3) エイリアシングが発生すると，カラードプラ表示では血流が実際と反対方向の色として表示される．すなわち図67左のように本来，赤色であるべき肝門部の門脈の一部が図67右のように青色に表示される．

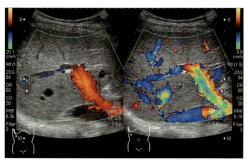

図67 エイリアシング（折り返し現象）

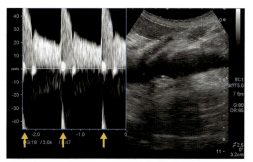

図68 エイリアシング（パルスドプラ表示）

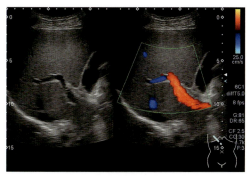

図69 はみ出し現象（カラードプラ表示，門脈）

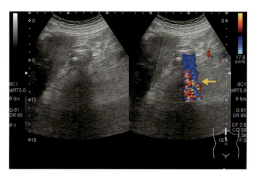

図70 モーションアーチファクト

4) パルスドプラ表示では測定範囲を超えた血流波形の一部が矢印のように基線の反対側に表示される（図68）．
5) パワードプラ表示は流速による色づけではなく反射強度による色づけであり，エイリアシングは発生しない．

2) カラードプラのはみ出し現象

カラードプラ表示やパワードプラ表示では，Bモード画像で描出される実際の血管径よりもはみ出して，色表示される傾向がある（図69）．

ポイント

- カラードプラ表示やパワードプラ表示と比べてワイドバンドドプラ表示では血流のはみ出し現象はほとんどみられない．

3) モーションアーチファクト（motion artifact）

プローブの急激な操作や消化管蠕動によるガスの動きなどによってもドプラ偏移を生じるため，血管以外の部位にもモザイク状のカラーノイズ（矢印）が認められることがある．この現象はモーションアーチファクトと呼ばれている（図70）．

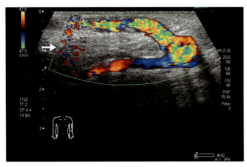
図71　tissue vibration

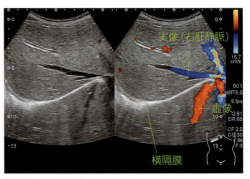
図72　鏡面現象

4) tissue vibration (perivascular color artifact)
　血管の狭窄や透析用の内シャントなどを有する例では，血管内を勢いよく流れる血流により周辺組織に振動を生じ，血管外にカラーノイズ（矢印）が認められることがある（図71）．

5) 鏡面現象 (mirror phenomenon)
　Bモード画像におけるアーチファクトで述べたのと同様の原理によりカラードプラ表示でも横隔膜を鏡面として，実像と対称的な位置に血管の血流シグナルの虚像が表示されることがある（図72）．

6) 超音波ビームの厚みによるアーチファクト
1) Bモード画像におけるアーチファクトで述べたのと同様の原理によりカラードプラ表示でも超音波ビームの厚みによるアーチファクトが認められることがある．
2) 腫瘤の近傍を走行する血管が，あたかも腫瘤内に存在する血管のように表示されたり，本来血流のない胆嚢内腔などに血流シグナル（矢印）が認められることがある（図73）．

7) 石灰化 (twinkling artifact)
　結石や石灰化などの strong echo や胆嚢壁にみられる comet sign（矢頭）などの強い反射体に一致してモザイク様のカラーノイズ（矢印）が認められることがある（図74）．

8) 嚢胞
　カラーゲインを過度に上げると，胆嚢や嚢胞のように内部が無エコーな構造物の内部に一致してカラー表示が認められることがある（図75）．

9) 腹水
　腹水が呼吸に伴って腹腔内の肝表面や消化管の間などの狭い腔を移動する際に，カラー表示が認められることがある（図76）．

10) 尿流
1) 尿管から膀胱内に流入する尿流により，ジェット状のカラーノイズ（矢印）が認められる（図77）．

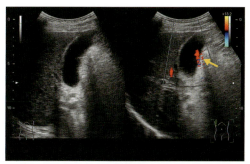

図73 超音波ビームの厚みによるアーチファクト

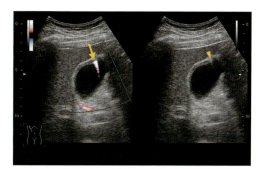

図74 twinkling artifact (comet sign)

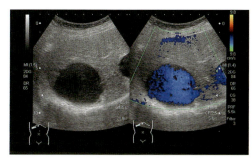

図75 カラーゲインの上げすぎによるカラー表示（肝嚢胞）

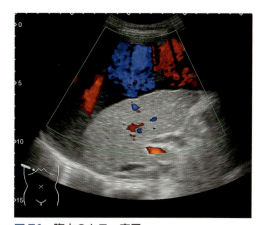

図76 腹水のカラー表示

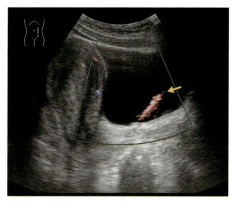

図77 尿流のカラー表示

2) このカラーノイズは尿の流れによる音響特性インピーダンスの変化により生じると考えられている．

― 総論

 超音波検査の実際

A 前処置

1) 肝・胆・膵領域を中心とした検査の際は，原則として検査当日は絶食として，なるべく午前中に検査を施行する．食後は消化管のガスの影響や胆嚢が収縮するため，検査の妨げになることがある．ただし腎・膀胱・前立腺・子宮・卵巣などの検査の際は食事の摂取は可能である．
2) 同日にバリウム造影や内視鏡検査を予定しているときは，バリウムや内視鏡検査時の送気が超音波の描出の妨げになるため，先に超音波検査を行う．
3) 膀胱を観察する際は，尿を充満した状態で行う．また前立腺・子宮・腟・卵巣などの骨盤内臓器の検査時も，膀胱に尿を充満した状態で，膀胱を音響窓（acoustic window）にして行う．

ポイント

- 音響窓：消化管のガスなどの影響により，目的とする深部の対象が描出できないときは，体位変換や深呼吸により，肝や脾などの超音波を伝達しやすい臓器を目的とする対象との間に介在させて走査を行うとよい．このようにプローブと対象の間に介在して対象を描出しやすくするものを音響窓と呼ぶ．また飲水や蓄尿により胃や膀胱を充満させ音響窓とすることにより，膵，前立腺，子宮などを描出しやすくすることができる．

B 検査時

1) 検査時にはカーテンや調光器を用いて室内をやや暗くした方が，モニタが観察しやすくなる．
2) 検査を行う前に，モニタに映った画像が浅部〜深部にかけて均一に描出され，ギラつきや暗すぎがないように，超音波診断装置，モニタ，記録装置の調節を行う．
3) 検査の際は，プローブを被検者の腹壁にやや強くあてて消化管のガスを排除し，深吸気の状態で行う．プローブを一定の速度で移動させ，各臓器を端から端まで観察し，必要に応じて被検者の体位を変換させて行う．検査中に病変が1か所見つかっても安心せず，他の部位に見落としがないように全体をくまなく観察する必要がある．
4) 病変が認められた際は，少なくとも2方向からの走査で確認するように心掛ける．病変はなるべくモニタの中央で観察し，記録する際は，後で見たときに存在部位が確認できるように，画面の中に指標となる脈管や臓器を入れるようにする．
5) 指導医がいる施設では，診断に苦慮した例は写真のみならず動画で画像を記録しておき，後でコンサルトすることも有用である．

- 初学者は被検者に呼吸を止めたり，体位を変換したりする指示を出すことを遠慮してしまうことが多い．またプローブを腹壁に強くあてることを躊躇しがちであり，不鮮明な画像になってしまうことが多い．

総論

15 超音波診断装置の名称と操作

A 超音波診断装置の名称

超音波診断装置は本体，モニタ，プローブおよび撮影ユニットからなる．本体には操作パネルがあり，キーボードや種々のつまみが配置されている．

B 超音波診断装置の操作法（図78）

1）電源投入
本体の電源スイッチ（①）をONにする．

2）IDの入力
操作パネルのIDキー（②）を押し，キーボード（③）から検査番号，患者名，年齢などの必要事項を入力する．

3）プローブ
プローブ選択キー（④）で使用するプローブを選択し，本体右横のプローブホルダ（⑤）からプローブをとる．

4）静止（フリーズ）の解除
フリーズキー（⑥）を押して，フリーズを解除する．

5）検査開始
1) 検査を行う前に画像が浅部～深部にかけて均一に描出され，明るすぎたり暗すぎたりしない画面になるように超音波診断装置を設定する．これらの設定は装置本体にあるBモードゲイン（⑦），STC（⑧），ダイナミックレンジ（⑨）のキーを用いて行う．またモニタのブライトネス・コントラスト調節キー（⑩）を用いて画面の調節を行う．さらにプリンタなどの記録装置を使用している場合は，その調節を行う．
2) 適量のエコーゼリーを検査部位の腹壁またはプローブの走査面に塗布する．冬場にはエコーゼリーを保温器などで温めて使用するとよい．
3) プローブを腹壁にあてて検査を開始する．
4) 良好な画像が得られたところで，フリーズキー（⑥）を押して静止画像を記録する．
5) 目的とする静止画像が得られたらボディマークキー（⑪）を押して，画面に被検者の体位とプローブ

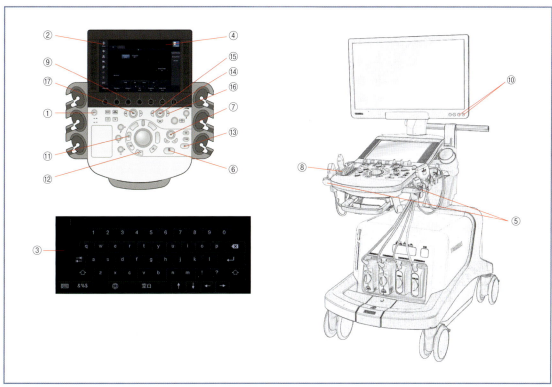

図78　超音波診断装置
①電源スイッチ，②IDキー，③キーボード，④プローブ選択キー，⑤プローブホルダ，⑥フリーズキー，⑦Bモードゲイン，⑧STC，⑨ダイナミックレンジ，⑩ブライトネス・コントラスト調節キー，⑪ボディマークキー，⑫計測キー，⑬画像保存キー，⑭カラードプラ表示キー，⑮パワードプラ表示キー，⑯ワイドバンドドプラ表示キー，⑰パルスドプラ表示キー．
（東芝メディカルシステムズ株式会社提供）

の方向を表示する．
6) 計測が必要なときは計測キー（⑫）を押して，2点間の距離を測定する．
7) 画像保存キー（⑬）を押して，画像を装置本体またはDICOMなどに保存する．プリンタを用いる場合はプリントキーを押して，画像を記録する．

6) ドプラ法の使用方法

(1) カラードプラ表示，パワードプラ表示，ワイドバンドドプラ表示

　カラードプラ表示キー（⑭）を押すと，画面上にカラー表示範囲が表示される．パワードプラ表示キー（⑮）またはワイドバンドドプラ表示キー（⑯）の場合も同様である．
　目的とする部位に合わせてカラー表示範囲の大きさを設定する．カラー表示範囲を広げすぎると，リアルタイム性が悪くなり，モーションアーチファクトも生じやすくなるため注意を要する．

(2) パルスドプラ表示

　パルスドプラ表示キー（⑰）を押すと，画面上にサンプルボリュームが表示される．
　目的とする部位にサンプルボリュームを移動させると，FFT解析によりサンプルボリューム内の血流波形が表示される．

― 総　論

16 臓器別解剖と走査法

● 肝臓

A 解剖

1) 肝は横隔膜直下の右上腹部に位置する腹部で最大の臓器である．肝右葉の腹側は上行結腸肝彎曲（右結腸曲），背側は右腎および右副腎に接している．
2) 肝内の脈管としては門脈，肝静脈，肝動脈および胆管がある．肝に流入する血液量の約3/4は門脈，残りの約1/4が肝動脈からの供給である．門脈，肝動脈および胆管は肝門部から肝に出入りしている（図1）．

1) 門脈（図1）

膵頭部の背側で上腸間膜静脈と脾静脈が合流し，門脈本幹を形成する．門脈本幹は肝十二指腸靭帯内で総胆管の背側を走行し，肝門部で右枝と左枝に分岐する．さらに右枝は前・後区域枝に分かれた後，各々上・下区域枝へ分岐する．左枝は水平部と臍部に分岐する．

2) 肝静脈（図1）

肝静脈は右・中・左の3本からなり，肝内門脈と交叉するように走行し，下大静脈に流入している．肝右葉より下方のレベルで下大静脈へ流入する副肝静脈の1つである下右肝静脈が認められることがある．

3) 肝動脈（図1）

腹腔動脈から分岐した総肝動脈は，胃十二指腸動脈を分岐し，固有肝動脈となり，肝内に流入し，右・中・左の3本の肝動脈に分岐する．

4) 胆管

肝内胆管は肝内門脈枝と併走している．

ポイント

● 肝動脈は門脈に比して細いため，Bモード画像上，左右肝動脈の分岐部付近までは描出可能であるが，肝内の肝動脈は通常描出されない．

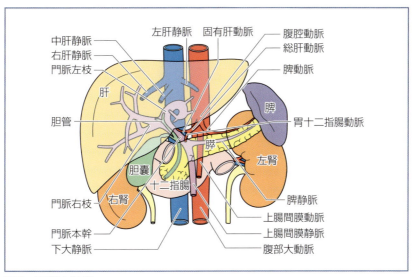

図1 肝臓の解剖

B 肝区域

　肝は解剖学的には肝鎌状間膜によって右葉と左葉に分けられる．一方，機能的には胆囊窩と下大静脈を結ぶ線〔カントリー線（Cantlie line）〕により右葉と左葉に分けられる．超音波検査における肝の区域分類は機能的な肝区域分類に基づいている．

C 肝の正常超音波像

1) 肝の大きさ

① 肝左葉は最大吸気時における心窩部縦走査で，腹部大動脈の長軸面が描出される部位での肝の頭尾方向の長さ（L_L）と厚さ（L_D）を測定する（図2）．正常値は $7<L_L<11\,cm$, $5<L_D<7\,cm$ である．

② 肝右葉は右中腋窩線付近の縦走査で，呼吸は一定せずに頭尾方向の最大描出時の長さ（R_L）を測定する（図2）．正常値は $9<R_L<16\,cm$ である．

2) 肝表面と肝縁

① 肝表面と肝縁の観察は最大吸気時における心窩部縦走査で，腹部大動脈の縦断像が描出される部位で肝左葉を描出し行う（図3）．

② 健常者の肝表面は平滑で，超音波検査上，高エコーの直線として描出される（図3）．

③ 健常者の肝縁は先端が鋭角に描出される（図3）．

3) 肝実質

① 健常者では微細な点状エコーが肝全体に均一に分布している．

② 肝実質のエコーレベルの判定は右腎と対比する．健常者では肝実質のエコーレベルは腎皮質と比べて同等またはやや高めである．

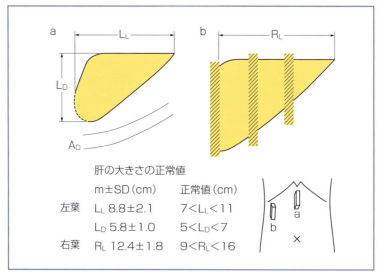

図2 肝の大きさの計測法と正常値
(日本医師会編：腹部エコーのABC 第2版．p174, 医学書院, 2004)

4) 脈管

① 肝内の脈管には門脈，肝静脈，肝動脈および胆管があるが，健常者では肝動脈はBモード画像上は肝内では描出されない．

② 門脈本幹は総胆管の背側を走行する無エコーの管腔構造として描出され，肝門部で右枝と左枝に分岐する．門脈壁のエコー輝度は高く描出される．健常者の門脈本幹径は10mm前後であり，15mm以上は拡張，6～7mm以下は狭小化が考えられる．また健常者の門脈血流速度は10～20cm/秒であり，肝硬変などの門脈圧亢進症では病期の進行に伴い門脈血流速度は低下することが多い．8cm/秒以下を低下と考える[1]．

③ 肝静脈は右・中・左の3本に分岐する．肝静脈の径は呼吸により変化するのが特徴で，健常者では呼気時に太く，吸気時に細くなる．肝静脈壁のエコー輝度は門脈壁と比べて弱いが，超音波ビームが肝静脈壁に垂直にあたる場合には高いエコー輝度を示す．肝静脈は右肝静脈の起始部から2～3cm付近で，自然呼吸下での径を観察すると，健常者では6～7mm前後であり，径が9～10mm以上の場合は拡張，3～4mm以下の場合は狭小化と考えられる[1]．

④ 肝内胆管は肝内門脈枝と併走している．

ポイント

- 通常，Bモード表示では肝内の肝動脈は描出されないが，カラードプラ表示では肝内門脈と併走する肝内肝動脈が描出される．

D 肝の基本走査

肝の基本走査は，①心窩部縦～右季肋部斜～右側腹部斜走査，②心窩部横走査，③右肋骨弓下走査，④右肋間走査がある．病変の見落としを防ぐため，仰臥位と左側臥位にて走査を行う．超音波検査上，

肝内で死角になりやすい部位は肝左葉外側区域と横隔膜直下の肝右葉（S_7とS_8の一部），肝右葉下縁である．

1）心窩部縦～右季肋部斜～右側腹部斜走査

① プローブを心窩部で身体の長軸方向にあて，肝左葉を描出し，次第に被検者の右方に移動させて肝をくまなく観察する（図3～8）．図3の断面は肝表面や肝縁の性状および左葉の大きさの評価に適している．図4では門脈左枝の外側上枝と外側下枝の間を走行する左肝静脈が認められる．図5では門脈左枝臍部と連続して，臍方向へ向かう肝円索が線状高エコーの構造物として認められる．図6では胆嚢に接して肝右葉が認められる．図7では右腎に接して肝右葉が認められる．

② プローブを図3の位置から逆に左方へ振り，左肋骨弓下をのぞきこむように傾けていき（図8），肝左葉がみえなくなるまで走査することで左葉外側区の死角をなくすることができる．

2）心窩部横走査

プローブを心窩部で横方向にあて，肝左葉を描出する（図9, 10）．

3）右肋骨弓下走査

プローブを右肋骨弓下で第12肋骨と平行にあて，尾側～頭側に向かってのぞき込むように傾けていく（図11～14）．この際，肝がみえなくなるまで観察し，横隔膜直下の肝右葉の死角をなくするようにする．横隔膜直下の肝右葉（図14）は，被検者を左側臥位にした方が描出しやすくなることが多い．

4）右肋間走査

① プローブを右肋間にあて，肝右葉を中心に観察する（図15, 16）．吸気時には肺による影響で描出範囲が狭くなるため，呼気時に観察する．本走査では肋骨による音響陰影が画面に入ると観察しにくくなるため，プローブが肋骨と重ならないようにして観察する必要がある．

② 右肋間走査時には，リニア型や大コンベックス型プローブでは肺に覆われた右葉の横隔膜直下の一部は死角となるが，セクタ型や小コンベックス型プローブを用いると同部が描出されやすくなる．

E 超音波検査による肝区域の同定

1) 超音波検査で用いられる肝の区域分類としてはクイノー（Couinaud）の8区域分類とヒーリー・シュロイ（Healey-Schroy）の4区域分類がある（表1，図17）．前述したように肝の右葉と左葉は解剖学的にみた場合と機能的にみた場合があるが，Couinaudの8区域分類とHealey-Schroyの4区域分類では胆嚢窩と下大静脈を結ぶ仮想の線（Cantlie線）で区分される機能的な右葉と左葉を区分している．解剖学的には中肝静脈がCantlie線に一致している．Healey-Schroyの4区域分類では肝左葉を外側区域と内側区域（広義），肝右葉を前区域と後区域に分けており，さらにこれらの4区域を各々2区域に分けたものがCouinaudの8区域分類である．

2) 超音波検査による肝区域の同定において大切なことは，門脈と肝静脈の立体的な相互関係を把握することである．中でもポイントとなる脈管は右肝静脈，中肝静脈，門脈左枝臍部である．

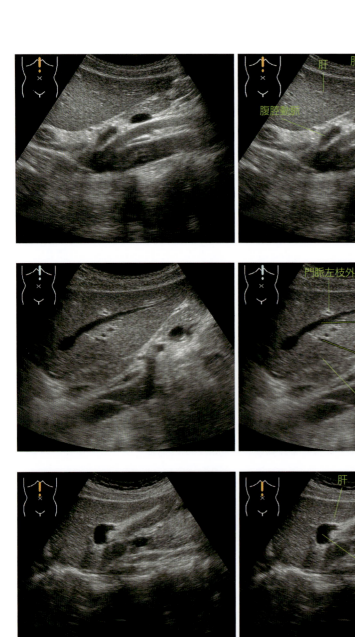

図3 心窩部縦走査

肝　肝表面　肝縁
膵
腹腔動脈　脾静脈
上腸間膜動脈
腹部大動脈

図4 心窩部縦走査

門脈左枝外側下枝
左肝静脈
門脈左枝外側上枝
肝

図5 心窩部縦走査

肝
肝円索
門脈左枝臍部

図6 右季肋部斜走査

肝右葉
胆嚢
門脈

図7 右側腹部斜走査

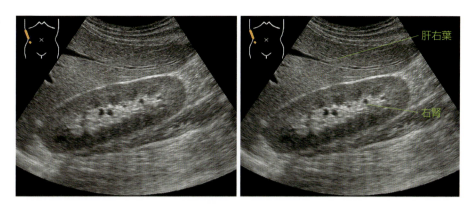

肝右葉
右腎

図8 心窩部斜走査

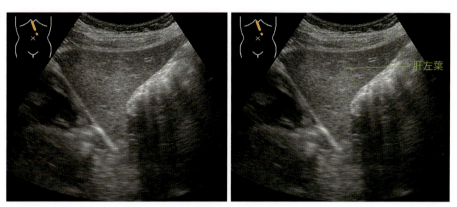

肝左葉

図9 心窩部横走査

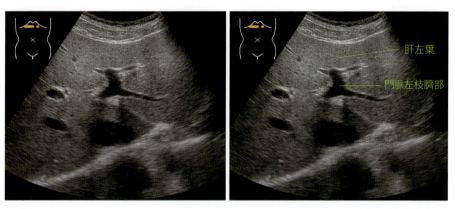

肝左葉
門脈左枝臍部

図10 心窩部横走査

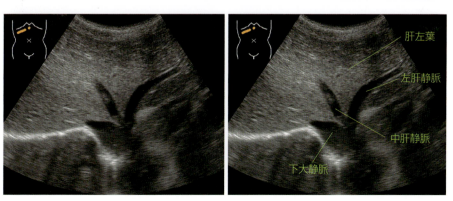

肝左葉
左肝静脈
中肝静脈
下大静脈

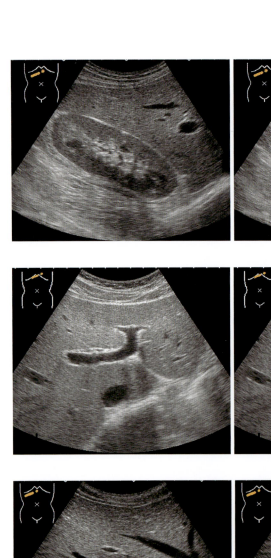

図11 右肋骨弓下走査

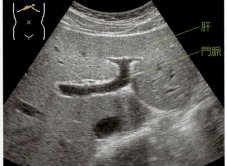

図12 右肋骨弓下走査

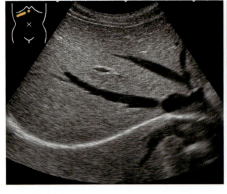
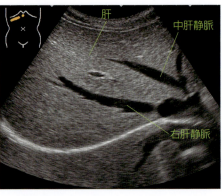

図13 右肋骨弓下走査

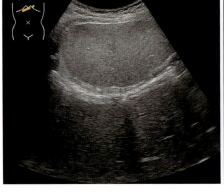
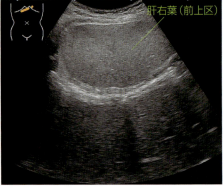

図14 右肋骨弓下走査

図15 右肋間走査

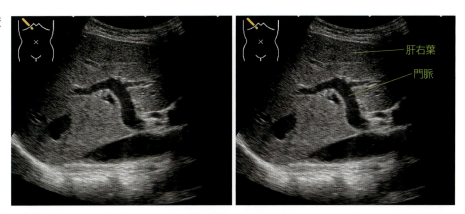

肝右葉
門脈

図16 右肋間走査

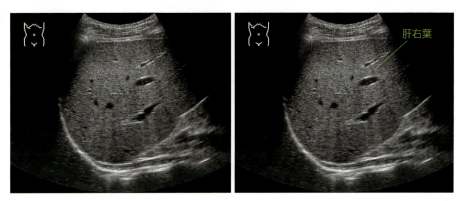

肝右葉

表1 肝の区域分類

	Healey-Schroy の4区域分類	Couinaud の8区域分類
肝左葉	外側区域	外側上区域（S_2） 外側下区域（S_3）
	内側区域（広義）	尾状葉（S_1） 内側区域（方形葉 S_4） （狭義）
肝右葉	前区域	前上区域（S_8） 前下区域（S_5）
	後区域	後上区域（S_7） 後下区域（S_6）

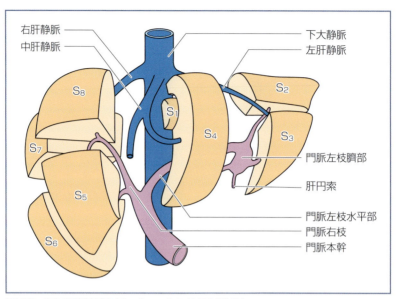

図 17 肝の区域分類（Couinaud の 8 区域分類）

1）肝左葉

左葉は門脈左枝臍部と静脈管索を境として外側区域と内側区域（広義）に分けられる（図 18）．

（1）外側区域（$S_2 \cdot S_3$）

① 外側区域は左肝静脈を境として，外側上区域（S_2）と外側下区域（S_3）に分けられる（図 19）．
② S_2 と S_1 は静脈管索により境界される（図 18）．
③ S_3 と S_4 は門脈左枝臍部により境界される（図 18）．

（2）内側区域（$S_1 \cdot S_4$）

① 内側区域（広義）は門脈左枝水平部を境として，狭義の内側区域（方形葉 S_4）と尾状葉（S_1）に分けられる（図 18）．
② S_1 は下大静脈を取り囲むように位置しており，S_2 とは静脈管索により境界される（図 18）．
③ S_4 と S_3 は門脈左枝臍部により境界される（図 18）．

2）肝右葉

右葉は右肝静脈を境として，腹側の前区域と背側の後区域に分けられる（図 20）．

（1）前区域（$S_5 \cdot S_8$）

① 前区域は頭側の前上区域（S_8）と尾側の前下区域（S_5）に分けられる（図 21）．
② S_5 と S_8 の間には境界となる明確な血管はみられず，門脈の区域枝の走行より判断する．
③ 前区域と内側区域は中肝静脈により境界される（図 20）．

（2）後区域（$S_6 \cdot S_7$）

① 後区域は頭側の後上区域（S_7）と尾側の後下区域（S_6）に分けられる（図 22）．
② S_6 と S_7 の間には境界となる明確な血管はみられず，門脈の区域枝の走行より判断する．

ポイント

- 右肝静脈：右葉前区域と後区域の境界．
- 中肝静脈：右葉と左葉の境界（右葉前区域と左葉内側区域の境界）．
- 左肝静脈：左葉外側上区域（S₂）と外側下区域（S₃）の境界．
- 門脈左枝水平部：左葉内側区域（方形葉 S₄）と尾状葉（S₁）の境界．
- 門脈左枝臍部：左葉外側区域と内側区域（方形葉 S₄）の境界．

図18 肝左葉

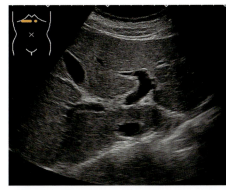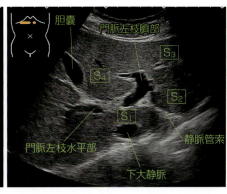

図19 肝左葉（外側区域）

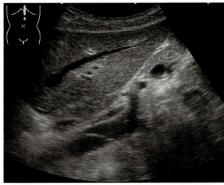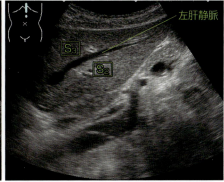

図20 肝右葉

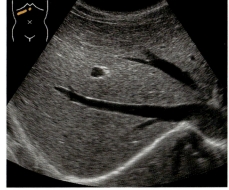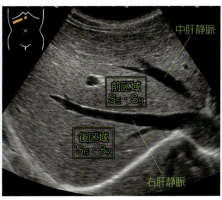

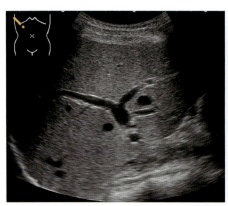 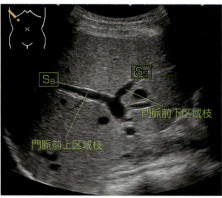

図21 肝右葉（前区域）

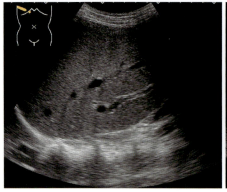 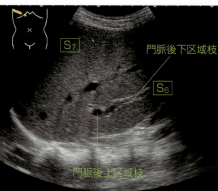

図22 肝右葉（後区域）

● 胆道

胆道とは肝細胞から分泌された胆汁が十二指腸に流出するまでの全排泄経路を指し，胆嚢と胆管が含まれる（図1）．

1．胆嚢

A　解剖

1) 胆嚢は肝下面の胆嚢窩に存在する洋梨状の臓器で，頸部・体部・底部に3等分されるが，各々の部を分ける構造物が存在するわけではないので，厳密に区分することはできない（図1）．頸部から胆嚢管を経て，総胆管と連続している．
2) 胆嚢壁は粘膜，固有筋層，漿膜からなり，粘膜筋板と粘膜下組織を欠く．胆嚢上皮が粘膜固有層や筋層にまで憩室様に嵌入したロキタンスキー・アショフ洞（Rokitansky-Aschoff sinus：RAS）がみられることがある．

B　正常超音波像

1) 健常者の胆嚢は長径6〜8cm，短径2〜3cm大の洋梨状の臓器で，内腔は無エコーである（図2）．
2) 胆嚢壁は高輝度の線状エコーとして描出され，健常者では厚さは3mm以下である．

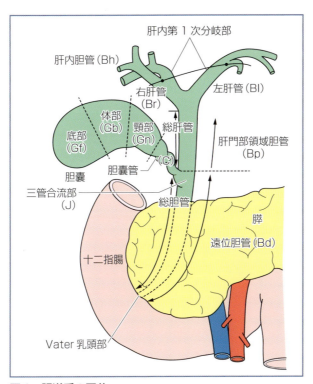

図1　胆道系の区分
(日本肝胆膵外科学会編：胆道癌取扱い規約第6版．金原出版，2013を改変)

3) 胆嚢管は細いため，描出されないことが多いが，時に肝外胆管の背側と連続する管腔構造として描出されることがある（図3）．

> **ポイント**
> - 胆嚢の長径が8 cm以上ないし短径が4 cm以上を腫大の目安とするが，それより小さくても全体的に緊満している場合は腫大の可能性が高い．また胆嚢壁の厚さが4 mm以上を壁肥厚とする．

C 基本走査

胆嚢の基本走査は，①右肋骨弓下走査，②右季肋部斜走査，③右肋間走査を行う．仰臥位と左側臥位にて観察することにより，多重反射やサイドローブなどのアーチファクトを減少させ，病変の見落としを防ぐことができる．

1) 右肋骨弓下走査

プローブを右肋骨弓下にあて，尾側〜頭側に向かってのぞき込むように傾けていくと，門脈左枝水平部に連続するように胆嚢が描出される（図2）．胆嚢底部（矢印）は被検者の右側に，頸部（矢頭）は左側に位置する．

2) 右季肋部斜走査

プローブを右季肋部で斜めにあてると，肝右葉前区域に接して胆嚢が描出される．胆嚢の背側には肝外胆管および門脈本幹が描出される（図4）．

3) 右肋間走査

① プローブを右第6〜第8肋間前腋窩線寄りで，肋骨と平行になるようにあて観察すると肝右葉前区域に接して胆嚢が描出される（図5）．
② 肥満者や消化管のガスが多い例では右肋骨弓下走査や右季肋部斜走査では胆嚢が描出しにくいことがあるため，本走査が有用である．
③ 胆嚢頸部（矢頭）の観察には本走査が適している．

2. 胆管

A 解剖

1) 肝内胆管は左右の肝管，総肝管を経て，胆嚢管と合流し三管合流部を形成して総胆管となる．総胆管は膵頭部内を走行（膵内胆管）し，十二指腸ファーター（Vater）乳頭部へ開口する（図1）．
2) 肝内胆管は肝内門脈枝と併走しており，通常，肝内門脈枝の腹側を走行しているが，左葉外側下区域と右葉前上区域の胆管枝は肝内門脈枝の背側を走行している．
3) 肝外胆管は上部では門脈本幹の腹側を走行するが，徐々に背側に向い，下部胆管では門脈本幹より離れ，十二指腸Vater乳頭部へ開口する．

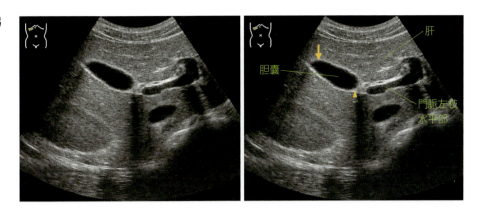

図2　右肋骨下弓走査

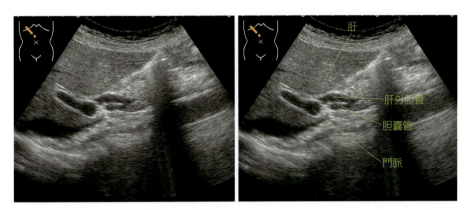

図3　右季肋部斜走査

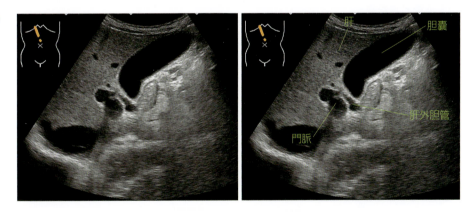

図4　右季肋部斜走査

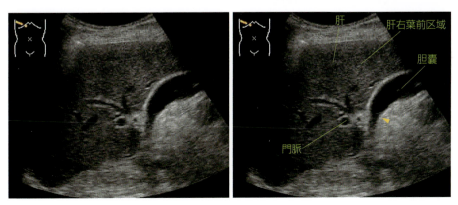

図5　右肋間走査

16　臓器別解剖と走査法

B 正常超音波像

1) 肝内胆管は肝内門脈枝と併走する細い無エコーの管腔構造として描出される．肝内胆管径は健常者では約1mmである．
2) 肝外胆管は肝門部では門脈本幹の腹側を併走する無エコーの管腔構造として描出され，健常者では径は6mm以下であるが，胆嚢摘出術後や，高齢者では太くなる傾向がある．
3) 肝外胆管は肝門部付近はほぼ全例で描出されるが，下部胆管は消化管のガスの影響により描出しにくいことが多い．
4) 胆管径の計測は胆管壁の内側の腹背径で行う．

ポイント

- 健常者では胆嚢管を描出できないことが多いため，3管合流部を同定することが困難なことがある．このため総肝管と総胆管を厳密に区分することはできないので，両者をまとめて肝外胆管と呼ぶことがある．

C 基本走査

1) 肝内胆管

肝内胆管の基本走査は，①心窩部横走査，②右肋間走査を行う．

(1) 心窩部横走査

① プローブを心窩部で横方向にあて吸気時に肝左葉を描出すると，肝内門脈左枝臍部と併走する肝内胆管が認められる（図6）．
② 肝内胆管枝は通常は肝内門脈枝の腹側を走行しているが，外側下区域の胆管枝は門脈の背側に描出される（図6）．外側上区域胆管枝は門脈の腹側を走行する．

(2) 右肋間走査

① プローブを右肋間にあて肝右葉を描出すると，肝内門脈右枝と併走する肝内胆管が認められる（図7）．
② 肝内胆管枝は通常は肝内門脈枝の腹側を走行しているが，前上区域の胆管枝は肝内門脈枝の背側を走行している（図7）．

2) 肝外胆管

肝外胆管の基本走査は，①右肋骨弓下走査，②心窩部横走査，③右季肋部斜走査を行う．

(1) 右肋骨弓下走査

プローブを右肋骨弓下で第12肋骨と平行にあて，尾側〜頭側に向かってのぞき込むように傾けていくと，門脈右枝および左枝水平部の腹側に左右の肝管が描出される（図8）．

(2) 心窩部横走査

① 肝門部の横断像で門脈本幹の腹側の右側縁に肝外胆管，左側縁に肝動脈が描出される（図9）．
② さらにプローブを尾側に移動させると，膵頭部内を走行する総胆管（膵内胆管）の横断像が描出される

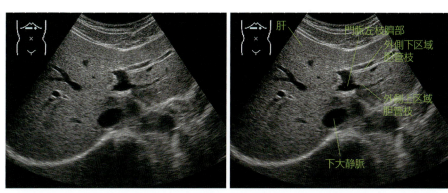

図6 心窩部横走査

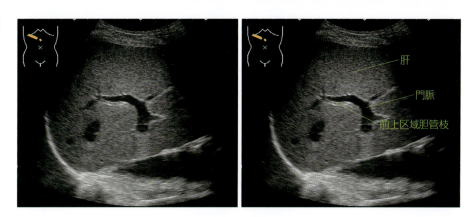

図7 右肋間走査

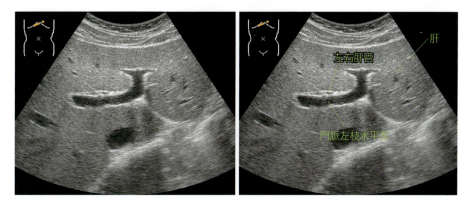

図8 右肋骨弓下走査

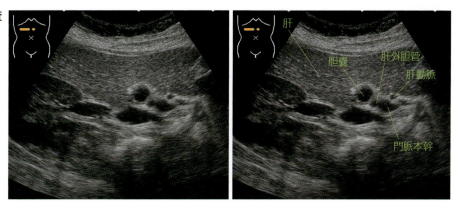

図9 心窩部横走査

(図10).

(3) 右季肋部斜走査
① プローブを右季肋部でやや斜めにあてると，門脈本幹の腹側に肝外胆管が描出される（図11）．
② 下部胆管は消化管ガスの影響で描出しにくいことが多いが，左側臥位にすると描出されやすくなることがある．
③ 門脈本幹と肝外胆管の間に右肝動脈の横断像が認められることがある（図11）．

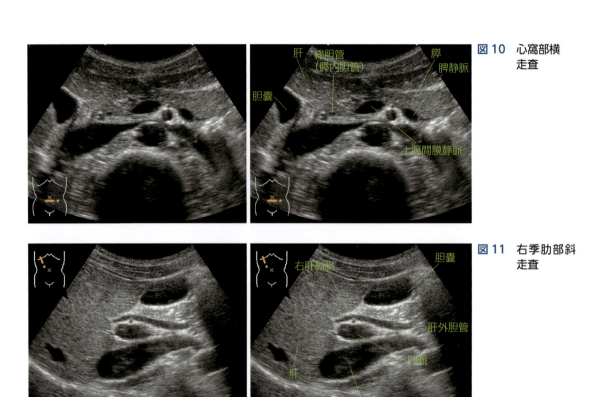

図10 心窩部横走査

図11 右季肋部斜走査

● 膵臓

A 解剖

1) 膵は胃の背側で，第12胸椎〜第2腰椎の前方の後腹膜腔に位置する長さ14〜16 cmの臓器で，頭部・体部・尾部に分けられる（**図1**）．頭部よりも体部，尾部はより頭側に位置している．
2) 膵癌取扱い規約（第7版）によると，頭部は上腸間膜静脈・門脈の左側縁と十二指腸壁内側縁で囲まれた部分で，頸部および鉤状突起を含んでいる．頸部は上腸間膜静脈の腹側で，頭部と体部の境界に相当する．鉤状突起は膵頭部の左下縁で，上腸間膜静脈の背側に位置する．
3) 体部と尾部の境界は腹部大動脈の左側縁とする．
4) 膵管は主膵管と副膵管からなる．主膵管は膵の中央を走行し，膵頭部を貫く総胆管（膵内胆管）と合流し，十二指腸Vater乳頭部へ開口する．副膵管は頭部で主膵管から分岐し，十二指腸副乳頭に開口する．
5) 膵には種々の血管が隣接しており，超音波検査を行ううえで理解しておく必要がある（**図1**）．脾静脈は膵体尾部の背側を走行し，上腸間膜静脈と合流し門脈を形成する．膵体部の上縁には腹部大動脈から分岐する腹腔動脈と，その尾側には上腸間膜動脈が走行している．

B 正常超音波像

1) 健常者の膵の厚みは頭部2.5 cm以下，体部および尾部は2 cm以下である．
2) 膵実質は均一な点状エコーで，エコーレベルは肝と同等かやや高い．高齢者では脂肪の沈着によりエコーレベルの上昇がみられることが多い．
3) 主膵管は膵の中央を頭側〜尾側へ向かって走行する管腔構造として描出される．健常者では輪郭平滑で蛇行なく，径は2 mm以下であるが，加齢に伴いやや太くなる傾向がある．

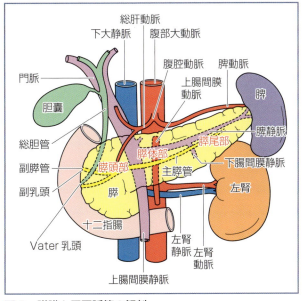

図1 膵臓と周囲脈管の解剖

16 臓器別解剖と走査法

4) 膵は後腹膜腔に存在するため胃などのガスによる影響を受けやすく，最も観察しにくい臓器である．被検者の条件により仰臥位の方が描出しやすい例と坐位の方が描出しやすい例があり，適時，体位を変換し観察する．
5) 体位変換でも膵の描出が不良な場合は300〜500 mLの脱気水を飲ませ，脱気水により充満した胃を音響窓として膵を描出するとよい．

C 基本走査

膵の基本走査は，①心窩部縦走査，②右季肋部縦走査，③左季肋部縦走査，④心窩部横走査，⑤左肋間走査を行う．

1) 心窩部縦走査

プローブを心窩部で身体の長軸方向にあて，肝左葉と腹部大動脈の縦断像を描出する．このとき，腹部大動脈から分岐する腹腔動脈と上腸間膜動脈がみられ，その腹側に膵体部の横断像が認められる（図2）．膵体部の背側には脾静脈の横断像が認められる．

2) 右季肋部縦走査

プローブを右季肋部で縦方向にあてると，上腸間膜静脈の縦断像が描出され，その腹側に膵頭部，背側に鉤状突起が描出される（図3）．

3) 左季肋部縦走査

プローブを膵体部の横断像が認められる断面（図2）よりもやや左方へ移動させ，左肋骨弓下をのぞき込むように傾けると脾動脈と脾静脈に接して膵尾部が描出される（図4）．

4) 心窩部横走査

① プローブを心窩部で横にあてると，膵の長軸像が描出される．膵の背側には脾静脈の縦断像が描出され（図5），膵頭部の背側で上腸間膜静脈と合流する．膵は頭部と比べて尾部の方がやや高い位置にあるため，プローブを腹壁にあてる際はやや右上がりにあてると膵の全体像が描出しやすくなる．
② 主膵管は膵の中央を走行する細い管腔構造として描出される（図6）．膵管の縦断像が描出される断面と脾静脈の縦断像が描出される断面の間にはわずかなズレがある．膵管と誤認しやすいものに脾動脈，総肝動脈，胃後壁筋層がある．

5) 左肋間走査

① 左肋間から脾を音響窓にすると，脾門部で脾静脈の腹側に膵尾部が描出される（図7）．
② 心窩部横走査で描出しにくい膵尾部が本走査で描出されることがある．

図2 心窩部縦走査

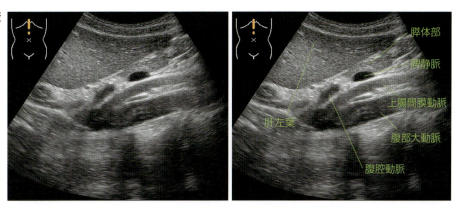

膵体部
脾静脈
上腸間膜動脈
腹部大動脈
腹腔動脈
肝左葉

図3 右季肋部縦走査

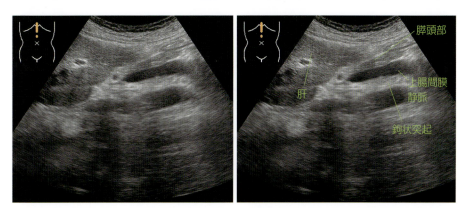

膵頭部
上腸間膜静脈
鉤状突起
肝

図4 左季肋部縦走査

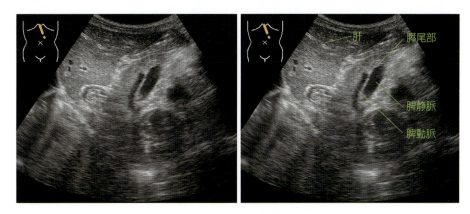

肝
膵尾部
脾静脈
脾動脈

図5 心窩部横走査

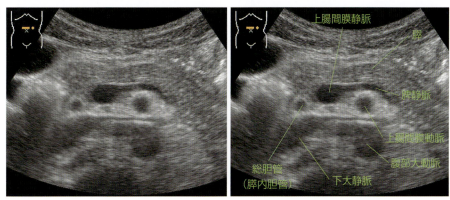

上腸間膜静脈
膵
脾静脈
上腸間膜動脈
腹部大動脈
総胆管（膵内胆管）
下大静脈

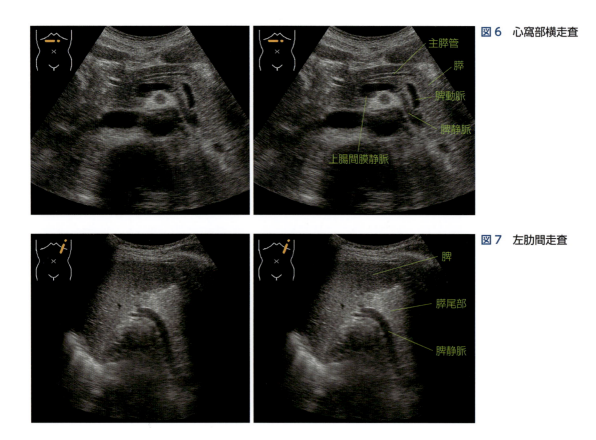

図6 心窩部横走査
主膵管
膵
脾動脈
脾静脈
上腸間膜静脈

図7 左肋間走査
脾
膵尾部
脾静脈

> **ポイント**
> - 心窩部横走査を行う際は，初めから膵の描出される部位にプローブをあてるのではなく，プローブを胸骨下面にあて，徐々に尾側へ移動していく方が膵を描出しやすい．

● 腎・尿路

1. 腎臓・尿管

A 解剖

1) 腎は第11胸椎〜第3腰椎の高さの後腹膜腔に位置する長径10〜12cm，短径4〜5cm大の臓器である（図1）．
2) 腎は腎実質と腎洞からなり，腎実質は皮質と髄質（腎錐体）に分けられる（図2）．腎洞は腎盂・腎杯・腎動脈・腎静脈・脂肪織よりなり，腎盂は尿管と連続している．
3) 腎の中央内側の陥凹部を腎門と呼び，腹側から腎静脈，腎動脈および尿管が走行している．
4) 左右の腎動脈は上腸間膜動脈よりやや尾側の第2腰椎のレベルで腹部大動脈より分岐する．右腎動脈は下大静脈の背側を横切り，右腎静脈の背側を併走し，右腎へ流入する．左腎動脈は左腎静脈の背側を併走し，左腎へ流入する．腎内に流入した腎動脈は葉間動脈→弓状動脈→小葉間動脈に分岐する．
5) 腎内の静脈は小葉間静脈→弓状静脈→葉間静脈を経て左右の腎静脈となる．右腎静脈は右腎動脈の腹側を併走し，下大静脈へ流入する．左腎静脈は左腎動脈の腹側を併走し，腹部大動脈と上腸間膜動脈の間を横切り，下大静脈へ流入する．
6) 尿管は腎盂と膀胱を結ぶ25〜30cmの長さの管腔構造物で，大腰筋の前面を下降し，総腸骨動静脈の前を交叉して骨盤に入り，膀胱の後壁から膀胱底に開口する．尿管の直径は5mm程度であるが，腎盂尿管移行部，腸骨動静脈との交叉部，膀胱壁内部の3か所に生理的狭窄部がある．

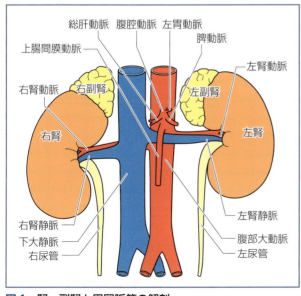

図1 腎・副腎と周囲脈管の解剖

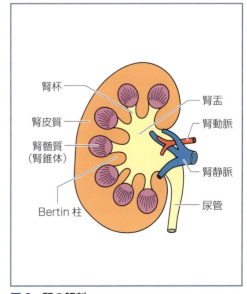

図2 腎の解剖

B 正常超音波像

1) 腎実質は皮質と髄質（錐体）に分けられる．皮質は肝実質のエコーレベルと同等か，わずかに低エコーを呈している．髄質は楕円形で，腎洞の周囲を取り囲むように配列しており，皮質と比べてエコーレベルは低い．
2) 腎洞は超音波検査上，高エコーに描出され，中心部エコー像（central echo complex）と呼ばれている．
3) 左右の腎動脈は，上腸間膜動脈のやや尾側で腹部大動脈の左右の側面より分岐する無エコーの管腔構造として描出される．
4) 左右の腎静脈は各々，左右の腎動脈の腹側を併走する無エコーの管腔構造として描出され，下大静脈に流入する．
5) 健常者では尿管は描出されない．

ポイント

- 健常者では腎のエコーレベルは，腎洞＞皮質＞髄質である．
- 髄質は低エコーの楕円形構造をしており，嚢胞と誤診しやすい．髄質は中心部エコー像を取り囲むように配列しており，腎盂との連続性が認められることにより鑑別される．
- 弓状動脈は皮質と髄質の境界部に線状高エコー像として描出される．結石と誤診することがあり注意を要する．

C 基本走査

腎の基本走査は，①右肋間または右側腹部斜走査，②右肋骨弓下走査，③右季肋部横走査，④左肋間または左側腹部斜走査，⑤左季肋部横走査を行う．

1）右肋間または右側腹部斜走査

① プローブを右肋間または右側腹部で図3のようにやや斜めにあてると右腎の縦断像が描出される．
② 本走査では肝を音響窓にすると右腎が描出されやすくなる．

2）右肋骨弓下走査

① プローブを右肋骨弓下で第12肋骨と平行にあて，尾側〜頭側に向かってのぞき込むように扇動走査をすると右腎が描出される（図4）．
② 下大静脈より連続した右腎静脈と，腹部大動脈より連続した右腎動脈が腎門まで併走している（図5）．

3）右季肋部横走査

プローブを右季肋部で横方向にあてると，右腎の横断像が認められる（図6）．

図3 右側腹部斜走査

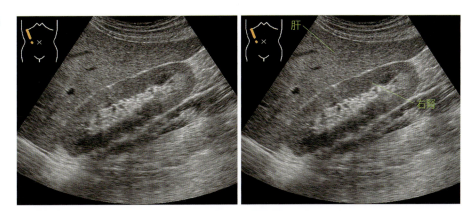

図4 右肋骨弓下走査

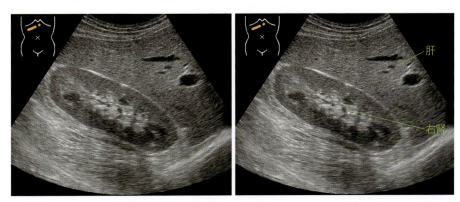

図5 右肋骨弓下走査

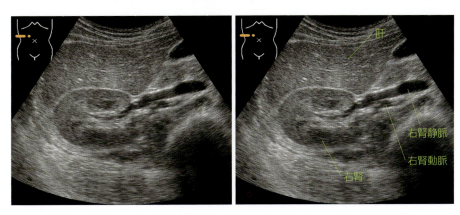

図6 右季肋部横走査

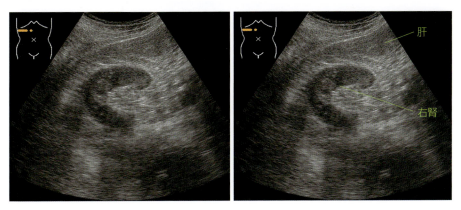

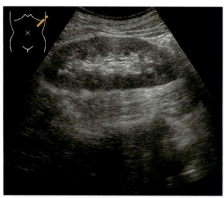 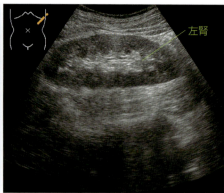

図7 左側腹部斜走査

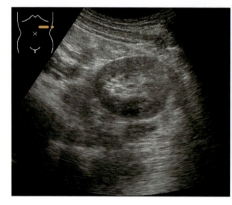 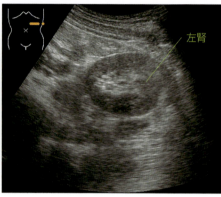

図8 左季肋部横走査

4) 左肋間または左側腹部斜走査

① プローブを左肋間または左側腹部の背側寄りで図7のようにやや斜めにあてると左腎の縦断像が描出される．
② 脾を音響窓にすると描出されやすくなる．

5) 左季肋部横走査

プローブを左季肋部で横方向にあてると，左腎の横断像が認められる（図8）．

2. 膀胱

A 解剖

1) 膀胱は恥骨結合の後方で骨盤底部に位置する中空臓器で，上方より頂部，体部，底部に分けられる．左右の尿管口は底部に開口している（図9）．
2) 膀胱の頭側は腹腔で，男性では尾側に前立腺が接している．
3) 膀胱の背側は男性では直腸，女性では子宮，腟および直腸が接している．

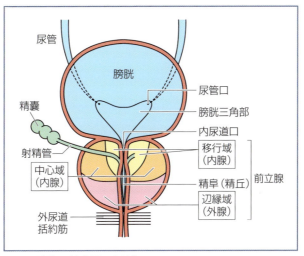
図9 膀胱・前立腺の解剖

B 正常超音波像

1) 膀胱の検査の際は尿を充満させた状態で行う．
2) 健常者の膀胱は骨盤腔内の無エコーな袋状構造物として描出される．膀胱の背側面には左右の尿管口が認められる．
3) 膀胱壁は均一な線状高エコーとして描出される．健常者の膀胱壁の厚さは，尿が充満した状態では3mm以下，尿の貯留が少ない状態では5mm以下である．

ポイント

● 膀胱前壁は腹壁からの多重反射により観察しにくいことがある．

C 基本走査

膀胱の基本走査は，①下腹部縦走査，②下腹部横走査を行う．

1) 下腹部縦走査

プローブを下腹部で身体の長軸方向にあてると，膀胱の縦断像が描出される（図10）．

2) 下腹部横走査

プローブを下腹部で横方向にあてると，膀胱の横断像が描出される（図11）．

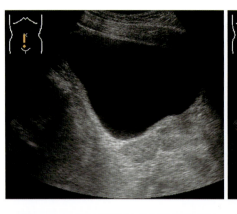
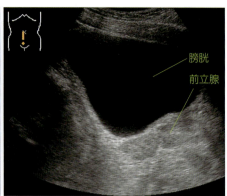

図 10　下腹部縦走査

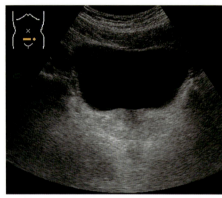
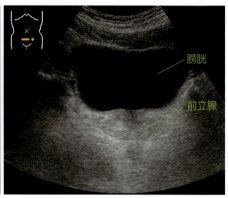

図 11　下腹部横走査

3. 前立腺

A　解剖

　前立腺は膀胱底部の下面に接して存在する栗の実様の臓器で，尿道と左右の射精管が貫いている（図9）．前立腺の内部は移行域〔transition zone（内腺）〕と中心域〔central zone（内腺）〕，辺縁域〔peripheral zone（外腺）〕に分けられる（図9）．

B　正常超音波像

1) 前立腺の検査の際には，膀胱に尿をためて膀胱を音響窓として描出する．
2) 健常者では膀胱の背側に接して，左右対称で内部エコーが均一な前立腺が描出される．
3) 健常者の前立腺の大きさは横径4cm以下，縦径3cm以下，上下径3cm以下である（図12）．また前立腺の体積（mL）を 0.5×横径（a）×縦径（b）×上下径（c）で表し，20mL以下を正常とする方法もある．

C　基本走査

　前立腺の基本走査は，①下腹部縦走査，②下腹部横走査を行う．

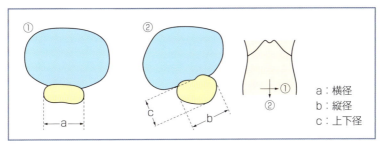

図12 前立腺の計測法
前立腺体積（mL）＝ 0.5×a×b×c

1）下腹部縦走査
① プローブを下腹部で身体の長軸方向にあてると，膀胱に接して前立腺と精嚢が描出される（**図13**）．
② 前立腺の背側に直腸が認められる．

2）下腹部横走査
① プローブを下腹部で横方向にあてると，膀胱に接して前立腺と精嚢が描出される（**図14**）．
② 前立腺の背側に直腸が認められる．

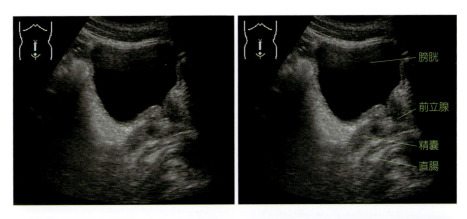

図13　下腹部縦走査

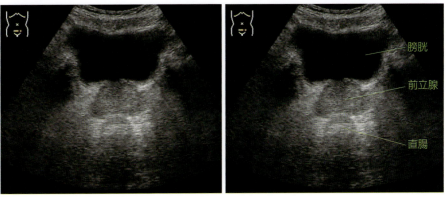

図14　下腹部横走査

● 副腎

A 解剖

1) 第11～第12胸椎の高さで，左右の腎の上極に接した後腹膜腔に位置する内分泌臓器である（p73図1参照）．
2) 大きさは長径4～5cm，短径2～3cm，厚さ0.5～1cmであり，右副腎と比べて左副腎の方がやや大きい．割面は皮質と髄質に分かれ，皮質はさらに球状帯，束状帯，網状帯の3層からなる．

B 正常超音波像

1) 副腎の髄質は周囲が高エコーな脂肪織の中にVないしY字型の低エコーな構造物として描出される．副腎皮質のエコーレベルは高いため，周囲の後腹膜脂肪織との境界は不明瞭である．
2) 右副腎は肝を音響窓にできるため，左副腎と比べて描出しやすい．

C 基本走査

副腎の基本走査は，①右肋間または右側腹部斜走査，②右肋骨弓下走査，③左肋間または左側腹部斜走査，④心窩部横走査を行う．

1) 右肋間または右側腹部斜走査

① プローブを右肋間または右側腹部で図1のようにやや斜めにあてて，肝を音響窓にすると右腎上極に接して右副腎が描出される．
② 本走査ではまず右腎の縦断像を描出し，次いでプローブを下大静脈側へ向かって扇動走査していくと右副腎が描出される．

2) 右肋骨弓下走査

プローブを右肋骨弓下で尾側から頭側に向かってのぞき込むように傾けていくと，右腎上極の内側と下大静脈の間に右副腎が描出される（図2）．

3) 左肋間または左側腹部斜走査

① プローブを左肋間または左側腹部で図3のようにやや斜めにあてると，脾と左腎上極に接し左副腎が描出される．
② 本走査ではまず左腎の縦断像を描出し，次いでプローブを腹部大動脈側へ向かって扇動走査をしていくと左副腎が描出される．
③ 左副腎は消化管のガスの影響で描出できない例も多い．

4) 心窩部横走査

プローブを心窩部で横方向にあてると，膵尾部の背側の脾静脈と左腎に接して左副腎が描出される（図4）．

図1 右側腹部斜走査

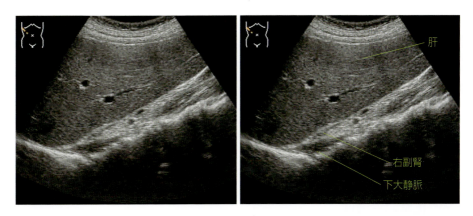

図2 右肋骨弓下走査

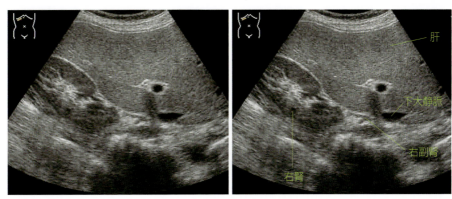

図3 左側腹部斜走査

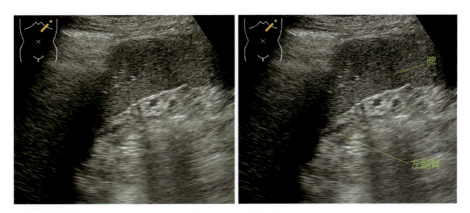

図4 心窩部横走査

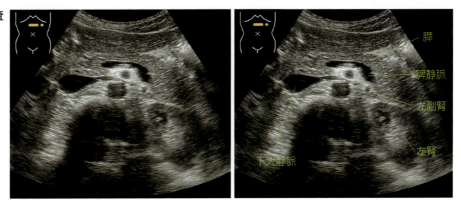

● 脾臓

A 解剖

1) 脾は左第9〜第11肋骨の高さの腹腔に存在する長径10cm前後，短径4cm前後の網内系臓器である（p53 図1参照）．
2) 脾門部には脾動脈と脾静脈が走行している．脾動脈は腹腔動脈から分岐している．脾静脈は膵の背側を走行し，上腸間膜静脈と合流し門脈本幹を形成する．

B 正常超音波像

1) 脾の実質エコーは肝とほぼ同様で，微細なびまん性の点状エコーが均一に分布している．
2) 健常者では脾の上方の一部は肺のガスの影響により描出できないため，左肋間走査で脾が最大に描出される面で2方向の計測値の積を求め，spleen index として大きさの指標にしている．spleen index としては千葉大学第一内科の計測法や古賀の計測法，朝井の計測法などが用いられている．

1) 千葉大学第一内科の計測法

脾門部から脾前縁までの径（a）と，これに直交する線上での径（b）の積を計測する．正常値は20cm² 以下である（図1）．

2) 古賀の計測法

脾の前下縁と後上縁を結ぶ径（c）と，これに脾門部で直交する線上での径（d）の積に健常者では0.8，肝疾患例では0.9の恒数（k）をかけたものを脾の断面積（s）としている．正常は20cm² 以下である（図1）．

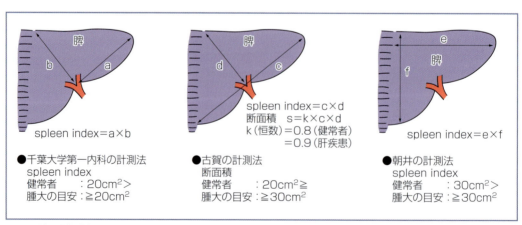

図1　脾の計測法
千葉大学第一内科の計測法，古賀の計測法，朝井の計測法がある．千葉大学第一内科の計測法では spleen index 20cm² 以上，古賀の計測法では断面積20cm² 以上，朝井の計測法では splenn index 16cm² 以上を脾腫としているが，これらの計測法は主にリニア型プローブを用いた値であり，最近用いられることの多いコンベックス型プローブを用いると脾の描出範囲が広がるため，正常値も上昇する傾向にある．

3）朝井の計測法

　脾の長径（e）と厚み（f）の積で求められる面積を大きさの指数としており，正常は15cm^{2}以下である（図1）.

C 基本走査

　脾の基本走査は，左肋間または左側腹部斜走査を行う．

1）左肋間または左側腹部斜走査

① プローブを左肋間または左側腹部の背側寄りでやや斜めにあてると，脾の長軸方向の断面が描出される（図2）.
② 脾門部には脾動静脈が描出されるが，脾内には脈管像が認められることは少ない．
③ 本走査では吸気時より呼気時の方が肺のガスによる影響が少ないため広い範囲を描出しやすい．

図2　左肋間走査

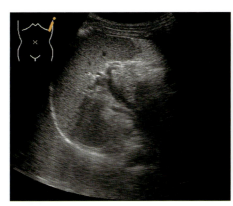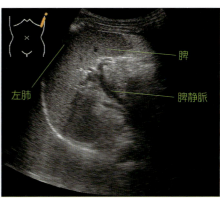

消化管

A 解剖

消化管は口腔から咽頭・食道・胃・小腸・大腸を経て肛門に至る1本の管である（図1）．

1）食道

第6頸椎の高さで咽頭に続き始まり，第11胸椎の高さで横隔膜の食道裂孔を貫いて腹腔に入り，胃に至る約25cmの臓器で，頸部食道，胸部食道，腹部食道からなる．

2）胃

食道に続く袋状の臓器で，入口を噴門，出口を幽門と呼ぶ．胃の輪郭の上縁を小彎，下縁を大彎，小彎の屈曲部を胃角と呼ぶ．胃は3区域に分けられ，噴門より左上方に膨隆する部を穹窿部ないし胃底部，胃角より上部を胃体部，下部を幽門前庭部と呼ぶ．

3）小腸

小腸は約6～7mの長さの臓器で，胃に続く25～30cmの部分を十二指腸と呼び，球部，下行部，水平部，上行部からなる．下行部には十二指腸 Vater 乳頭部が存在し，総胆管と主膵管が合流した共通管が開口している．残りの口側 2/5 を空腸，肛門側 3/5 を回腸と呼ぶが，解剖学的には明確な境界はない．空腸および回腸の粘膜面にはケルクリング（Kerckring）皺襞が認められる．Kerckring 皺襞は空腸では丈が高く，数も多いが，回腸では丈は低く，数も少なくなっている．十二指腸には腸間膜がなく，

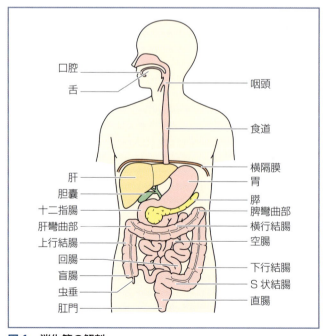

図1　消化管の解剖

後腹膜腔に存在する．空腸および回腸は腸間膜と呼ばれる長い腹膜ヒダで腹腔の後壁に付着しており，移動性がある．

回腸の末端は腸腰筋の腹側を走行し，回盲弁〔バウヒン（Bauhin）弁〕により盲腸と連続している．

4) 大腸

小腸に続く約 1.5 m の長さの臓器で，盲腸，上行結腸，横行結腸，下行結腸，S 状結腸，直腸からなり，盲腸には虫垂が付着している．健常者の虫垂は長さが約 6〜7 cm で太さが 0.5〜1 cm 程度である．上行結腸と横行結腸の境界を肝彎曲部，横行結腸と下行結腸の境界を脾彎曲部と呼ぶ．大腸では結腸ヒモと呼ばれる腸管の縦軸方向に走行する構造物により大腸壁は縦軸方向に短縮され，粘膜面には半月ヒダが突出し，外部に向かっては 2 つの半月ヒダの間の部分が膨隆して結腸膨起〔ハウストラ（haustra）〕を形成している．

上行結腸，下行結腸および直腸は腸間膜を欠き，後腹膜腔で後腹壁に固定されている．横行結腸やS状結腸は腸間膜によって腹腔の後壁に付着しており，可動性がある．

B 正常超音波像

1) 消化管の層構造と基準値

消化管壁は 5 層からなり，内腔側から，高・低・高・低・高エコーに描出される（図2）．第 1 層は内腔面の境界エコーと粘膜層の一部，第 2 層は粘膜層と粘膜筋板，第 3 層は粘膜下層，第 4 層は固有筋層，第 5 層は漿膜下層と漿膜および漿膜外との境界エコーに相当する．

2) 食道

① 頸部食道は 5〜7.5 MHz のプローブを用いると甲状腺左葉の背側に描出される．
② 胸部食道は胸腔内にあり，体表からの走査では横隔膜直上の一部を除けば描出できない．
③ 腹部食道は心窩部縦および横走査で，肝左葉と腹部大動脈の間に中心部が高エコーで，辺縁がやや低エコーな構造物として描出される．

3) 胃

① 体外式の超音波検査では通常，中心部が高エコーで辺縁がやや低エコーな構造物として描出される．

図2 消化管の層構造

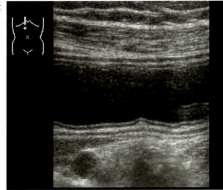
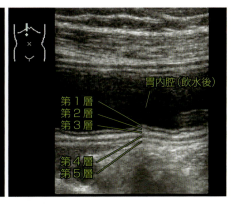

辺縁の低エコーは第4層（固有筋層）に一致する．
② 消化管壁の厚みは伸展や収縮によって変化するが，胃では5mm以下を基準値とすることが多い．
③ 脱気水を飲ませ高周波プローブを用いて観察すると，胃壁の層構造がより明瞭に描出される．

4) 小腸
① 胃幽門前庭部と連続して十二指腸球部が描出される．下行部は心窩部横走査で膵頭部に接して描出されるが，消化管ガスの影響で不明瞭なことがある．水平部は心窩部横走査でプローブを膵の縦断像が描出される位置よりも尾側へ移動させると，腹部大動脈と上腸間膜動脈の間に描出される．上行部は消化管ガスの影響で不明瞭なことがある．
② 十二指腸の壁は薄いため，中心部の高エコーのみが描出され，辺縁の低エコーの壁構造が描出されない例もある．
③ 空腸は左上腹部に，回腸は右下腹部に位置しているが，小腸は腸間膜が付着し，可動性に富み，その走行が固定されていないため，系統的な走査は困難である．健常者では空腸や回腸は腸液が充満している場合には低エコーの構造物として描出されることが多い．高周波プローブで観察すると，空腸では内腔に丈が高く密に並んだKerckring皺襞が描出されるが，回腸ではその丈は低く，かつ疎となる．
④ 消化管壁の厚みは伸展や収縮によって変化するが，小腸では3mm以下を基準値とすることが多い．

5) 大腸
① 大腸にはハウストラがあるため，縦断像では消化管ガスによるstrong echoがくびれをもって波状に描出される．
② 大腸を観察する際は上行結腸と下行結腸が走行を同定しやすい部位である．上行および下行結腸は右および左側腹部横走査で腹腔内の最外側，最背側に位置する消化管として描出される（図3）．
③ 直腸は尿で充満した膀胱を音響窓にすると，男性では前立腺と精囊，女性では子宮と腟の背側に描出される．
④ 消化管壁の厚みは伸展や収縮によって変化するが，大腸では4mm以下を基準値とすることが多い．また虫垂の径の基準値は短軸径6mm以下である．

ポイント

消化管の観察を行うための超音波診断装置の設定法
- 消化管の超音波検査を行う際は，①肝・胆・膵領域などの検査時と比べて画像を拡大すること，②フォーカスポイントを対象臓器の下縁に設定すること，③消化管ガスの影響を抑えるためゲインをやや低めに設定すること，④ダイナミックレンジを狭くすること，⑤ハーモニックイメージングを用いること，⑥高周波プローブを併用することなどが鮮明な画像を得るうえで必要である．

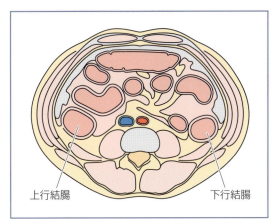

図3　上行結腸と下行結腸の部位（腹部横断面）

C 基本走査

1）食道

腹部食道の基本走査は，①心窩部縦走査，②心窩部横走査を行う．

(1) 心窩部縦走査

図4のようにプローブを心窩部で身体の長軸方向にあてると，肝左葉と腹部大動脈の間に腹部食道が描出される．

(2) 心窩部横走査

プローブを心窩部で横方向にあて肝左葉を描出すると，肝左葉の背側で腹部大動脈に接して腹部食道の横断像が描出される（図5）．

ポイント

- 胸部食道は胸腔内にあるため，通常，体外式超音波検査では観察できないが，左側臥位にすると時に胸部食道の一部が描出可能になることがある（図6）．

2）胃

胃の基本走査は，①心窩部縦〜心窩部斜走査，②心窩部横走査を行う．

(1) 心窩部縦〜心窩部斜走査

① 図7のようにプローブを心窩部で身体の長軸方向にあてると，肝左葉の尾側寄りに幽門前庭部が描出される．

② プローブを図8のようにやや斜めに傾けて左肋骨弓下をのぞき込むようにすると，肝左葉の尾側寄りに胃体部が描出される．

③ さらにプローブを傾けると，腹部食道から噴門を通して穹窿部が描出される（図9）．

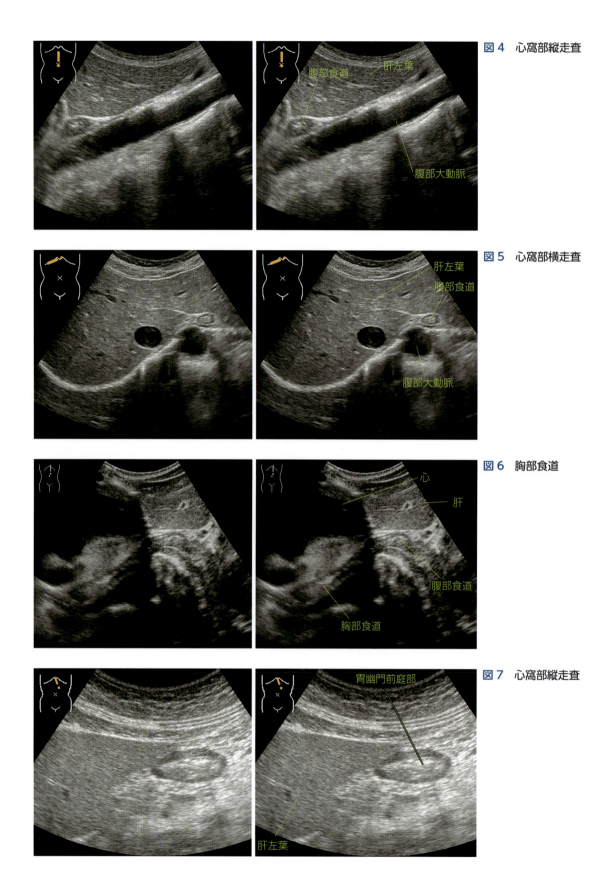

図4 心窩部縦走査

図5 心窩部横走査

図6 胸部食道

図7 心窩部縦走査

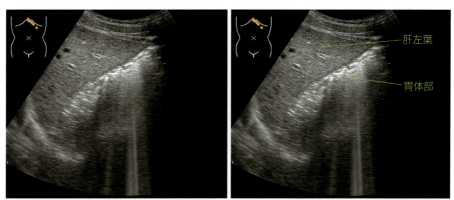

図8 心窩部斜走査

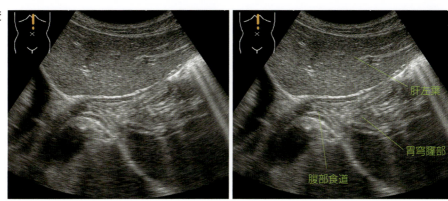

図9 心窩部斜走査

> **ポイント**
> ● 心窩部縦走査で胃穹隆部が描出されにくい場合は，左肋間または肋骨弓下走査で，脾を音響窓にすると観察しやすくなることがある．

(2) 心窩部横走査
① プローブを心窩部で横方向にあて肝左葉を描出すると，肝左葉の背側と膵の間に胃が描出される．
② 頭側よりの横断面では，体部と幽門前庭部が左右に分かれて描出される（図10）．
③ プローブをやや尾側へ移動させると体部と幽門前庭部は合流し，大彎側の胃が描出される（図11）．

3) 小腸
　小腸の基本走査は，①右季肋部斜走査，②心窩部横走査，③左上腹部縦および横走査，④右下腹部縦および横走査を行う．
(1) 右季肋部斜走査
　プローブを右季肋部で斜めにあてると，幽門前庭部と連続して十二指腸球部が描出される（図12）．
(2) 心窩部横走査
① プローブを心窩部で横にあて，膵の縦断像を描出すると，膵頭部に接して，十二指腸下行部が描出される．

② プローブを膵の縦断像が描出される位置よりもやや尾側へ移動させると，腹部大動脈と上腸間膜動脈の間に十二指腸水平部が描出される（図13）．

(3) 左上腹部縦および横走査
プローブを左上腹部で身体の長軸方向または横方向にあてると空腸が描出される（図14）．

(4) 右下腹部縦および横走査
プローブを右下腹部で身体の長軸方向または横方向にあてると回腸が描出される（図15）．

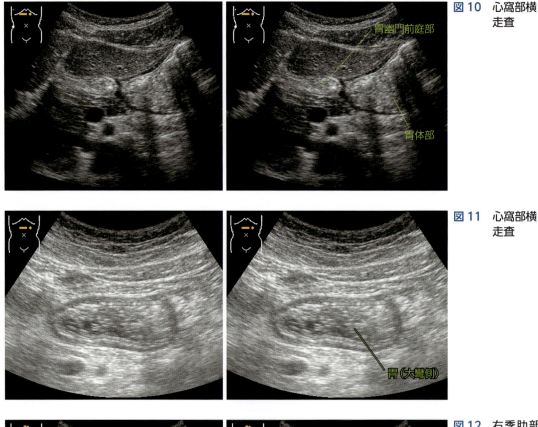

図10 心窩部横走査

図11 心窩部横走査

図12 右季肋部斜走査

図 13 心窩部横走査

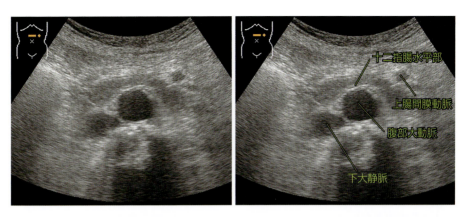

図 14 左上腹部縦走査

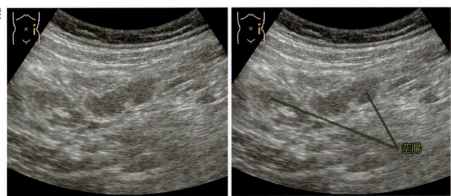

図 15 右下腹部横走査

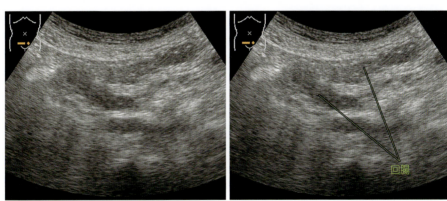

4）大腸

　大腸の基本走査は，①右側腹部～右下腹部縦走査，②右側腹部～右下腹部横走査，③上腹部縦走査，④上腹部横走査，⑤左側腹部～左下腹部縦走査，⑥左側腹部～左下腹部横走査，⑦下腹部縦走査，⑧下腹部横走査を行う．

（1）右側腹部～右下腹部縦走査

① 図 16 のように，プローブを右側腹部で身体の長軸方向にあて右腎を描出すると，右腎の下極の前面に接して肝彎曲部が描出される．上行結腸は右側腹部横走査で腹腔内の最外側，最背側に位置する消化管として描出される．

② プローブを尾側に移動させると，肝彎曲部と連続して上行結腸および盲腸が描出される（図 17）．

図 18a, b のように回盲部に回盲弁（Bauhin 弁）が描出されることがある．

(2) 右側腹部〜右下腹部横走査
① 右側腹部縦走査で肝彎曲部を描出し，プローブを約 90°回転させ横走査を行うと上行結腸の横断像が認められる（図 19）．
② プローブを尾側に移動させると盲腸が描出される．図 20 のように腸骨動静脈，腸腰筋の腹側を走行する回腸末端と連続する盲腸が認められる．回腸末端が盲腸に流入する部位には回盲弁が認められる．回盲弁を同定した後，さらにプローブを尾側に移動すると盲腸と連続した盲端に終わる管腔臓器である虫垂が描出される（図 21）．虫垂の位置は右下腹部横走査では回腸末端の背側に位置する例が最も多いが，その走行はバリエーションが豊富なため注意を要する．

(3) 上腹部縦走査
右側腹部縦走査で肝彎曲部を描出し，プローブを左方へ移動させると，胃幽門前庭部の尾側に横行結腸の横断像が認められる（図 22）．

(4) 上腹部横走査
プローブを上腹部で横方向にあてると，上行結腸と連続して横行結腸が描出される（図 23）．

(5) 左側腹部〜左下腹部縦走査
① 図 24 のように，プローブを左側腹部で身体の長軸方向にあて左腎を描出すると，左腎の下極の前面に接して脾彎曲部が描出される．
② プローブを尾側へ移動させると，脾彎曲部と連続して下行結腸およびＳ状結腸が描出される（図 25）．

(6) 左側腹部〜左下腹部横走査
① 左側腹部で縦方向にあて脾彎曲部を描出し，プローブを 90°回転させ横走査を行うと，下行結腸の横断像が認められる（図 26）．
② プローブを尾側に移動させると腸腰筋と腸骨動静脈をを乗り越えるように走行するＳ状結腸が描出される．

(7) 下腹部縦走査
① 直腸は膀胱を尿で充満し音響窓にすると描出しやすい．
② プローブを下腹部で身体の長軸方向にあて膀胱を描出すると，男性では前立腺および精嚢の背側に直腸の縦断像が描出される（図 27）．女性では子宮および腟の背側に直腸の縦断像が描出される（図 28）．

(8) 下腹部横走査
プローブを下腹部で横方向にあて膀胱を描出すると，男性では前立腺の背側（図 29）に，女性では腟の背側（図 30）に直腸の横断像が描出される．

図16 右側腹部縦走査

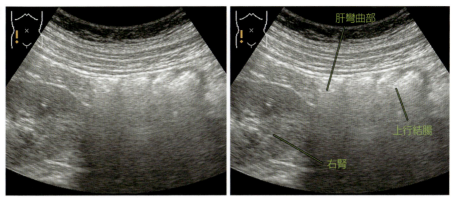

図17 右下腹部縦走査

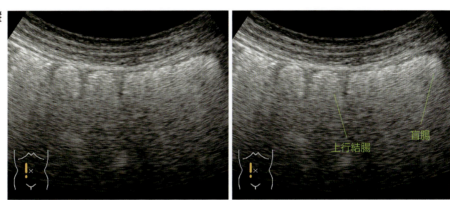

図18 右下腹部縦走査（a）および横走査（b）

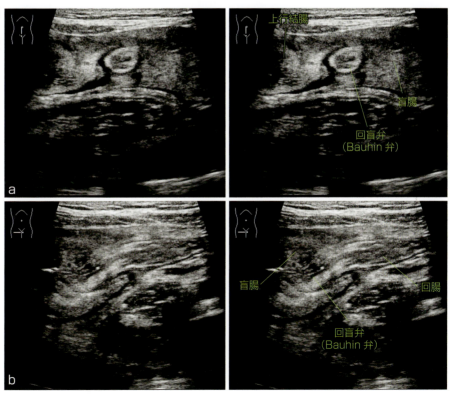

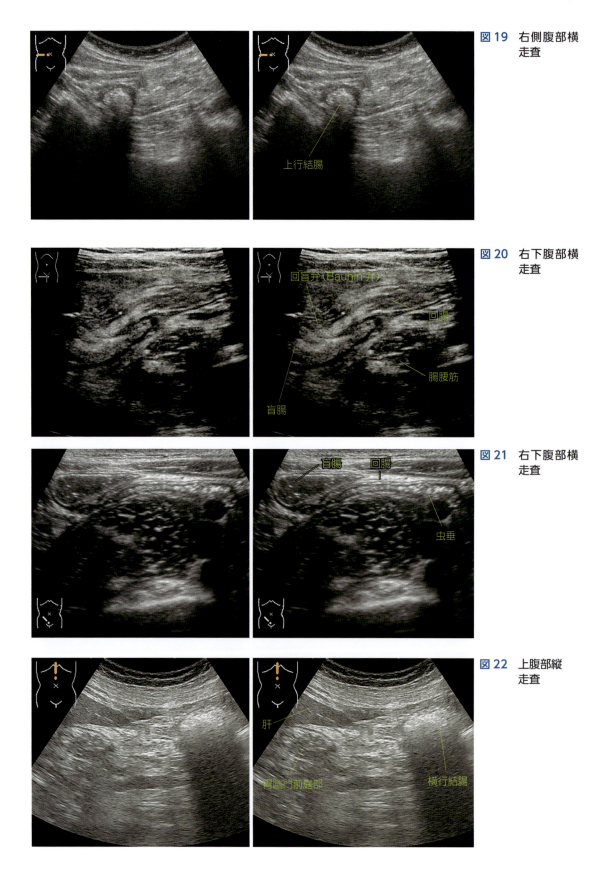

図19 右側腹部横走査

図20 右下腹部横走査

図21 右下腹部横走査

図22 上腹部縦走査

図23 上腹部横走査

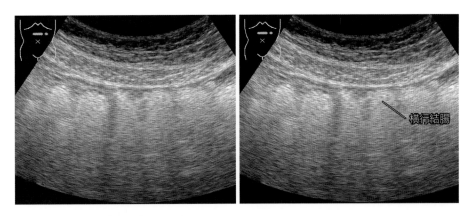

図24 左側腹部縦走査

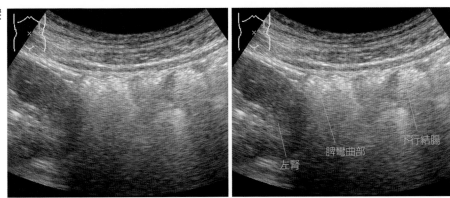

図25 左側腹部縦走査

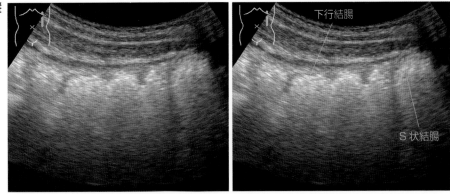

図26 左側腹部横走査

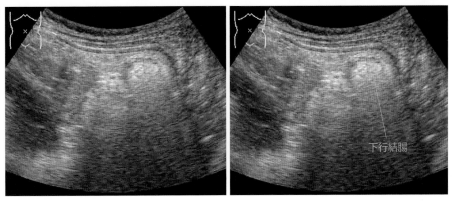

16 臓器別解剖と走査法

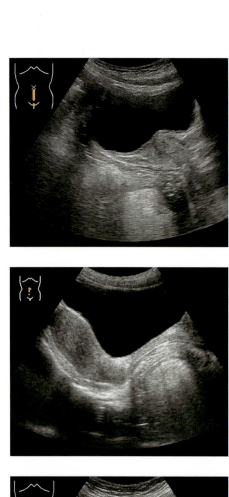
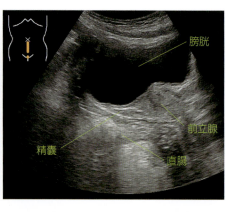

図27 下腹部縦走査（男性）

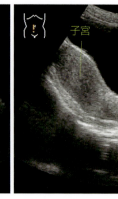
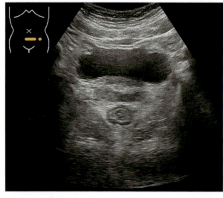
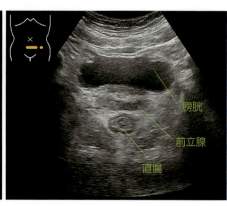

図28 下腹部縦走査（女性）

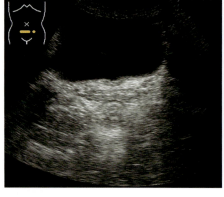

図29 下腹部横走査（男性）

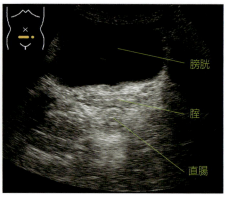

図30 下腹部横走査（女性）

● 女性生殖器

1. 子宮

A 解剖

1) 子宮は洋梨状の中空臓器で，体部，頸部に分けられる（図1）．子宮体部は子宮頸部に対して前方に屈曲しており，全体として前方に傾いている（前傾前屈）．
2) 性成熟期の女性の体部は子宮の上方約2/3を占め，頸部とは解剖学的内子宮口で境界されている．
3) 性成熟期の女性の頸部は子宮の下方約1/3を占める円柱状の部分で，外子宮口により腟と連続している．
4) 子宮壁は粘膜と筋層および外膜からなり，筋層が最も厚い部位である．粘膜は子宮内膜と呼ばれ，月経周期に伴い厚さが変化する．

B 正常超音波像

1) 健常者の子宮は膀胱の背側に位置する均一な充実性臓器として描出される．大きさは若い未産婦では上下径6〜8cm，左右径3〜4cm，前後径3〜4cm程度である．経産婦では全体的に1〜2cm程度大きくなる．また閉経後は上下径が4〜6cmに縮小する．
2) 子宮内膜の厚さは月経周期に伴い変化する．内膜は月経時には薄く不整で，月経開始後排卵までの増殖期（卵胞期）には薄い低エコーを呈し，排卵に向かい厚みが増してくる．排卵後月経までの分泌期（黄体期）には最も厚くなり，高エコーを呈し，次の月経に至る．

C 基本走査

子宮の基本走査は，①下腹部縦走査，②下腹部横走査を行う．

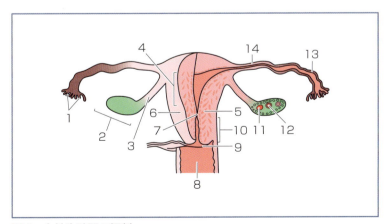

図1　女性生殖器の解剖
1. 卵管采，2. 卵巣，3. 卵巣固有靱帯，4. 子宮体部，5. 解剖学的内子宮口，6. 子宮峡部，7. 組織学的内子宮口，8. 腟，9. 外子宮口，10. 子宮頸部，11. 黄体，12. 卵胞，13. 卵管膨大部，14. 卵管峡部．

1）下腹部縦走査
① 子宮は膀胱を尿で充満し音響窓にすると描出しやすい．
② プローブを下腹部で身体の長軸方向にあて膀胱を描出すると，その背側に接して子宮が描出される（図2）．子宮の中心部には子宮腔が認められる．

2）下腹部横走査
プローブを下腹部で横方向にあて膀胱を描出すると，その背側に子宮体部（図3）および頸部の横断像が描出される．

2. 腟

A 解剖
腟は外陰部と子宮頸部との間に位置する管腔臓器である．

B 正常超音波像
健常者の腟は膀胱の背側に位置する7〜8cmの長さの臓器である．

C 基本走査
腟の基本走査は，①下腹部縦走査，②下腹部横走査を行う．

1）下腹部縦走査
① 腟は膀胱を尿で充満し音響窓にすると描出しやすい．
② 図4のようにプローブを下腹部で身体の長軸方向にあて子宮を描出すると，腟は子宮に連続した管腔構造として描出される．

2）下腹部横走査
プローブを下腹部で横方向にあて膀胱を描出すると，その背側に腟が扁平な低エコーの構造物として描出される（図5）．

3. 卵巣・卵管

A 解剖
1）卵巣は子宮に接して存在するアーモンドの形をした1対の臓器で，大きさは2〜3cm大で，卵巣間膜により子宮広間膜に付着している（図1）．
2）卵管は子宮底付近の左右端から側方へ位置する約10cmの長さの管で，屈曲し，先端は卵巣に接している．

図2 下腹部縦走査

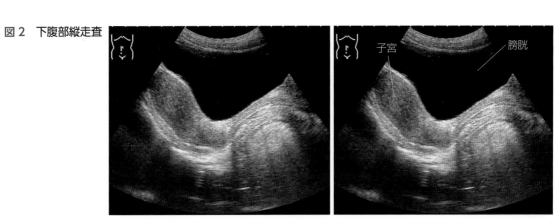

図3 下腹部横走査

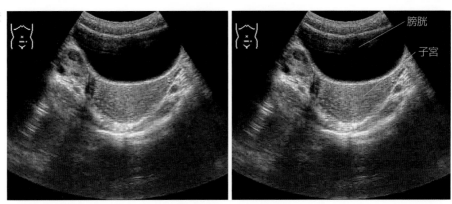

図4 下腹部縦走査

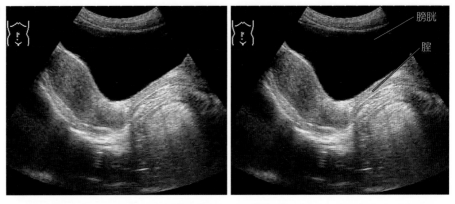

図5 下腹部横走査

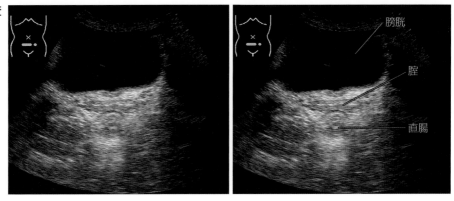

B 正常超音波像

1) 健常者の卵巣は，径3cm前後の楕円形で均一な低エコー像として描出され，内部に1cm前後の無エコー域を伴うことが多い．
2) 卵巣は月経周期に伴い内部エコーが変化する．増殖期（卵胞期）〜排卵直前にかけては卵胞の発育に伴い無エコー域は2〜3cm大まで増大するが，排卵により著明に縮小し，内部エコーはやや増加し，黄体となる．排卵前後にはダグラス（Douglas）窩に少量の液体貯留がみられる．
3) 健常者では超音波検査上，卵管の同定は困難である．

C 基本走査

卵巣の基本走査は，①下腹部横走査，②下腹部縦走査を行う．

1) 下腹部横走査
① 卵巣は膀胱を尿で充満し音響窓にすると描出しやすい．
② プローブを下腹部で横方向にあて膀胱を描出すると，その背側に接して子宮が描出される．子宮体部の左右に卵巣が描出される（図6）．

2) 下腹部縦走査
① プローブを下腹部で身体の長軸方向にあて膀胱を描出すると，その背側に接して子宮が描出される．
② プローブを子宮が長軸方向で描出される位置から左右に移動させると，子宮に接して左右の卵巣が描出される（図7）．

ポイント

- 卵巣は下腹部縦走査と比べて横走査の方が同定しやすいため，まず横走査を行う．

図6 下腹部横走査

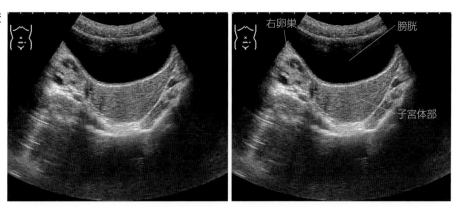

図7 下腹部縦走査

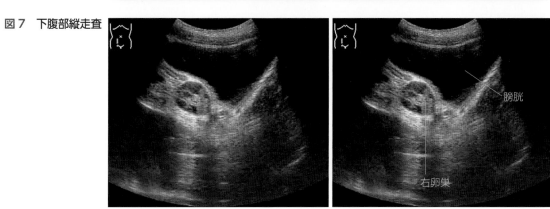

16 臓器別解剖と走査法

脈管

A 解剖

1）腹部大動脈

① 大動脈弓に続く下行大動脈の上部を占める胸部大動脈は横隔膜を貫き，腹部大動脈となり，第4～第5腰椎のレベルで左右の総腸骨動脈に分岐する．さらに総腸骨動脈は仙腸関節の前方で内腸骨動脈と外腸骨動脈とに分かれる（図1a）．
② 腹部大動脈は消化器系と泌尿生殖器系に分布する臓側枝と壁側枝を分枝している．
③ 消化器系に分枝する臓側枝としては腹腔動脈，上腸間膜動脈，下腸間膜動脈がある．腹腔動脈は総肝動脈と脾動脈と左胃動脈に分岐する．
④ 泌尿生殖器系に分布する臓側枝としては中副腎動脈，腎動脈，精巣または卵巣動脈がある．
⑤ 壁側枝としては下横隔動脈，腰動脈，正中仙骨動脈がある．

2）下大静脈

① 第4～第5腰椎の高さで左右の総腸骨静脈が合流して始まり，腹部大動脈の右側を上行し，横隔膜を貫いて右心房に流入する（図1b）．
② 下大静脈の分枝は臓側根と壁側根に分けられる．臓側根には肝静脈，腎静脈，精巣または卵巣静脈があり，壁側根には下横隔静脈と腰静脈がある．

B 正常超音波像

1）腹部大動脈

① 頭側の腹部大動脈は肝左葉外側区の背側に無エコーの管腔構造として描出され，下大静脈の左側を併走し，尾側で左右の総腸骨動脈に分岐する．
② 健常者の腹部大動脈径は腎動脈起始部より上方では3cm以下，下方では2.5cm以下である．

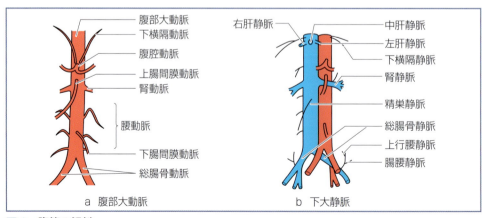

図1　腹管の解剖

2）下大静脈

① 左右の総腸骨静脈が合流して始まり，腹部大動脈の右側を併走し，右心房へ流入する無エコーの管腔構造として描出される．
② 肝静脈と同様に径の太さが呼吸により変動するのが特徴で，呼気時に太く，吸気時に細くなる．

C 基本走査

1）腹部大動脈

腹部大動脈の基本走査は，①心窩部〜下腹部縦走査，②心窩部〜下腹部横走査を行う．

（1）心窩部〜下腹部縦走査
① プローブを心窩部で身体の長軸方向にあて肝左葉を描出すると，その背側に接して腹部大動脈の縦断像が描出される（図2）．
② 腹部大動脈の前面から分枝する腹腔動脈と上腸間膜動脈が描出される（図3）．
③ プローブを尾側へ移動させると下部の腹部大動脈が描出される．

（2）心窩部〜下腹部横走査
① プローブを心窩部で横方向にあて肝左葉を描出すると，その背側に腹部大動脈の横断像が描出され，腹腔動脈が分枝している（図4）．さらに腹腔動脈は総肝動脈と脾動脈に分岐している．
② プローブを尾側へ移動させると，腹部大動脈から分枝する左右の腎動脈が描出される（図5, 6）．
③ プローブを尾側へ移動させると左右の総腸骨動脈の分岐部が描出される（図7）．

2）下大静脈

下大静脈の基本走査は，①右季肋部〜下腹部斜走査，②右肋骨弓下走査，③心窩部〜下腹部横走査を行う．

（1）右季肋部〜下腹部斜走査
① プローブを右季肋部でやや斜めにあて，胆嚢および肝外胆管を描出すると，その背側に下大静脈の縦断像が描出される（図8）．
② プローブを尾側へ移動させると下部の下大静脈が描出される．

（2）右肋骨弓下走査
プローブを右肋骨弓下にあてると，右・中・左肝静脈が下大静脈へ流入するのが描出される（図9）．

（3）心窩部〜下腹部横走査
① プローブを心窩部で横方向にあてると，腹部大動脈の右側に下大静脈の横断像が描出される（図10）．
② 腎動脈の腹側を併走し，下大静脈へ流入する左右の腎静脈が認められる．
③ プローブを尾側へ移動させると下部の下大静脈が描出される（図11）．

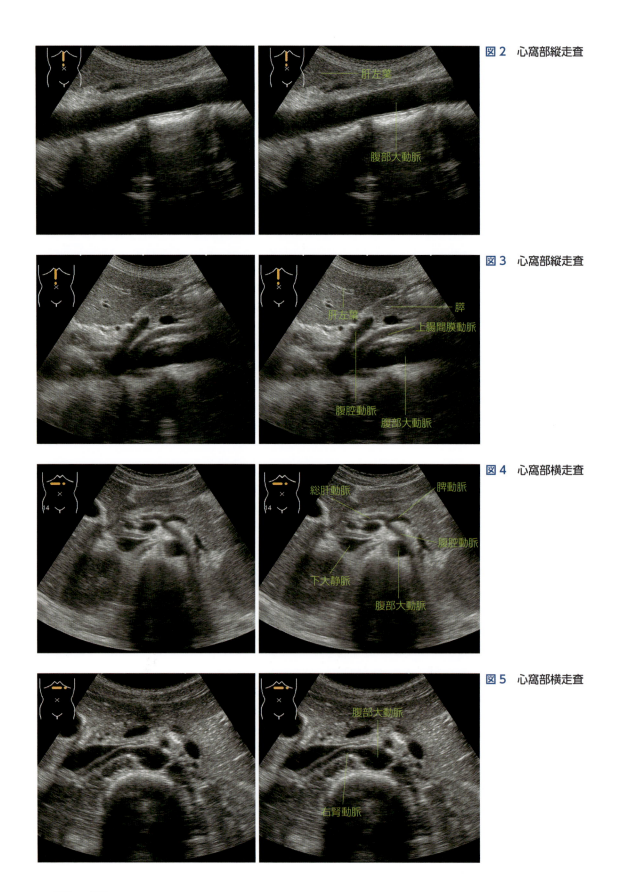

図2 心窩部縦走査

図3 心窩部縦走査

図4 心窩部横走査

図5 心窩部横走査

図6 心窩部横走査

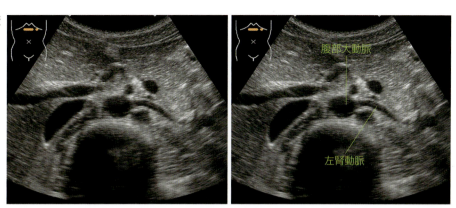

図7 下腹部横走査

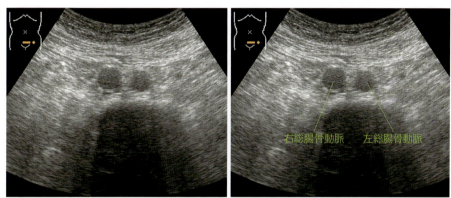

図8 右季肋部斜走査

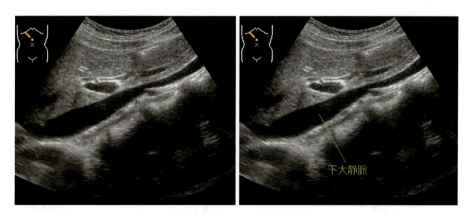

図9 右肋骨弓下走査

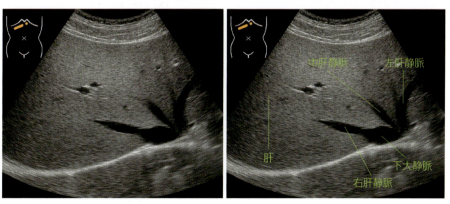

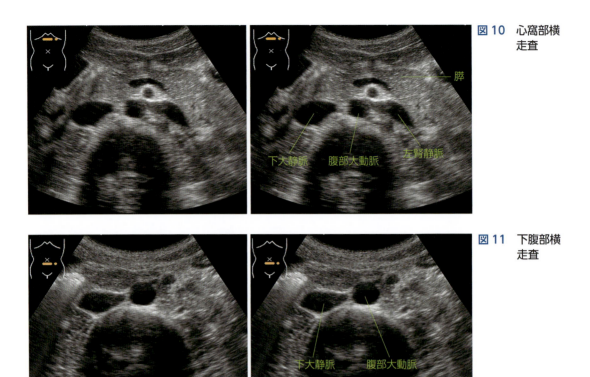

図10 心窩部横走査

図11 下腹部横走査

リンパ節

A 解剖

リンパ管とリンパ管の間に存在する米粒大〜そら豆大の器官をリンパ節という．リンパ節の実質は皮質と髄質に分けられる．リンパ節の陥凹部は門と呼ばれ，動脈，静脈とリンパ管が出入りする．

B 正常超音波像

1) 健常者では通常，腹部のリンパ節は描出されない．ただし，健常者でも時に総肝動脈幹前上リンパ節（⑧a）が描出されることがある．
2) リンパ節の短径が10mm以上を腫大とすることが多い．
3) リンパ節内にリンパ門域が線状高エコー像として認められることがあり，coursing line（矢印）と呼ばれている（図1）．
4) 腫大したリンパ節は球形または楕円形の低エコー腫瘤として描出されることが多い．
5) 腹部のリンパ節の番号は，胃癌・原発性肝癌・胆道癌および膵癌取扱い規約により定められている（図2）．

ポイント

- 慢性肝炎などの良性疾患でみられるリンパ節は通常，楕円形のことが多いが，悪性腫瘍の転移によるリンパ節腫大は円形を呈することが多い．また健常者や良性疾患によるリンパ節ではリンパ節の動・静脈はリンパ門域から出入するが，悪性腫瘍の転移によるリンパ節ではリンパ門域以外からも動・静脈の出入が認められることがある．

C 基本走査

リンパ節の基本走査は，①心窩部縦走査，②右季肋部斜走査，③心窩部横走査を行う．

図1 リンパ節

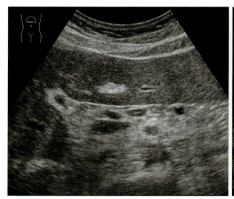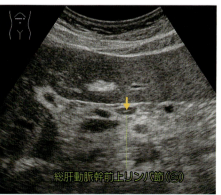

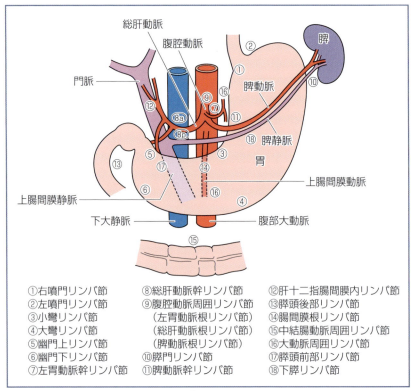

図2　『胃癌取扱い規約』によるリンパ節名
(井上与惣一：胃十二指腸, 膵臓並ビニ横隔膜ノ淋巴管系統. 解剖学雑誌 9：35-123, 1936)

1) 心窩部縦走査

　プローブを心窩部で身体の長軸方向にあて肝左葉と腹部大動脈の縦断像を描出し, 腹腔動脈, 左胃動脈, 上腸間膜動脈周囲のリンパ節および胃小彎, 大彎リンパ節の腫大の有無を観察する (図3).

2) 右季肋部斜走査

　プローブを右季肋部でやや斜めにあて下大静脈を長軸方向に描出し, 総肝動脈, 上腸間膜静脈, 膵周囲のリンパ節の腫大の有無を観察する (図4).

3) 心窩部横走査

　プローブを心窩部で横方向にあて膵を長軸方向に描出し, 総肝動脈, 肝十二指腸間膜, 膵, 脾周囲のリンパ節腫大の有無を観察する (図5).

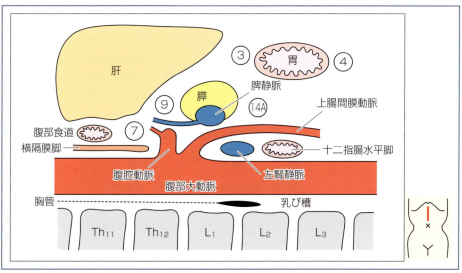

図3 心窩部縦走査（腹部大動脈の縦断面におけるリンパ節）
プローブを剣状突起下の正中線にあてると，肝左葉の背側に腹部大動脈の縦断像と腹腔動脈，上腸間膜動脈の分岐部が描出される．腹腔動脈，左胃動脈，上腸間膜動脈周囲のリンパ節および胃小彎，大彎リンパ節の腫大の有無を観察する．
（吉松俊治：腹部リンパ節の診断―超音波，CT ―．画像診断 9：270-276，1989）

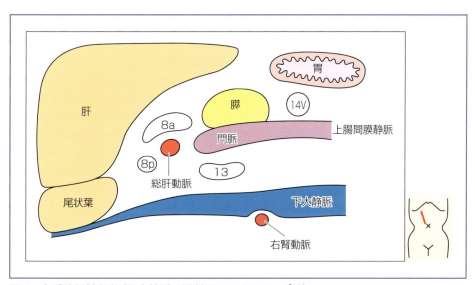

図4 右季肋部斜走査（下大静脈の縦断面におけるリンパ節）
プローブを右季肋部で斜めにあてると，下大静脈の長軸方向の断面が描出される．総肝動脈，上腸間膜静脈，膵周囲のリンパ節の腫大の有無を観察する．
（吉松俊治：腹部リンパ節の診断―超音波，CT ―．画像診断 9：270-276，1989）

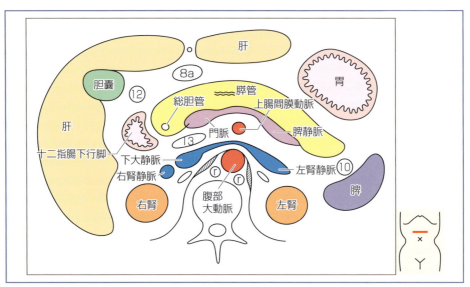

図5　心窩部横走査（膵の横断面におけるリンパ節）
プローブを心窩部で横にあてると，膵の長軸方向における断面が描出される．総肝動脈，肝十二指腸間膜，膵，脾周囲のリンパ節の腫大の有無を観察する．
r：横隔膜内側脚背側のリンパ節．
（吉松俊治：腹部リンパ節の診断―超音波，CT―．画像診断 9：270-276，1989）

● 腹腔・後腹膜腔

1. 腹腔

A 解剖

1) 腹腔は壁側腹膜と臓側腹膜により囲まれた腔で，結腸間膜により上結腸間膜腔と下結腸間膜腔に分けられる（図1, 2）．
2) 上結腸間膜腔は左右の横隔膜下腔からなる．右の上結腸間膜腔には横隔膜下腔の他に前および後方の肝下腔があり，後方はモリソン（Morrison）窩と呼ばれている．また上結腸間膜腔には肝臓，小

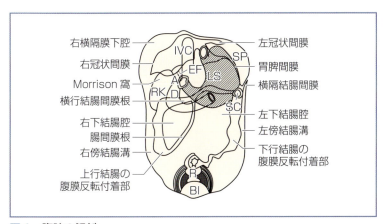

図1 腹腔の解剖
SP：脾臓，LS：網嚢，IVC：下大静脈，EF：Winslow網嚢孔，RK：右腎，D：十二指腸，A：副腎，SC：結腸脾彎曲部，R：直腸，Bl：膀胱．
（Meyers MA：Dynamic radiology of the abdomen, Springer-Verlag, 1993を一部改変）

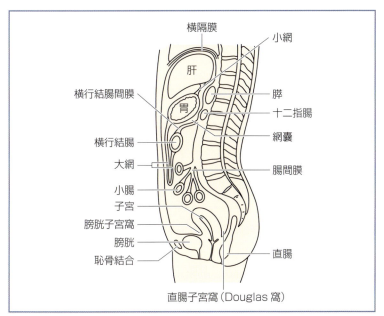

図2 腹腔の矢状断面（女性）

表1 間膜の分類

A 前胃間膜	B 後胃間膜	E 結腸間膜
1) 肝間膜	1) 大網	1) 横行結腸間膜
①肝鎌状間膜	C 網嚢	2) S状結腸間膜
②肝冠状間膜	D 腸間膜	3) 虫垂間膜
③肝三角間膜		
2) 小網		

網，胃の後方で膵の前方に網嚢と呼ばれる部があり，網嚢孔により腹腔と交通している．

3) 下結腸間膜腔は傍結腸溝，結腸下腔，骨盤腔からなる．傍結腸溝は上行および下行結腸により左右に分けられ，右方はMorrison窩と交通している．結腸下腔は腸間膜根部により左右に分けられる．骨盤腔は左右の傍結腸溝と連続しており，男性では膀胱と直腸の間に直腸膀胱窩，女性では膀胱と子宮の間に膀胱子宮窩，子宮と直腸の間に直腸子宮窩（Douglas窩）が認められる．

4) 壁側腹膜と臓側腹膜が合わさったものを間膜と呼び，間膜は前胃間膜，後胃間膜，網嚢，腸間膜，結腸間膜に分けられる（表1）．大網は胃の大彎から垂れ下がり，腹部内臓の前面を覆い，反転して横行結腸およびその間膜に付着する．小網は胃の小彎と肝臓の間にある間膜で，肝十二指腸間膜と肝胃間膜からなる．大網と小網によって形成される空間を網嚢と呼ぶ．

B 正常超音波像

1) 腹腔が超音波検査上，問題となるのは主に腹水貯留や腹腔内膿瘍，腹部外傷などによる腹腔内出血例である．少量の腹水貯留時はMorrison窩や骨盤腔に認められることが多い．
2) 大網や腸間膜などの間膜には原発性腫瘍を生じることもあるが，他臓器の悪性腫瘍からの転移をきたしやすい．特に大網への転移による肥厚をomental cakesまたはomental cakingと呼んでいる．

C 基本走査

腹腔の基本走査は，①右肋間走査，②左肋間走査，③右季肋部横走査，④左季肋部横走査，⑤下腹部縦走査，⑥下腹部横走査を行う．

1) 右肋間走査

① プローブを右肋間にあて肝右葉を描出すると，頭側に右肺のガスエコーが認められる（図3）．
② 健常者では右横隔膜下腔は肺のガスの影響でほとんど描出されないが，胸水や腹水の貯留時には描出されるようになる．
③ プローブを右肋間にあて，肝右葉を描出し，肝下面と右腎の間（Morrison窩）を観察する．

2) 左肋間走査

① プローブを左肋間にあて脾を描出すると，頭側に左肺のガスエコーが認められる（図4）．
② 健常者では左横隔膜下腔は肺のガスの影響でほとんど描出されないが，胸水や腹水の貯留時には描出されるようになる．

3）右季肋部横走査

プローブを右季肋部で横方向にあて上行結腸の横断像を描出すると，その外側に右傍結腸溝，内側に結腸下腔が描出される（図5）．

4）左季肋部横走査

プローブを左季肋部で横方向にあて下行結腸の横断像を描出すると，その外側に左傍結腸溝，内側に結腸下腔が描出される（図6）．

5）下腹部縦走査

① プローブを下腹部で身体の長軸方向にあて，骨盤腔を描出する．
② 膀胱を尿で充満し観察すると，男性では直腸膀胱窩，女性では膀胱子宮窩，直腸子宮窩（Douglas窩）が認められる（図7）．

6）下腹部横走査

① プローブを下腹部で横にあて骨盤腔を観察する．
② 膀胱を尿で充満し観察すると，男性では直腸膀胱窩，女性では膀胱子宮窩，直腸子宮窩（Douglas窩）が認められる（図8）．

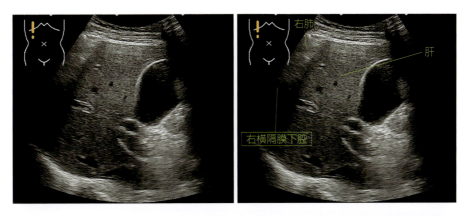

図3 右肋間走査

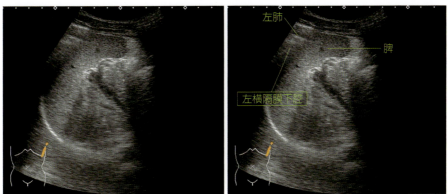

図4 左肋間走査

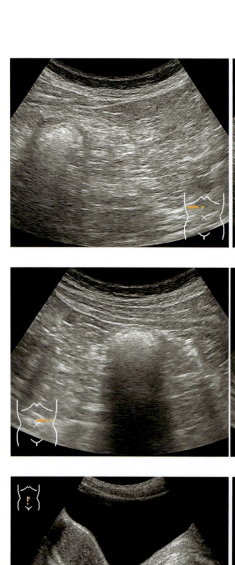 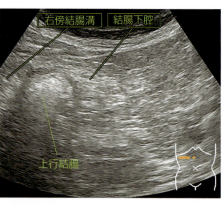

図5 右季肋部横走査

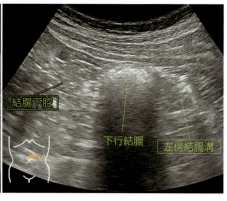

図6 左季肋部横走査

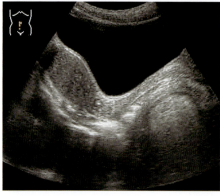 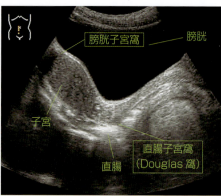

図7 下腹部縦走査（女性）

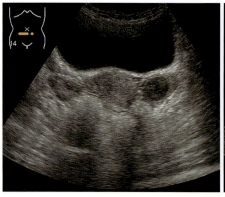 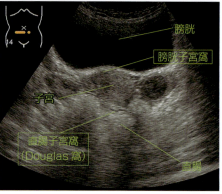

図8 下腹部横走査（女性）

2. 後腹膜腔

A 解剖

1) 後腹膜腔は壁側腹膜と筋膜群により囲まれた領域で，頭側は横隔膜から尾側は骨盤内へ続いている．
2) 後腹膜腔は図9に示すように筋膜により前傍腎腔，腎周囲腔，後傍腎腔に分けられる．
3) 前傍腎腔には膵臓，十二指腸，上行および下行結腸が含まれる．
4) 腎周囲腔には腎，副腎，腹部大動脈，下大静脈が含まれる．
5) 後傍腎腔には臓器は存在せず，主に脂肪織からなる．
6) 解剖学的には後腹膜腔には上記のように種々の臓器や脈管が含まれるが，通常，後腹膜疾患という場合にはこれらの臓器や脈管を除いた結合組織，脂肪組織，筋肉組織，リンパ組織，神経組織などに由来する疾患を指すことが多い．

B 正常超音波像

1) 後腹膜腔に存在する膵，十二指腸，上行および下行結腸，腎，副腎などの臓器や腹部大動脈，下大静脈などの脈管は他の章で述べており省略する．
2) 健常者では超音波検査上，腹腔と後腹膜腔の境となる腹膜や前傍腎腔，腎周囲腔，後傍腎腔を分割する筋膜は描出できないため，前述した後腹膜腔臓器や腹部大動脈，下大静脈などの脈管との解剖学的位置関係から推定する必要がある．
3) 後腹膜腔が超音波検査上，問題となるのは後腹膜腫瘍，後腹膜リンパ節腫大，後腹膜線維症，後腹膜液体貯留や血腫などである．

C 基本走査

後腹膜の基本走査は，①心窩部縦走査，②心窩部横走査を行う．

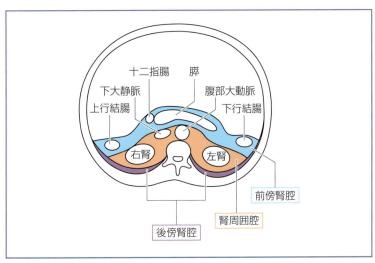

図9 後腹膜腔の解剖

1) 心窩部縦走査

① 図10のようにプローブを心窩部で身体の長軸方向にあて肝左葉と腹部大動脈の縦断像を描出する．
② 腹部大動脈の腹側に膵体部の横断像が認められる．膵〜腹部大動脈周囲の後腹膜腔が描出される．
③ 健常者では腹腔と後腹膜腔の境となる腹膜は超音波検査上，描出できないため，解剖学的位置関係より推定する必要がある．

2) 心窩部横走査

　プローブを心窩部で横方向にあて，膵の縦断像とその背側の左右の腎臓を描出する（図11）．膵周囲を前傍腎腔，腎・腹部大動脈・下大静脈周囲を腎周囲腔，腎周囲腔の背側を後傍腎腔と呼ぶが，健常者ではこれらの腔を分割する筋膜は超音波検査上，描出できないため，解剖学的位置関係より推定する必要がある．

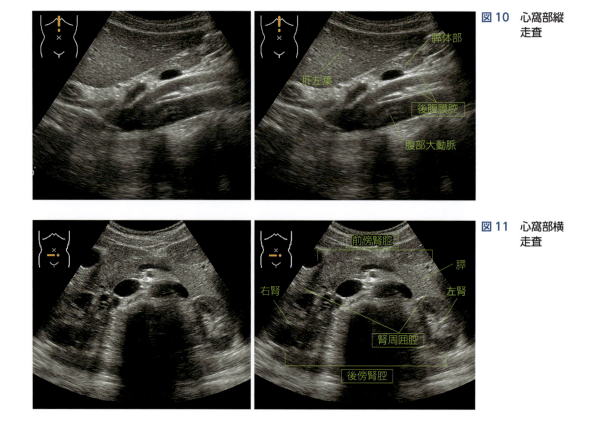

図10　心窩部縦走査

図11　心窩部横走査

【文献（臓器別解剖と走査法）】
1) 松谷正一, 他：肝血流. 臨床画像 27 (Suppl)：154-159, 2011

― 総論 ―

17 症状・所見からみた腹部超音波鑑別診断

● 急性腹症

ポイント

- 急性腹症とは急激に発症する腹痛を主訴とし，早急に緊急手術を含む処置が必要とされる疾患の総称である．図1に超音波検査が診断に有用な急性腹症をきたす代表的疾患を示す．
- 急性腹症の患者を診察する際には，まずvital signを含めた全身状態を把握し，ショックなどに対して必要な処置を優先させる．次いで問診と理学所見を参考にして，考えられる病態を念頭におき，迅速に検査を進めていく必要がある．
- 超音波検査による急性腹症の鑑別のポイントは，各臓器の観察に加えて，少量の腹腔内遊離ガスや液体貯留を見落とさないようにすることである．
- 肝細胞癌破裂などによる腹腔内出血は，ごく早期には腹腔内の無エコー域として描出されるが，経過とともに出血を反映して内部に点状高エコーを伴うようになる．
- 腎梗塞や脾梗塞は，カラードプラ法や造影超音波検査を行えば発症初期でも梗塞部が血流欠損像として描出されるため，診断に有用である．

● 発熱

ポイント

- 発熱とは体温が37℃以上に上昇した状態であり，原因として感染症，悪性腫瘍，膠原病などがある．発熱の原因となる疾患はきわめて多彩であるが，図2に超音波検査が診断に有用な発熱をきたす代表的疾患を示す．
- 盲腸に連続した圧痛を伴う管腔構造が認められれば虫垂の腫大が疑われる．糞石を有する場合は，虫垂内に音響陰影を伴うstrong echoとして描出される．また虫垂周囲に低エコー域が認められる場合は，滲出液の貯留や膿瘍の形成が考えられる．
- 憩室は炎症を伴わない例では超音波検査上，描出されないことが多いが，憩室炎を生じると圧痛部に一致して消化管壁より突出する低エコーな構造物が認められる．
- 悪性リンパ腫では，腫大した腸間膜リンパ節により上腸間膜動静脈が取り囲まれ，サンドイッチ様の像を呈することがあり，sandwich signと呼ばれている．

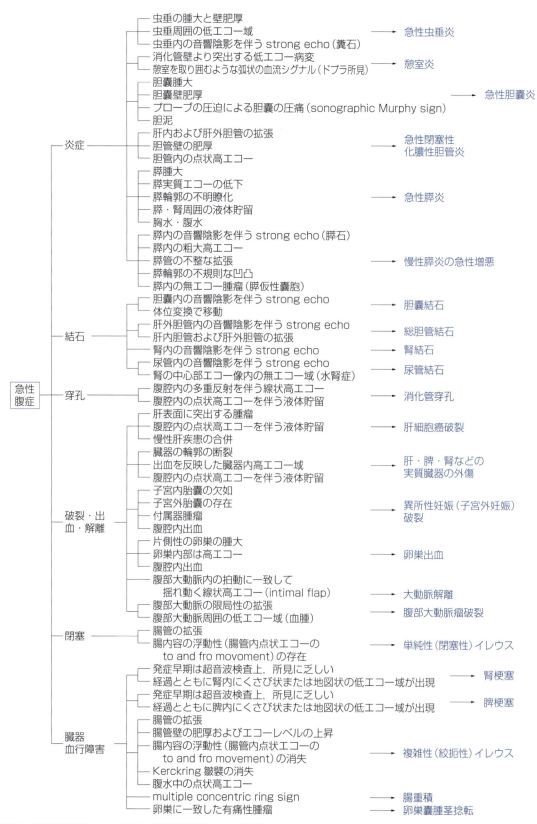

図1　急性腹症をきたす疾患と超音波検査による鑑別のポイント

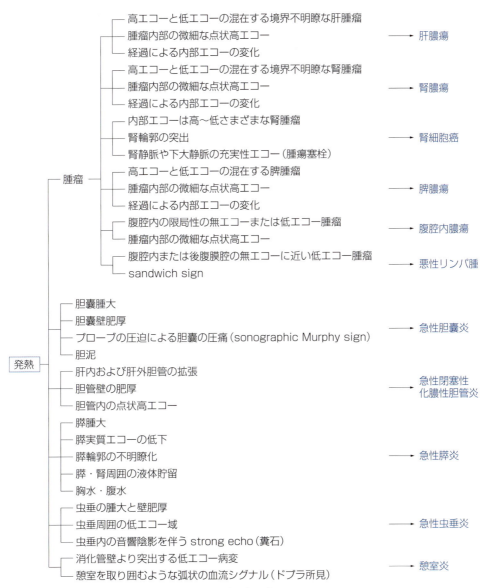

図2 発熱をきたす疾患と超音波検査による鑑別のポイント

黄疸

ポイント

- 黄疸は血清ビリルビンが上昇し，皮膚や粘膜などが黄染した状態をいう．血清総ビリルビンの基準値は 1 mg/dL 以下で，2〜3 mg/dL 以上になると肉眼的に眼球結膜や皮膚の黄染がみられるようになる．
- 黄疸は障害される部位により，①肝前性（溶血性）黄疸，②肝性黄疸，③肝後性（閉塞性）黄疸に分類され，また増加するビリルビンの種類により，①非抱合型（間接）ビリルビン性黄疸，②抱合型（直接）ビリルビン性黄疸に分類される．
- 非抱合型ビリルビンの上昇する疾患には肝前性黄疸（溶血性貧血，シャント高ビリルビン血症），肝性黄疸〔体質性黄疸：ジルベール（Gilbert）症候群，クリグラー・ナジャー（Crigler-Najjar）症候群〕などがあるが，いずれの疾患も超音波検査上，有意な所見はみられない．
- 抱合型ビリルビンの上昇する疾患には肝性黄疸〔肝細胞障害，肝内胆汁うっ滞，体質性黄疸：デュビン・ジョンソン（Dubin-Johnson）症候群，ローター（Rotor）症候群〕，肝後性黄疸がある．肝性黄疸と肝後性黄疸の鑑別には超音波検査が有用である．**表1**，**図3**に超音波検査が診断に有用な黄疸をきたす代表的疾患を示す．

表1 超音波検査が診断に有用な黄疸をきたす疾患

A. 肝性黄疸
　1) 急性肝炎
　2) 劇症肝炎
　3) 肝硬変
　4) 原発性硬化性胆管炎
B. 肝後性（閉塞性）黄疸
　1) 総胆管結石
　2) 腫瘍性：胆管癌，膵頭部癌，乳頭部癌など
　3) 先天性胆道拡張症

肝機能障害

ポイント

- AST（GOT）は心筋，肝，骨格筋に多く存在している．ALT（GPT）は肝に多く含まれており，肝に対する特異性が高い．これらの酵素の上昇は，肝細胞の変性・壊死により肝細胞から酵素が血液中に逸脱することにより認められる．その他に AST は心筋梗塞や皮膚筋炎などでも上昇する．**図4**に超音波検査が診断に有用な肝機能障害をきたす代表的疾患を示す．

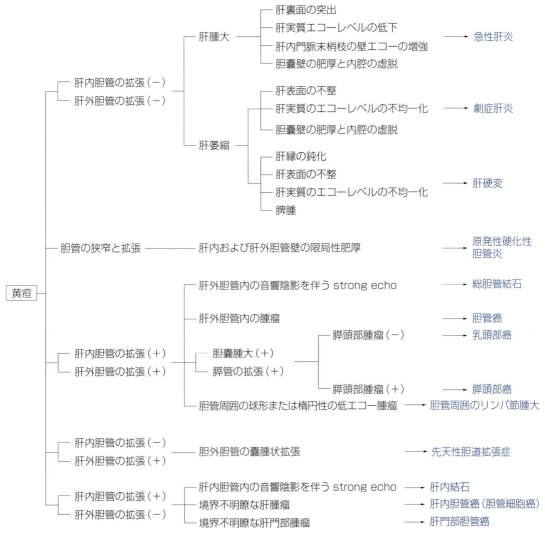

図3　黄疸をきたす疾患と超音波検査による鑑別のポイント

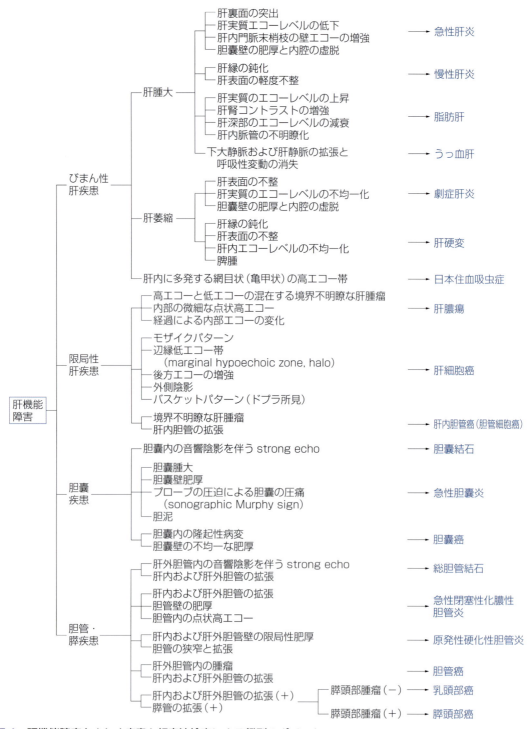

図4 肝機能障害をきたす疾患と超音波検査による鑑別のポイント

● 血尿

ポイント

- 健常者でも尿中に 1〜2 個/1 視野の赤血球が認められる．尿沈渣にて毎視野に 5 個以上の赤血球が認められる場合を顕微鏡的血尿という．また肉眼的に判別できる場合を肉眼的血尿という．血尿の原因となる疾患には種々のものがあるが，図 5 に超音波検査が診断に有用な血尿をきたす代表的疾患を示す．
- 腎動静脈瘻には先天性と，腎外傷，腎生検，腎摘出術後などに生じる後天性の例がある．先天性の例は血管造影上，屈曲・蛇行した小血管が多発する cirsoid type と血管の大きな嚢状拡張を伴う aneurysmal type に分類されている．aneurysmal type では一見，腎嚢胞のように描出されるため多方向からの走査を行い，腎動静脈との連続性を確認する必要がある．
- 左腎静脈が腹部大動脈と上腸間膜動脈のなす角度の狭小化により圧迫され，拡張した状態を nutcracker 現象陽性とする．

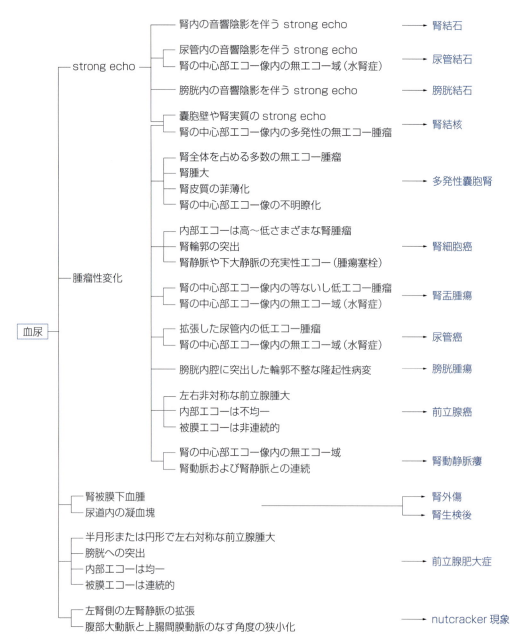

図5 血尿をきたす疾患と超音波検査による鑑別のポイント

各　論

～超音波所見からみた鑑別診断～

本章では腹部超音波検査で得られた種々の所見をもとに，どのようにして鑑別診断を進めていくかを解説する．

― 各 論

1 肝 臓

A 大きさと形状の異常

1 肝腫大

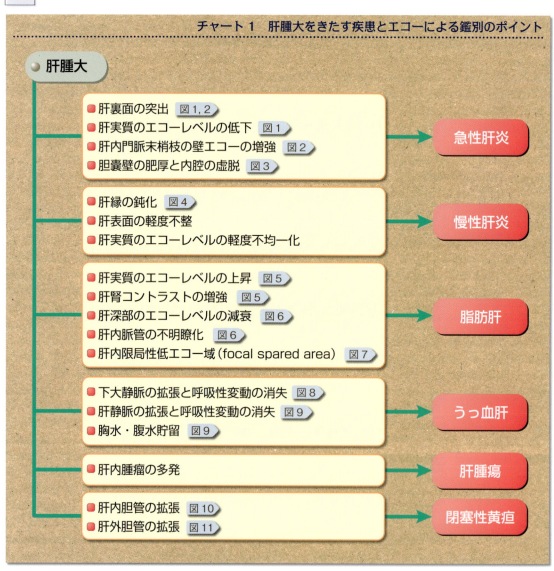

チャート1　肝腫大をきたす疾患とエコーによる鑑別のポイント

- 肝腫大
  - 肝裏面の突出　図1,2
  - 肝実質のエコーレベルの低下　図1
  - 肝内門脈末梢枝の壁エコーの増強　図2
  - 胆嚢壁の肥厚と内腔の虚脱　図3
  → 急性肝炎
  - 肝縁の鈍化　図4
  - 肝表面の軽度不整
  - 肝実質のエコーレベルの軽度不均一化
  → 慢性肝炎
  - 肝実質のエコーレベルの上昇　図5
  - 肝腎コントラストの増強　図5
  - 肝深部のエコーレベルの減衰　図6
  - 肝内脈管の不明瞭化　図6
  - 肝内限局性低エコー域 (focal spared area)　図7
  → 脂肪肝
  - 下大静脈の拡張と呼吸性変動の消失　図8
  - 肝静脈の拡張と呼吸性変動の消失　図9
  - 胸水・腹水貯留　図9
  → うっ血肝
  - 肝内腫瘤の多発
  → 肝腫瘍
  - 肝内胆管の拡張　図10
  - 肝外胆管の拡張　図11
  → 閉塞性黄疸

- 肝の大きさは左葉と右葉を別々に計測し判定する.
- 左葉は最大吸気時における心窩部縦走査で,腹部大動脈の長軸面での肝の頭尾方向の長さ (LL) と厚さ (LD) を測定する. LL≧11cm, LD≧7cm を腫大と判定する.

- 右葉は右中腋窩線付近の縦走査で，呼吸は一定せずに頭尾方向の最大描出時の長さ（RL）を測定する．
  RL≧16cm を腫大と判定する．

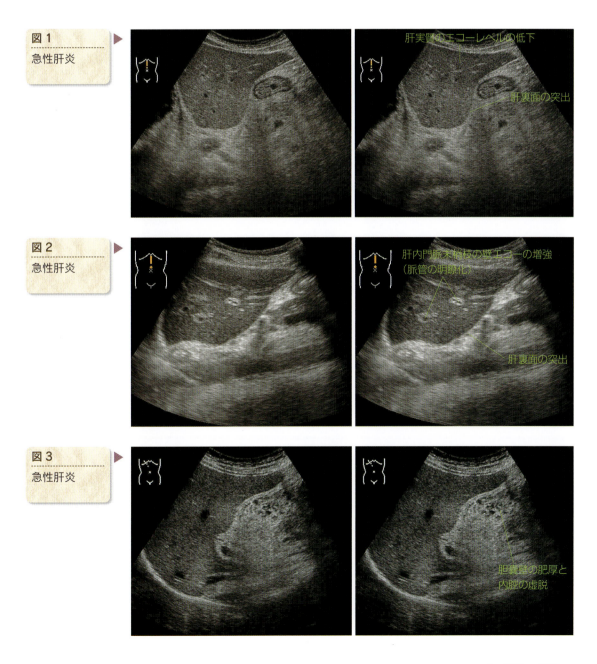

図1 急性肝炎 — 肝実質のエコーレベルの低下／肝裏面の突出

図2 急性肝炎 — 肝内門脈末梢枝の壁エコーの増強（脈管の明瞭化）／肝裏面の突出

図3 急性肝炎 — 胆嚢壁の肥厚と内腔の虚脱

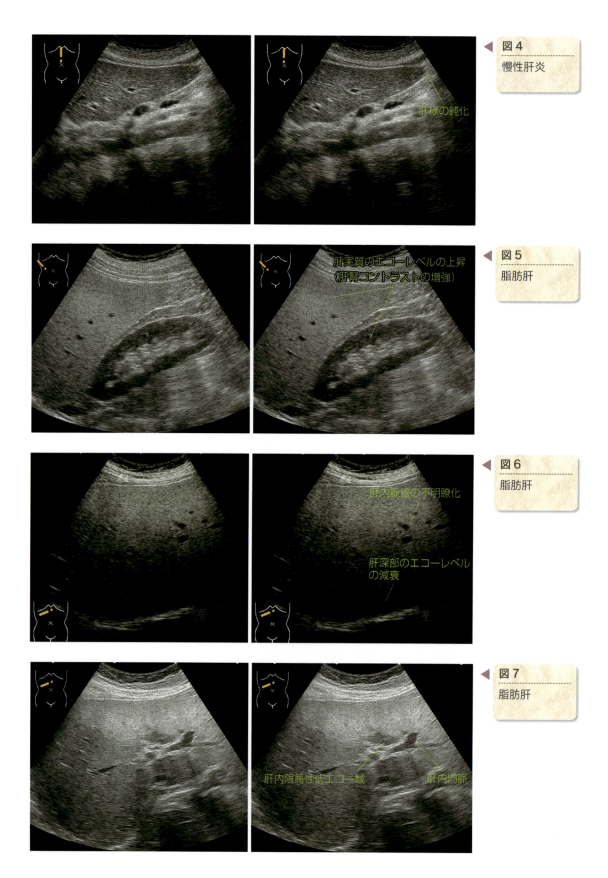

◀ 図4 慢性肝炎

◀ 図5 脂肪肝

◀ 図6 脂肪肝

◀ 図7 脂肪肝

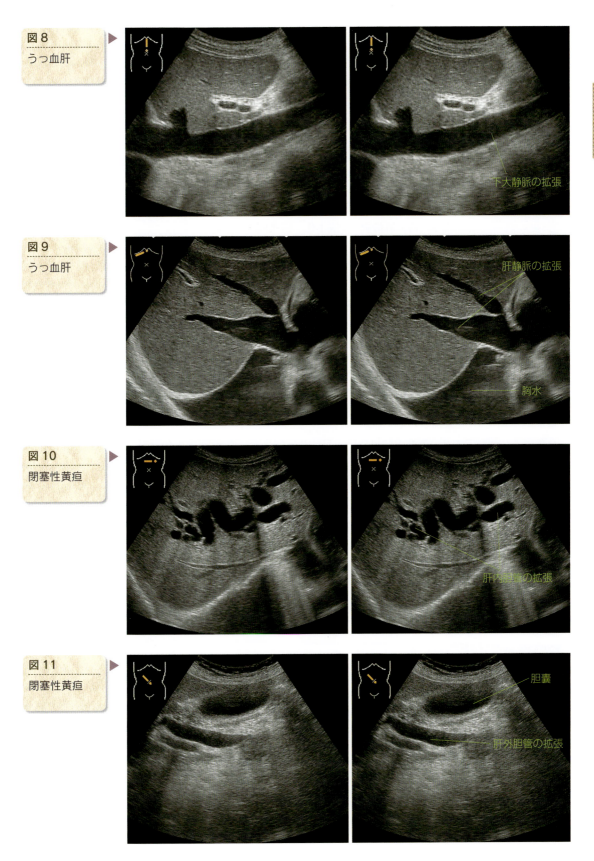

2　肝萎縮

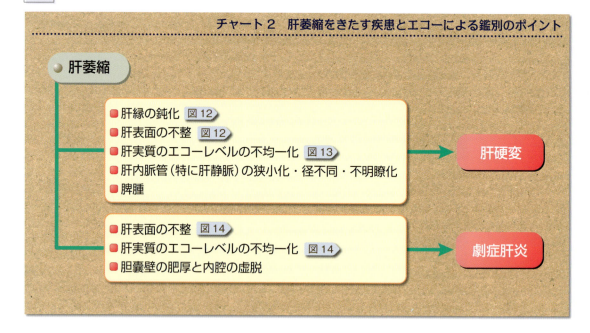

チャート2　肝萎縮をきたす疾患とエコーによる鑑別のポイント

- 左葉は LL≦7cm，LD≦5cm を萎縮と判定する．
- 右葉は RL≦9cm を萎縮と判定する．
- 肝萎縮は肝硬変のように高度の線維化により生じる場合と，劇症肝炎のように広範な肝細胞の壊死脱落による場合がある．
- 劇症肝炎では短期間に肝の萎縮や肝表面の不整が出現するため，経時的な観察による変化の把握が診断上有用である．

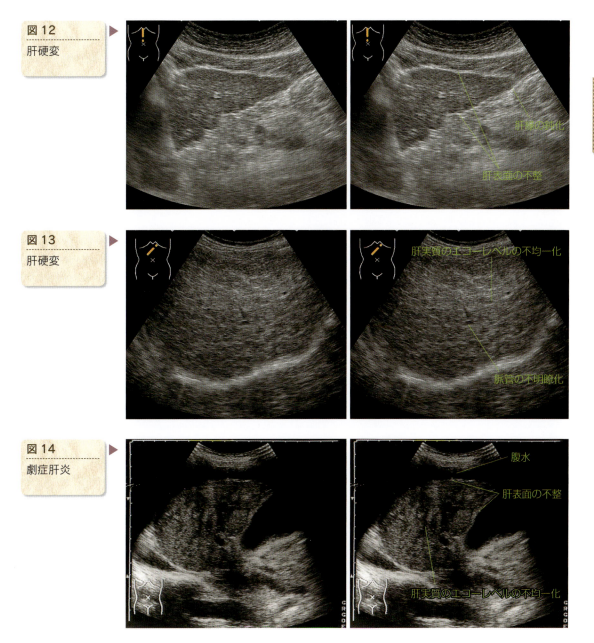

3 形状の異常

1) 肝表面

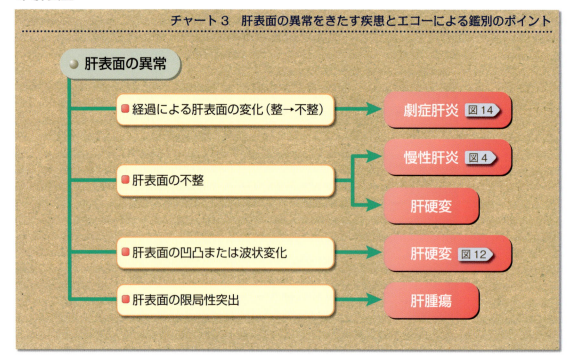

チャート3　肝表面の異常をきたす疾患とエコーによる鑑別のポイント

- 肝表面の観察は心窩部縦走査で行う．深吸気の状態で腹部大動脈の縦断像を描出し，腹腔動脈と上腸間膜動脈の分岐部が明瞭に描出される断面で肝左葉を観察する．健常者の肝表面は平滑で，超音波検査上，高エコーの直線として描出される．腹側の肝表面は腹壁の多重反射の影響で観察しにくいことがあるため，肝表面の観察は肝裏面で行う．
- 急性肝炎では健常者と同様に平滑な肝表面を呈するが，劇症肝炎（図14）では経過とともに肝表面の不整像が認められるようになる．
- 慢性肝炎（図4）から肝硬変（図12）に進展するに従って肝実質の線維化や結節形成を反映して，肝表面は不整→凹凸を示すようになる．
- 肝表面に限局性の突出がみられる場合は，肝腫瘤の存在を念頭におき肝内を観察する必要がある．肝表面に限局性の突出を認める腫瘤としては肝嚢胞，肝細胞癌，転移性肝腫瘍などがある．

2) 肝縁

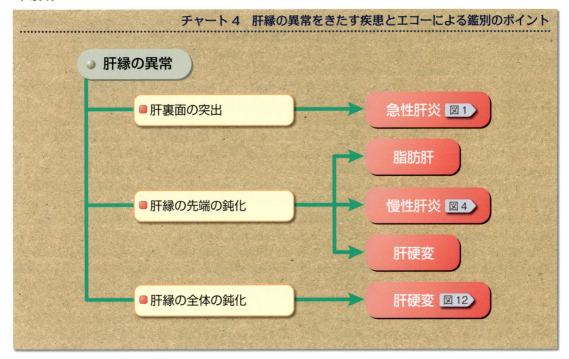

チャート4　肝縁の異常をきたす疾患とエコーによる鑑別のポイント

- 肝縁の観察も肝表面の観察と同様に心窩部縦走査で，深吸気の状態で肝左葉を描出し行う．健常者の肝縁は先端が鋭角に描出される．
- 肝硬変では進展するに従って先端の鈍化→全体鈍化（**図12**）が認められるようになる．

B 肝実質の異常

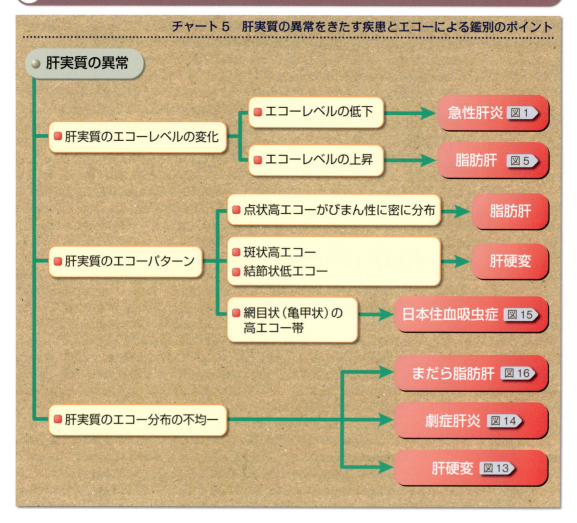

チャート5　肝実質の異常をきたす疾患とエコーによる鑑別のポイント

- 健常者では微細な点状エコースポットが肝全体に均一に分布している．健常者の肝実質のエコーレベルは腎実質と同等か，わずかに高めである．
- 肝実質の観察を行ううえで問題となる点としては，①肝実質のエコーレベルの変化，②肝実質のエコーパターン，③肝実質のエコー分布があげられる．
  ① 肝実質のエコーレベルの変化：肝実質のエコーレベルは右腎または脾と対比する．急性肝炎では肝細胞の浮腫により超音波ビームの透過性が亢進するため，肝実質のエコーレベルの低下がみられる．脂肪肝では正常肝細胞と脂肪滴の間の音響特性インピーダンスの差により，反射や散乱を生じるため，肝実質のエコーレベルの上昇 (bright liver) が認められる．また高度の脂肪肝や非アルコール性脂肪肝炎 (non-alcoholic steatohepatitis：NASH) では，肝表面から深部にかけて縦方向の櫛状エコーが認められることがある (**図17**)．

> **ポイント**
> ・肝実質のエコーレベルの上昇は，脂肪肝のほかに肝ヘモクロマトーシス，アルコール性肝硬変，肝アミロイドーシス，糖原病などでも認められることがある．

② 肝実質のエコーパターン：肝実質のエコーパターンの変化としては，点状高エコー，斑状高エコー，結節状低エコー，網目状（亀甲状）の高エコー帯などがあげられる．

③ 肝実質のエコー分布：健常者では肝実質のエコー分布は均一である．脂肪肝では時に肝内の脂肪沈着が不均一にみられることがあり，超音波検査上，高エコー域と低エコー域が不規則に混在した像を呈することがある．このような例はまだら脂肪肝と呼ばれている（**図16**）．劇症肝炎では急激な肝細胞壊死と残存する肝細胞との混在により，肝内エコーレベルは不均一となる（**図14**）．肝硬変では線維化や再生結節により肝内エコーレベルは不均一となる（**図13**）．Ｂ型肝硬変では非Ｂ型肝硬変と比べて肝の全体像は比較的整った形状を示すにもかかわらず，肝実質は粗く，小さな低エコー結節がびまん性に存在し，その間に小網目状のエコーが描出されることがある．このような所見はメッシュ・パターン（meshwork pattern）と呼ばれている．

図15 日本住血吸虫症

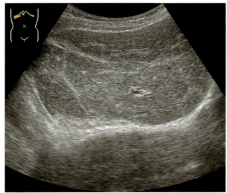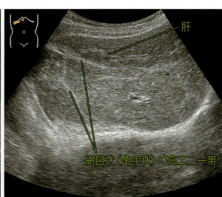

図16 まだら脂肪肝

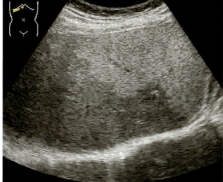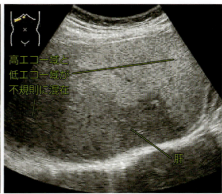

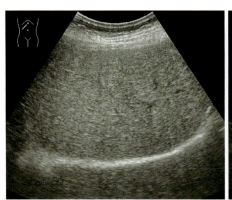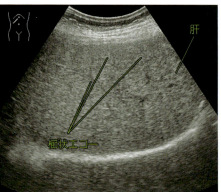

図17 非アルコール性脂肪肝炎（NASH）

C 肝内脈管の異常

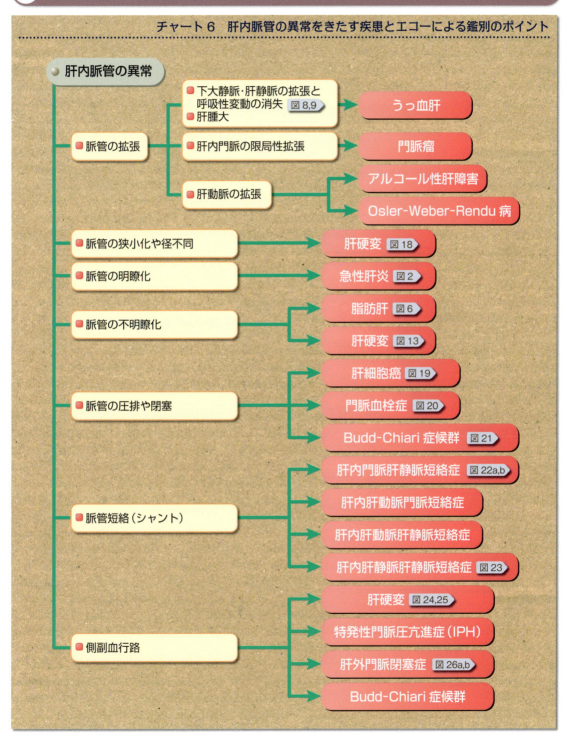

チャート6　肝内脈管の異常をきたす疾患とエコーによる鑑別のポイント

- 健常者では超音波検査（Bモード）で描出可能な肝内脈管は門脈と肝静脈である．肝動脈は通常，総肝動脈から左右肝動脈の分岐部付近までは描出可能であるが，肝内では描出されない．
- 肝内脈管にみられる異常としては，①脈管の拡張，②脈管の狭小化や径不同，③脈管の明瞭化，④脈管の不明瞭化，⑤脈管の圧排や閉塞，⑥脈管短絡（シャント），⑦側副血行路がある．
  ① 脈管の拡張：健常者では下大静脈と肝静脈の径は吸気時に細く，呼気時に拡張するが，うっ血肝では呼吸に関係なく下大静脈と肝静脈の径の拡張が認められる（図8, 9）．急性アルコール性肝炎やアルコール性肝硬変などのアルコール性肝障害患者では肝内肝動脈枝の拡張を伴うことが多く，Bモードにて肝内門脈と併走する拡張した管腔構造が認められる．通常，肝内門脈と併走した管腔構造を認めた場合は肝内胆管の拡張のことが多いため，鑑別上注意が必要である．本症が疑われるときは，カラードプラを用いると拡張した管腔構造に一致して血流シグナルが認められ，パルスドプラでは拍動流を示すことから，肝内胆管の拡張と鑑別される．遺伝性出血性毛細血管拡張症〔オスラー・ウェーバー・ランデュ（Osler-Weber-Rendu）病〕では，ⅰ肝動脈の拡張，ⅱ肝動脈の流速の増加，ⅲ肝内肝動脈門脈短絡症，ⅳ肝内肝動脈肝静脈短絡症，ⅴ肝内門脈肝静脈短絡症が認められる．
  ② 脈管の狭小化や径不同：肝硬変では肝内脈管の狭小化や径不同が認められる（図18）．肝静脈は周囲に結合織がないため門脈と比べて慢性肝障害に伴う線維化や再生結節の影響を受けやすく，狭小化や径不同をきたしやすい．
  ③ 脈管の明瞭化：急性肝炎では肝細胞の浮腫により肝内エコーレベルの低下が認められる．その結果，門脈壁との音響特性インピーダンスの差が大きくなるため，肝内門脈末梢枝の壁エコーが強調されて描出される（図2）．
  ④ 脈管の不明瞭化：脂肪肝（図6）では肝に沈着した脂肪の影響で肝内脈管の不明瞭化がみられる．肝硬変（図13）では肝小葉の改築や線維化に伴い肝内脈管の不明瞭化がみられる．
  ⑤ 脈管の圧排や閉塞：脈管の圧排は主に腫瘍により生じるが，脈管の閉塞は腫瘍の他に炎症や外傷などでも認められることがある．肝細胞癌では肝内門脈や肝静脈内に腫瘍塞栓を伴うことがある（図19）．腫瘍塞栓は門脈内や肝静脈内の等ないしやや低エコーな充実性エコーとして描出されることが多い．また肝硬変や急性膵炎などでは門脈血栓症（図20）を合併することがあり，門脈腫瘍塞栓との鑑別が必要となる．両者の鑑別点としては，ⅰ門脈腫瘍塞栓では腫瘍の進展に伴い門脈の拡張を伴う場合が多いが（図19），門脈血栓症では門脈の拡張を伴わないこと（図20），ⅱ門脈腫瘍塞栓では門脈周囲に肝細胞癌が認められること，ⅲ門脈腫瘍塞栓ではカラーおよびパルスドプラを用いて観察すると門脈内に腫瘍塞栓を栄養する拍動流を認めること，があげられる．バッド・キアリ（Budd-Chiari）症候群では肝静脈あるいは肝部下大静脈の閉塞ないし狭窄または両者の併存が認められる（図21）．
  ⑥ 脈管短絡（シャント）：短絡（シャント）はある血管と別の血管の間に連続する管腔構造がみられる状態である．短絡を介した血流の増加に伴い血管径の拡張を伴うことがある．肝内門脈肝静脈短絡症では短絡部に門脈瘤を伴うことがある．
  ⑦ 側副血行路：肝硬変や特発性門脈圧亢進症（idiopathic portal hypertension：IPH），肝外門脈閉塞症，Budd-Chiari症候群などの門脈圧亢進症をきたす疾患では，種々の側副血行路の形成が認められる．側副血行路としては傍臍静脈・左胃静脈・短胃静脈の拡張や脾腎静脈短絡路が認め

られる．拡張した傍臍静脈は門脈左枝臍部の頂部から肝円索内を通り臍へ向かう管腔構造として描出される（**図 24**）．左胃静脈は脾静脈-上腸間膜静脈合流部付近より分岐し，腹部食道方向へ向かう管腔構造で，心窩部縦走査で肝裏面と腹部大動脈の間に認められる（**図 25**）．左胃静脈は健常者でも描出されることがあるが径は 3 mm 以下であり，4 mm 以上を拡張とし，門脈圧亢進症では蛇行を伴うことが多い．短胃静脈は脾門部から頭側に向かう拡張・蛇行した管腔構造として描出される．脾腎静脈短絡路は脾門部から左腎門部へ向かう拡張・蛇行した管腔構造として描出される．肝外門脈閉塞症は肝門部を含めた肝外門脈の閉塞により門脈圧亢進症をきたした状態で，門脈閉塞に伴い肝内に流入する側副血行路〔海綿状血管増生（cavernous transformation）〕が形成される（**図 26a, b**）．

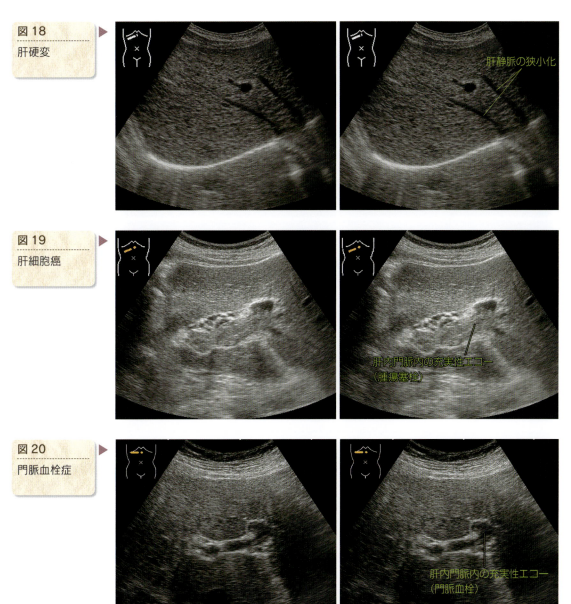

図 18　肝硬変

図 19　肝細胞癌

図 20　門脈血栓症

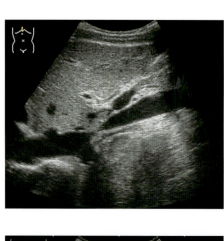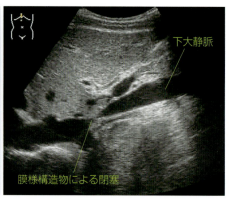

図21 Budd-Chiari症候群

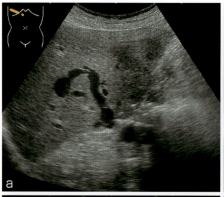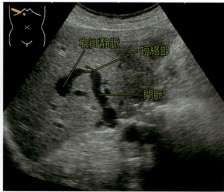
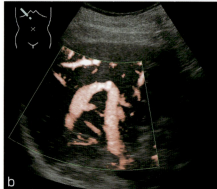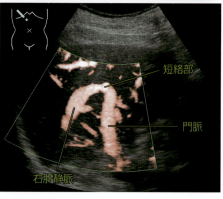

図22 肝内門脈肝静脈短絡症

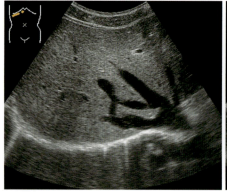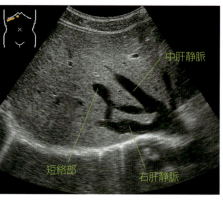

図23 肝内肝静脈肝静脈短絡症

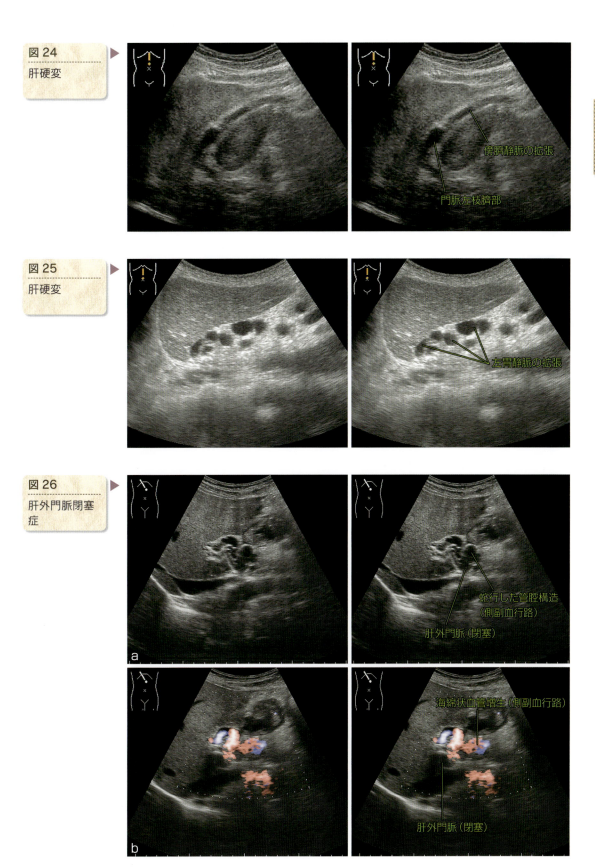

D strong echo

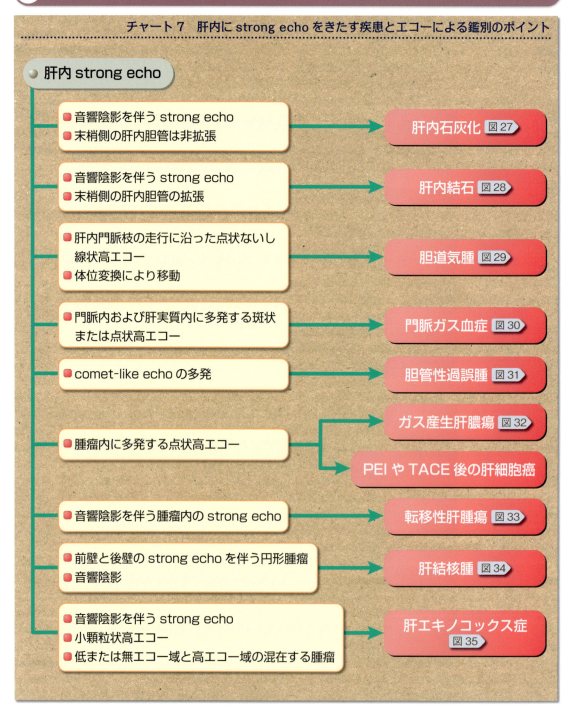

チャート7　肝内に strong echo をきたす疾患とエコーによる鑑別のポイント

- 肝内石灰化（図27）と肝内結石（図28）はともに超音波検査上，音響陰影を伴うstrong echoとして描出されるが，末梢側の肝内胆管の拡張を伴っていれば肝内結石と診断される．時に肝内結石でも肝内胆管の拡張を伴わない場合があるが，このような例ではstrong echoが肝内胆管の走行に一致しているかを判定する．肝内胆管は肝内門脈と併走しているので，肝内結石ではstrong echoが肝内門脈に接して存在している．
- 胆道気腫と鑑別を要する疾患に門脈ガス血症がある．胆道気腫は胆汁の流れと同様に末梢よりも肝門部にみられやすいが（図29），門脈ガス血症では門脈血流に沿って肝門部から末梢にかけて描出される（図30）．
- 胆管性過誤腫〔フォン・マイエンブーグ複合体（von Meyenburg complex）〕は胆管が小囊胞状に拡張する疾患であり，囊胞状変化の多くは顕微鏡レベルであるが，中には5〜10mm大の大きさになることもあり，超音波検査上，小さな無エコー域として描出される．comet-like echoは超音波検査上，無エコー域としてとらえられない小さな囊胞状変化を反映していると考えられている（図31）．
- 腫瘍内にガスを反映した多発する点状高エコーを認める疾患としては，ガス産生肝膿瘍（図32）と経皮的エタノール注入療法（percutaneous ethanol injection：PEI）や肝動脈化学塞栓術（transcatheter arterial chemoembolization：TACE）後の肝細胞癌がある．両者は臨床症状やPEI，TACEなどの治療の既往の有無により鑑別される．
- 石灰化を伴う肝腫瘍としては，転移性肝腫瘍，肝結核腫，肝エキノコックス症（肝包虫症）などがある．
- 転移性肝腫瘍の中では大腸癌からの転移が最も石灰化をきたす頻度が高く，その他に胃癌，卵巣癌，骨肉腫などによる転移でも石灰化が認められることがある（図33）．
- 肝結核腫は強い前壁エコーと明瞭な後壁エコーを伴う円形腫瘤である（図34）．音響陰影を伴うにもかかわらず，後壁エコーが認められることが特徴である．
- 肝エキノコックス症の肝病巣は石灰化，小囊胞，液化壊死などの病変が種々の程度に混在しており，超音波検査上もこれらを反映して多彩な所見を呈する（図35）．音響陰影を伴うstrong echoとともに低ないし無エコー域や高エコー域が混在した像を呈する．

図27
肝内石灰化

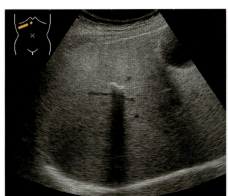
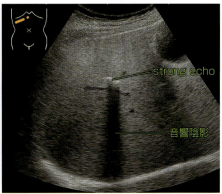

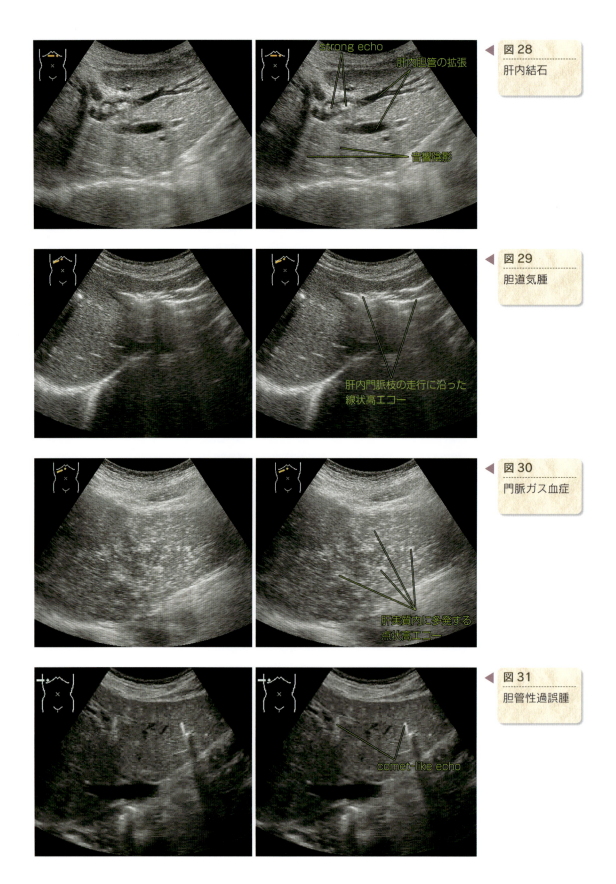

図28 肝内結石

図29 胆道気腫

図30 門脈ガス血症

図31 胆管性過誤腫

図32 ガス産生肝膿瘍

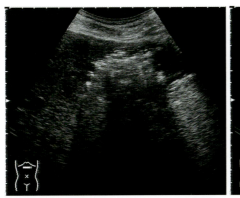 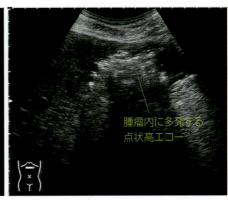

腫瘤内に多発する点状高エコー

図33 転移性肝腫瘍

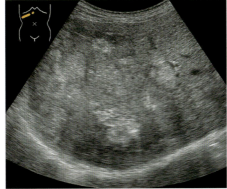 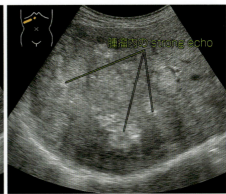

腫瘤内の strong echo

図34 肝結核腫

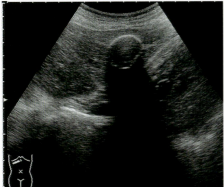 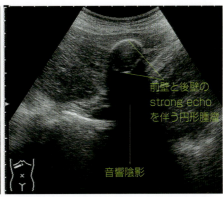

前壁と後壁の strong echo を伴う円形腫瘤

音響陰影

図35 肝エキノコックス症
（旭川医科大学内科学講座病態代謝内科分野 麻生和信先生提供）

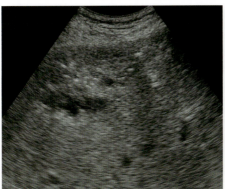 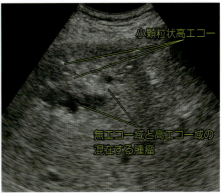

小顆粒状高エコー

無エコー域と高エコー域の混在する腫瘤

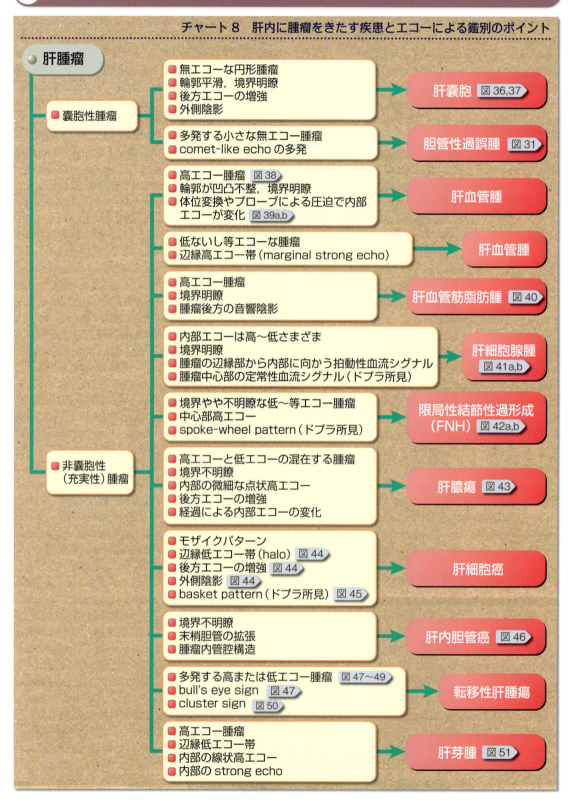

- 肝に多数の囊胞が認められる例 (**図37**) では多囊胞性疾患 (polycystic disease) の可能性があり, 腎や脾, 膵, 卵巣なども検索する必要がある.
- 2 cm 以下の肝血管腫の多くは輪郭が凹凸不整で, 境界が明瞭な高エコー腫瘤像を呈するが (**図38**), 内部が低ないし等エコーで腫瘤の辺縁に高エコー帯 (marginal strong echo) を有する例もある. また腫瘤径が5 cm以上の大きな例では高エコーと低エコーが混在した混合エコー像を示すことが多い. 肝血管腫は体位変換やプローブによる圧迫および経時的な観察により内部のエコーレベルが変化することが特徴である. 体位変換による腫瘤内部の変化を chameleon sign (**図39a, b**), プローブによる圧迫により腫瘤の内部エコーが変化し不明瞭になることを disappearing sign, 経時的に腫瘤の内部エコーが変化することを wax and wane sign と呼んでいる. 体位変換やプローブによる圧迫にて肝血管腫の内部のエコーレベルが変化するのは, 腫瘤内部の血洞に貯留する血液の量が変化するためと考えられている. また本症の造影超音波所見では腫瘤の辺縁部から内部に向かう染影効果が認められる (fill-in) が, 腫瘤の中心部は染まらないことが多い. さらに後期相においても染影効果が持続している特徴がみられる (**図52**).
- 肝血管筋脂肪腫 (**図40**) では肝血管腫などとの鑑別が必要である. 本症では時に腫瘤の後方に音響陰影 (acoustic shadow) が認められることがあるが, 肝血管腫では音響陰影は認められず, むしろ後方エコーの増強がみられることが鑑別点となる. 肝血管筋脂肪腫では腫瘤内に含まれる脂肪成分が少ないと低エコーに描出されるため, 診断に苦慮することがある.
- 限局性結節性過形成 (focal nodular hyperplasia: FNH) では低エコーな腫瘤のことが多いが, 等ないし高エコーを呈する例もある (**図42a**). 腫瘤の中心部に高エコー像 (中心性瘢痕) が認められることがあるが, 中心性瘢痕は必ずしも腫瘤の中心にあるわけではなく, 辺縁部に認められることもある. ドプラ検査では腫瘤の中心部に向かう拍動流と, 中心部から辺縁に放射状に広がる拍動性の血流が認められ, spoke-wheel pattern と呼ばれている (**図42b**). また本症の造影超音波所見では spoke-wheel pattern に引き続き腫瘤全体の染影像が認められる (**図53a**). その後, 腫瘤と周囲の肝実質は同等に染影され, 腫瘤の染影効果は後血管相でも持続することが特徴である (**図53b**).
- 肝膿瘍は発症早期には内部に高エコーと低エコーの混在する境界不明瞭な充実性腫瘤の所見を呈するが (**図43**), 経過とともに壁の肥厚を伴った囊胞性腫瘤に変化する. 腫瘤内部には壊死物質を反映して微細な点状高エコー像が認められることがある.
- 肝細胞癌は典型例では内部がモザイクパターンで, 隔壁を有し, 辺縁低エコー帯 (halo) を伴う境界明瞭な腫瘤像 (**図44**) として描出されるが, 腫瘤径が 1.5 cm 以下の例では低エコーまたは高エコーを呈することが多い. また肝表面近傍の肝細胞癌では肝表面より突出することがある (hump sign). 進行例では門脈内や肝静脈内に腫瘍塞栓が認められる. 典型例のドプラ検査では腫瘤の辺縁部を取り囲み, 内部に向かう拍動流が認められる (basket pattern, **図45**). また本症の造影超音波所見は血管相では腫瘤内に流入する豊富な腫瘍血管が認められ (**図54a**), 経過とともに腫瘤全体の染影効果がみられる. さらに後血管相では不完全な陰影欠損像が認められる (**図54b**).
- 肝内胆管癌 (胆管細胞癌) では境界不明瞭な腫瘤が認められるが (**図46**), 時に末梢胆管の拡張のみで明らかな腫瘤像が描出されない例があり注意を要する. また本症の造影超音波所見は血管相では腫瘤辺縁のリング状濃染が認められ (**図55a**), 後血管相では完全または不完全な陰影欠損像が認められる (**図55b**).

- 転移性肝腫瘍は高エコーから低エコーをきたす例までさまざまであり，多発性で大きさが比較的揃っていることが多い．胃癌や大腸癌の肝転移は高エコーな腫瘤のことが多い（図47）．また浸潤性膵管癌や乳癌，悪性リンパ腫の肝転移は低エコーな腫瘤のことが多い（図48）．高エコーな腫瘤の内部に融解壊死を反映した無エコー域を伴う例は食道癌や胃癌，大腸癌，肉腫などによる肝転移でみられることが多い（図49）．大腸癌や胃癌，卵巣癌，骨肉腫などからの肝転移では腫瘤内に石灰化を伴うことがあり，音響陰影を伴った strong echo が認められる（図33）．
- 転移性肝腫瘍でみられる特徴に bull's eye sign と cluster sign がある．bull's eye sign とは腫瘤の中心部が高エコーで辺縁に幅の広い低エコー帯を有する像をいう（図47）．cluster sign は腫瘤の増大に伴い，多数の腫瘤が集簇し一塊となったものをいう（図50）．また本症の造影超音波所見は血管相では腫瘍辺縁にリング状濃染が認められ（図56a），後血管相では病変部が完全に欠損することが多い（図56b）．
- 肝芽腫は新生児期〜小児期にみられることが多く，内部は種々のエコーパターンを示すが，典型例では辺縁低エコー帯を伴ったやや高エコーな腫瘤像を呈する（図51）．また腫瘤内部に線維性隔壁構造を反映した線状高エコーや strong echo（石灰化）が認められることがある．

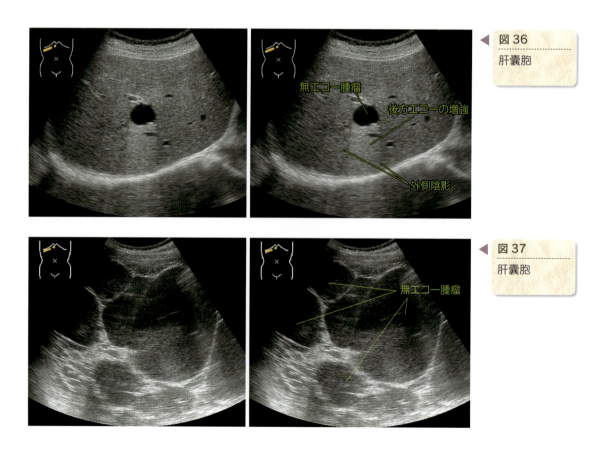

図36 肝囊胞

図37 肝囊胞

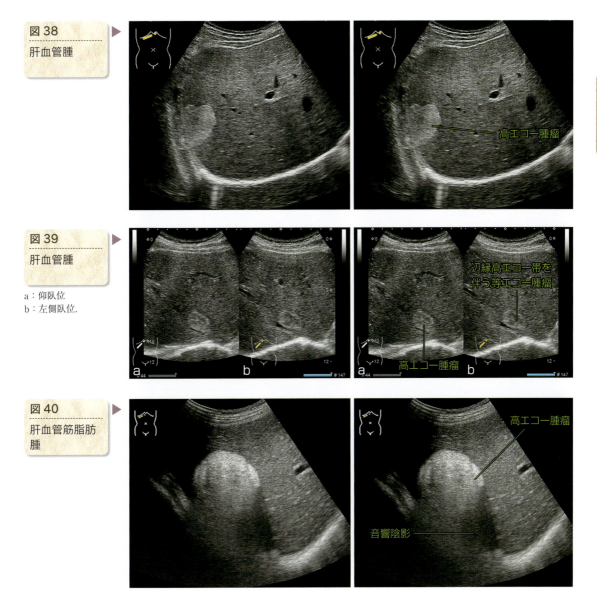

図 38 肝血管腫

図 39 肝血管腫

a：仰臥位
b：左側臥位.

図 40 肝血管筋脂肪腫

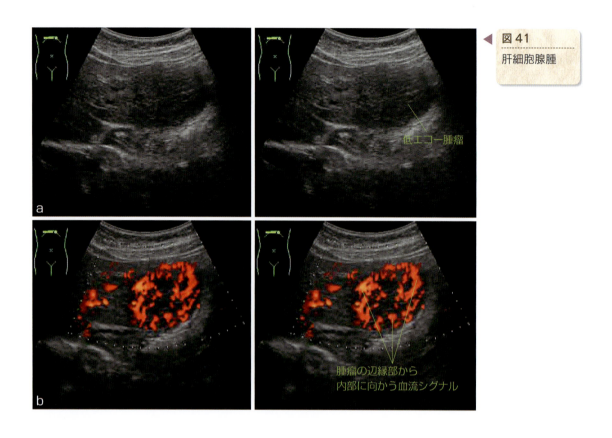

図41
肝細胞腺腫

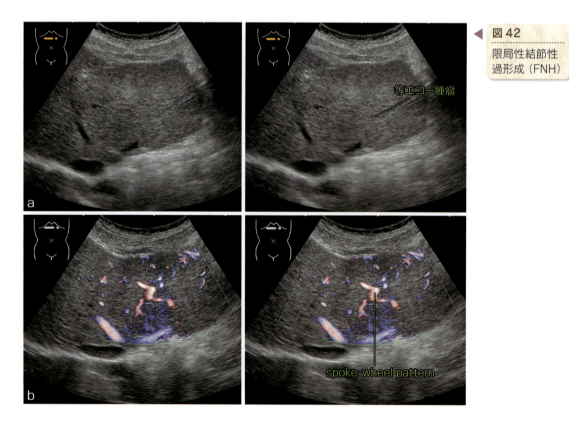

図42
限局性結節性過形成（FNH）

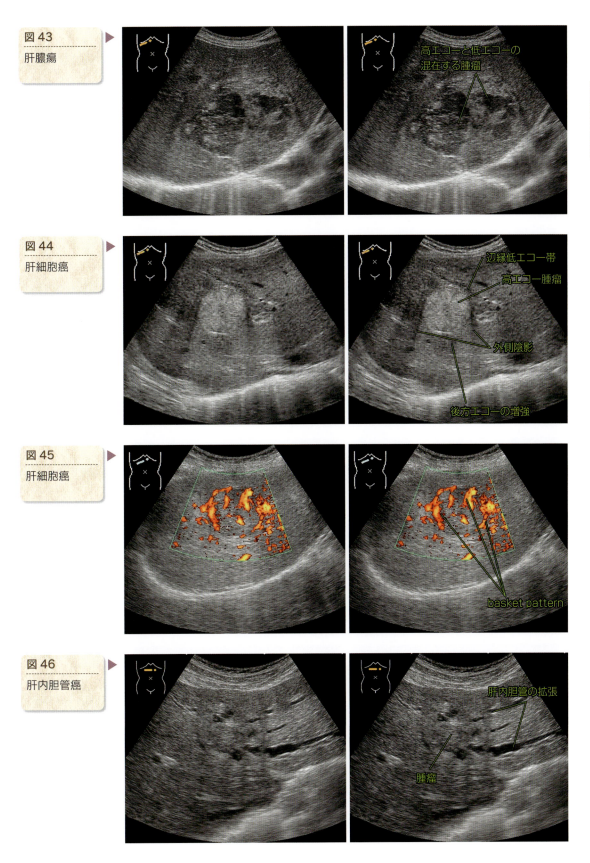

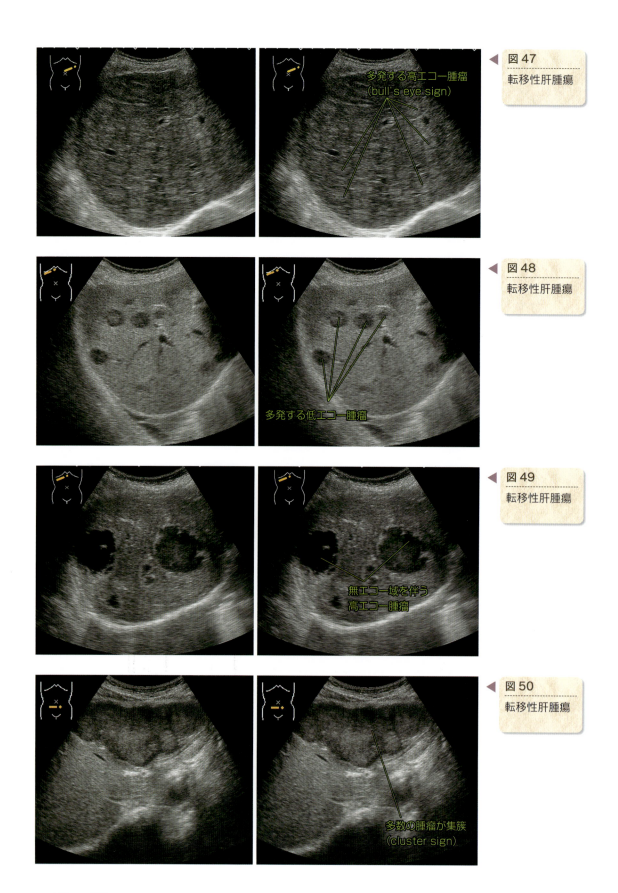

図51 肝芽腫

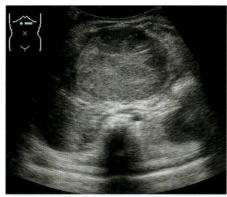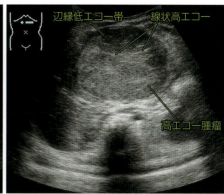

辺縁低エコー帯　線状高エコー
高エコー腫瘤

図52 肝血管腫

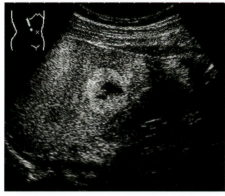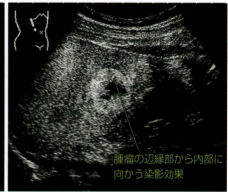

腫瘤の辺縁部から内部に向かう染影効果

図53 限局性結節性過形成（FNH）

a：血管相
b：後血管相．

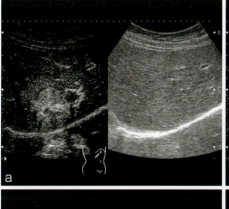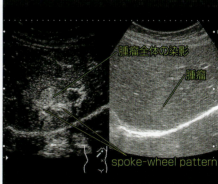

腫瘤全体の染影
腫瘤
spoke-wheel pattern

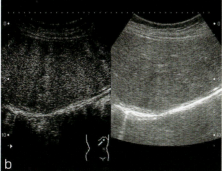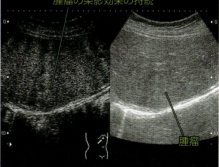

腫瘤の染影効果の持続
腫瘤

1 肝臓　153

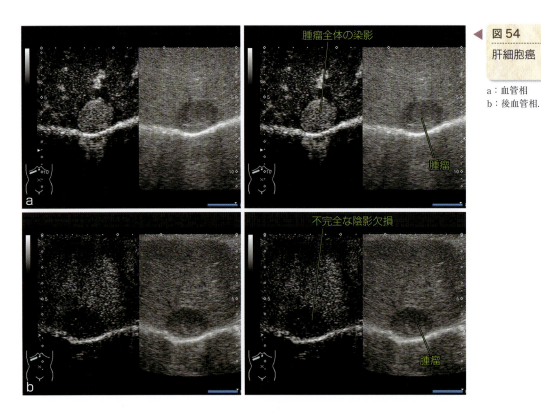

図 54
肝細胞癌

a：血管相
b：後血管相.

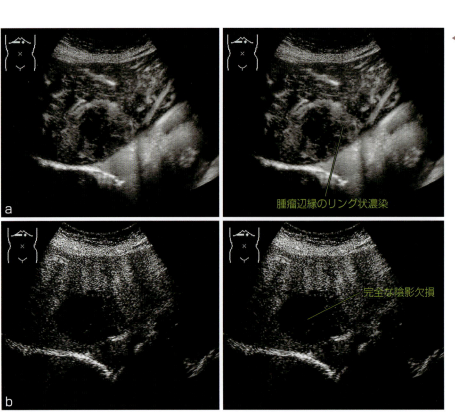

図 55
肝内胆管癌

a：血管相
b：後血管相.

図56
転移性肝腫瘍

a：血管相
b：後血管相．

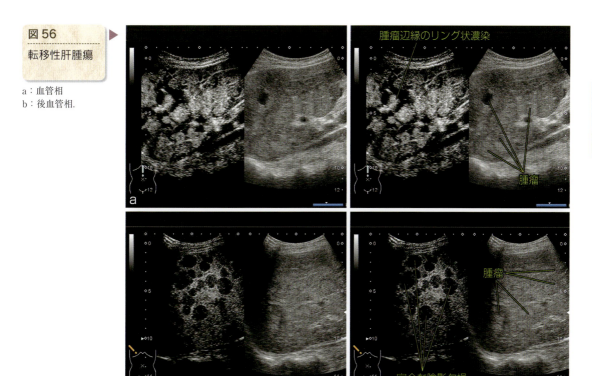

代表的疾患と超音波所見（肝臓）

1. 急性肝炎 (acute hepatitis)
●超音波のポイント
① 肝腫大
② 肝裏面の突出（図1, 2, p127）
③ 肝実質のエコーレベルの低下（図1）
④ 肝内門脈末梢枝の壁エコーの増強（図2）
⑤ 胆嚢壁の肥厚と内腔の虚脱（図3, p127）
⑥ 脾腫

2. 劇症肝炎 (fulminant hepatitis)
●超音波のポイント
① 肝萎縮
② 肝表面の不整（図14, p131）
③ 肝実質のエコーレベルの不均一化（地図状エコー）（図14）
④ 胆嚢壁の肥厚と内腔の虚脱
⑤ 腹水貯留（図14）

3. 慢性肝炎 (chronic hepatitis)
●超音波のポイント
① 肝腫大
② 肝縁の鈍化（図4, p128）
③ 肝表面の軽度不整
④ 肝実質のエコーレベルの軽度不均一化
⑤ 脾腫（軽度）
⑥ 腹腔内リンパ節腫大

4. 肝硬変 (liver cirrhosis)
●超音波のポイント
① 肝右葉の萎縮と左葉の腫大，尾状葉の腫大
② 肝縁の鈍化（図12, p131）
③ 肝表面の不整（図12）
④ 肝実質のエコーレベルの不均一化（図13, p131）
⑤ 肝内脈管（特に肝静脈）の狭小化・径不同・不明瞭化（図18, p139）
⑥ 門脈・脾静脈の拡張
⑦ 側副血行路（図24, 25, p141）
⑧ 脾腫
⑨ 腹腔内リンパ節腫大
⑩ 腹水貯留
⑪ 胆嚢壁の肥厚

5. 脂肪肝 (fatty liver)
●超音波のポイント
① 肝実質のエコーレベルの上昇 (bright liver)（図5, p128）
② 肝腎コントラスト (hepato-renal contrast) の増強（図5）
③ 肝深部のエコーレベルの減衰 (deep attenuation)（図6, p128）
④ 肝内脈管の不明瞭化 (vascular blurring)（図6）
⑤ 肝内限局性低エコー域 (focal spared area)（図7, p128）
⑥ 肝と胆嚢壁または右腎との境界の不明瞭化 (masking sign, fatty bandless sign)

6. うっ血肝 (congestive liver)
●超音波のポイント
① 肝腫大
② 下大静脈・肝静脈の拡張と呼吸性変動の消失（図8, 9, p129）
③ 胸水・腹水貯留（図9）

7. 肝外門脈閉塞症 (extrahepatic portal vein obstruction)
●超音波のポイント
① 肝外門脈の描出不良
② 肝外門脈のあるべき部位に一致した高エコー帯
③ 肝外門脈周囲の蛇行した管腔構造 (cavernous transformation) (図 26a, p141)
④ カラードプラ所見：肝外門脈周囲の蛇行した管腔構造に一致した求肝性の血流シグナル (図 26b)
⑤ パルスドプラ所見：定常流

8. 肝内門脈肝静脈短絡症 (intrahepatic portal-hepatic venous shunt：PV shunt)
●超音波のポイント
① 肝内門脈から肝静脈に連続する管腔構造 (図 22a, p140)
② 肝内門脈の拡張
③ 肝静脈の拡張
④ カラードプラ所見：肝内門脈から肝静脈に連続する血流シグナル (図 22b)
⑤ パルスドプラ所見：定常流

9. 門脈血栓症 (portal vein thrombosis)
●超音波のポイント
① 門脈内の充実性エコー (図 20, p139)
② 門脈径は正常 (図 20)
③ カラードプラ所見：血栓に一致した血流シグナルの欠損

10. 肝囊胞 (liver cyst)
●超音波のポイント
① 肝内の輪郭平滑で，境界明瞭な円形の無エコー腫瘤 (図 36, p148)
② 後方エコーの増強 (図 36)
③ 外側陰影 (図 36)

11. 胆管性過誤腫 (biliary hamartoma, von Meyenburg complex)
●超音波のポイント
① 肝内の多発する無エコー腫瘤
② 多発する comet-like echo (図 31, p144)
③ 肝実質のエコーレベルの不均一な上昇

12. 肝膿瘍 (liver abscess)
●超音波のポイント
① 肝内の境界不明瞭な腫瘤 (図 43, p151)
② 腫瘤の壁肥厚 (図 43)
③ 経過による内部エコーの変化 (発症早期は充実性，経過とともに囊胞性)
④ 腫瘤内部の微細な点状高エコー像
⑤ 後方エコーの増強

13. 肝血管腫 (hemangioma of the liver)
●超音波のポイント
① 肝内の輪郭が凹凸不整で，境界明瞭な高エコー腫瘤 (図 38, p149)
② 辺縁高エコー帯 (marginal strong echo)
③ chameleon sign (図 39a, b, p149)
④ disappearing sign
⑤ wax and wane sign
⑥ カラードプラ所見：血流シグナルは認めないか，または点状の血流シグナル
⑦ 造影超音波所見 (図 52, p153)
　・血管相：辺縁の点状または斑状の濃染像と経時的に辺縁から中心部に向かう濃染像 (fill-in)，中心部は非染影
　・後血管相：肝実質と同等または一部欠損像

14. 限局性結節性過形成 (focal nodular hyperplasia：FNH)

●超音波のポイント
① 肝内の境界やや不明瞭な低～等エコー腫瘤 (図42a, p150)
② 中心部高エコー〔中心性瘢痕 (central scar)〕
③ ドプラ所見：spoke-wheel pattern (図42b)
④ 造影超音波所見 (図53, p153)
  ・血管相：spoke-wheel patternと腫瘤全体の染影像
  ・後血管相：肝実質と同等の染影の持続

15. 肝細胞癌 (hepatocellular carcinoma：HCC)

●超音波のポイント
① 肝内のモザイクパターン (mosaic, nodule in nodule, tumor in tumor) を示す腫瘤
② 辺縁低エコー帯 (marginal hypoechoic zone, halo) (図44, p151)
③ 辺縁高エコー帯 (bright loop)
④ 後方エコーの増強 (図44)
⑤ 外側陰影 (lateral shadow) (図44)
⑥ 腫瘤の肝表面の限局性突出像 (hump sign)
⑦ 門脈腫瘍塞栓 (門脈内の充実性エコー) (図19, p139)
⑧ ドプラ所見 (図45, p151)
  ・basket pattern
  ・draining portal vein
⑨ 造影超音波所見 (図54, p154)
  ・血管相：腫瘤全体の染影像
  ・後血管相：不完全な陰影欠損

16. 肝内胆管癌 (胆管細胞癌)〔intrahepatic cholangiocarcinoma (cholangiocellular carcinoma)〕

●超音波のポイント
① 肝内の境界不明瞭な腫瘤 (図46, p151)
② 肝内胆管の拡張 (図46)
③ 腫瘤内管腔構造
④ カラードプラ所見
  ・腫瘤周辺部の圧排された血管の血流シグナル
  ・腫瘤内の既存の血管による血流シグナルの残存
⑤ 造影超音波所見 (図55, p154)
  ・血管相：腫瘤辺縁のリング状濃染
  ・後血管相：完全または不完全な陰影欠損

17. 転移性肝腫瘍 (metastatic hepatic tumor)

●超音波のポイント
① bull's eye sign (target sign) (図47, p152)
② cluster sign (図50, p152)
③ 腫瘤中心部の無エコー域 (図49, p152)
④ 腫瘤内のstrong echo (石灰化) (図33, p145)
⑤ 多発性腫瘤 (図47～49, p152)
⑥ カラードプラ所見
  ・腫瘤周辺部の圧排された血管の血流シグナル
  ・腫瘤内の既存の血管による血流シグナルの残存
⑦ 造影超音波所見 (図56, p155)
  ・血管相：腫瘤辺縁のリング状濃染
  ・後血管相：完全な陰影欠損

各論

2 胆道（胆嚢・胆管）

I．胆嚢

A 位置異常または形態異常

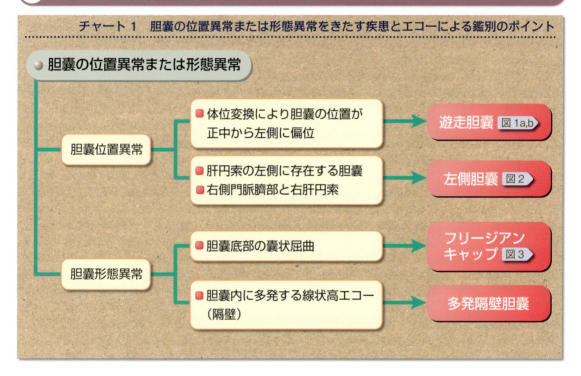

チャート1　胆嚢の位置異常または形態異常をきたす疾患とエコーによる鑑別のポイント

- 胆嚢の位置異常としては遊走胆嚢や左側胆嚢以外に肝内胆嚢などがあるが，きわめて稀である．
- 胆嚢の形態異常としてはフリージアンキャップや多発隔壁胆嚢のほかに重複胆嚢や胆嚢憩室などがあるが，きわめて稀である．

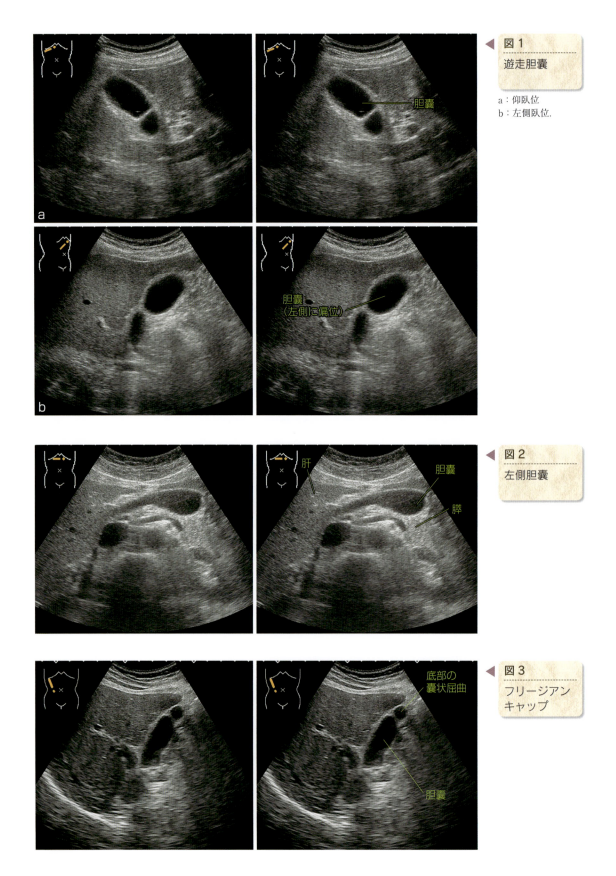

図1 遊走胆嚢
a：仰臥位
b：左側臥位.

図2 左側胆嚢

図3 フリージアンキャップ

B 大きさの異常

1 胆嚢腫大

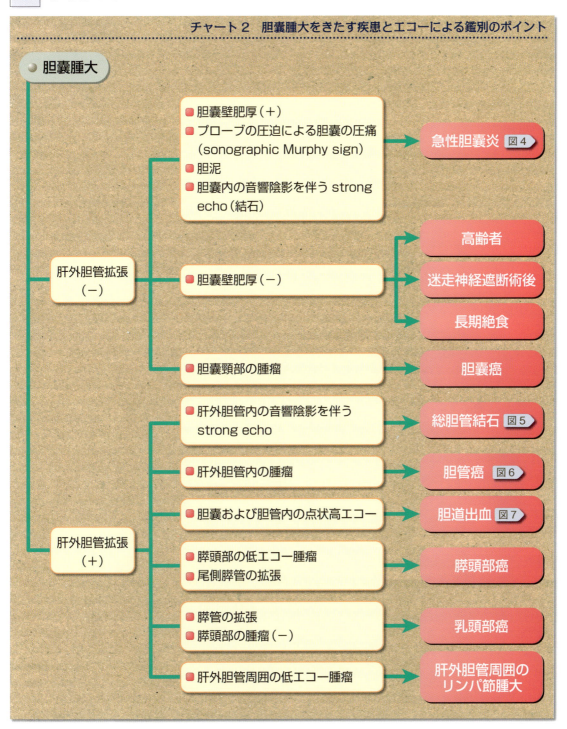

チャート2　胆嚢腫大をきたす疾患とエコーによる鑑別のポイント

- 健常者の胆嚢の大きさには個人差があるが，長径 6～8 cm，短径 2～3 cm のことが多く，洋梨状を呈し，頸部はゆるやかに彎曲している．長径 8 cm 以上ないし短径 4 cm 以上を胆嚢の腫大の目安とするが，それより小さくても頸部の彎曲が消失し全体的に緊満しているものは，腫大の可能性が高い．
- 胆嚢の腫大を認めた場合は肝外胆管の拡張の有無に注目する．肝外胆管の拡張を伴う場合は三管合流部以下の胆管閉塞が考えられ，結石（図 5）や腫瘤（図 6），リンパ節腫大の有無を鑑別する必要がある．肝外胆管の拡張を伴わない場合は胆嚢壁の肥厚の有無に注目する．胆嚢壁の全周性の肥厚があれば急性胆嚢炎（図 4），胆嚢頸部に腫瘤があれば胆嚢癌が考えられ，胆嚢壁の肥厚がない場合は高齢者，迷走神経遮断術後，長期絶食などが考えられる．

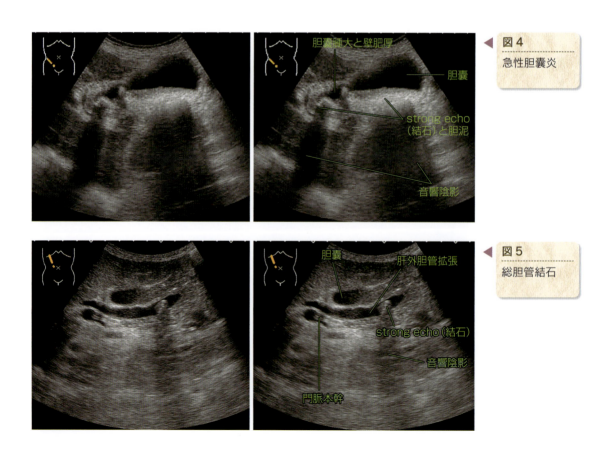

図 4 急性胆嚢炎

図 5 総胆管結石

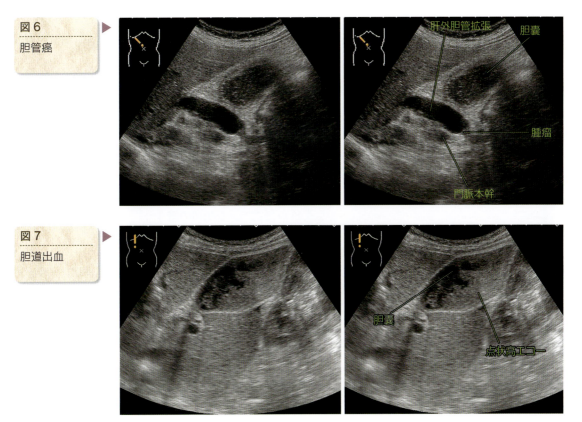

図6 胆管癌

図7 胆道出血

2 胆嚢萎縮

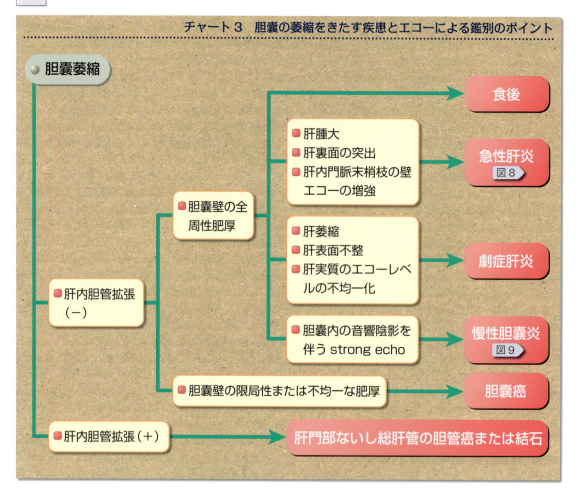

チャート3　胆嚢の萎縮をきたす疾患とエコーによる鑑別のポイント

■胆嚢の萎縮を認めた場合は肝内胆管の拡張の有無に注目する．肝内胆管の拡張を伴う場合は三管合流部より上部の閉塞，すなわち肝門部または総肝管の癌や結石が考えられる．肝内胆管の拡張を伴わない場合は胆嚢壁に注目する．胆嚢壁の全周性の肥厚が認められれば食後，急性肝炎，劇症肝炎，慢性胆嚢炎の鑑別を行う．急性肝炎や劇症肝炎では黄疸による胆汁生成の低下により，しばしば胆嚢の萎縮が認められる．また胆嚢壁の限局性または不均一な肥厚がみられれば胆嚢癌が疑われる．

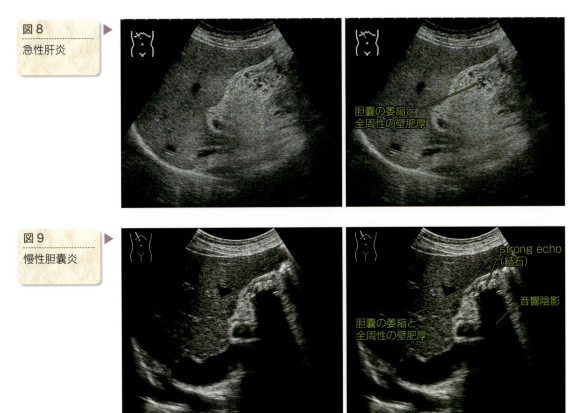

図8 急性肝炎

図9 慢性胆嚢炎

2 胆道（胆嚢・胆管）

C 胆嚢描出困難

表 1　胆嚢描出困難例の原因

- 胆嚢摘出術後
- 胆嚢萎縮：食後，急性肝炎，劇症肝炎，慢性胆嚢炎，胆嚢癌，肝門部ないし総肝管の癌または結石
- 胆嚢無形成
- 胆嚢位置異常
- 胆嚢内充満結石
- 陶器様胆嚢
- 胆道出血
- 胆嚢内ガス像：胆嚢消化管瘻，気腫性胆嚢炎

■ 超音波検査上，胆嚢の描出が困難な例の原因としては**表 1** にあげる疾患がある．

■ 胆嚢位置異常には浮遊胆嚢や左側胆嚢がある．浮遊胆嚢では胆嚢が体位により大きく偏位したり，胆嚢の下垂を伴うことが多い．左側胆嚢では胆嚢が肝円索の左方に位置している（**図 2**）．

■ 胆嚢描出困難な例で臨床的に時々遭遇する疾患として胆嚢内充満結石（**図 10**）がある．本症では本来胆嚢があるべき部位に一致して音響陰影を伴う strong echo が認められ，胆嚢内腔が全く描出されないため，消化管ガスと誤診することがある．鑑別点としては胆嚢内充満結石では消化管ガスと比べてより強い strong echo を呈すること，および体位変換によっても消化管ガスのような移動性がみられないことがあげられる．

■ 胆嚢内充満結石と鑑別を要するものに陶器様胆嚢がある．陶器様胆嚢（**図 11**）では胆嚢壁に一致して音響陰影を伴う strong echo が認められるため，胆嚢壁自体は同定できないが，胆嚢内充満結石（**図 10**）では音響陰影を伴う strong echo の腹側に胆嚢壁が描出されることから鑑別される．

■ 胆道出血では胆嚢内に充満する微細な点状高エコーが認められ，胆嚢の同定が困難なことがある（**図 7**）．同時に微細な点状高エコーを伴う胆管の拡張を伴うことが多い．

■ 胆嚢消化管瘻と気腫性胆嚢炎では胆嚢内にガスによる高エコーを生じるため，消化管のガス像との鑑別が困難な場合がある．胆嚢消化管瘻では胆嚢の萎縮と胆道気腫を伴うことが多い（**図 12**）．

■ 気腫性胆嚢炎では腫大した胆嚢内腔または胆嚢壁に一致してガスを反映した高エコーが認められる（**図 13**）．

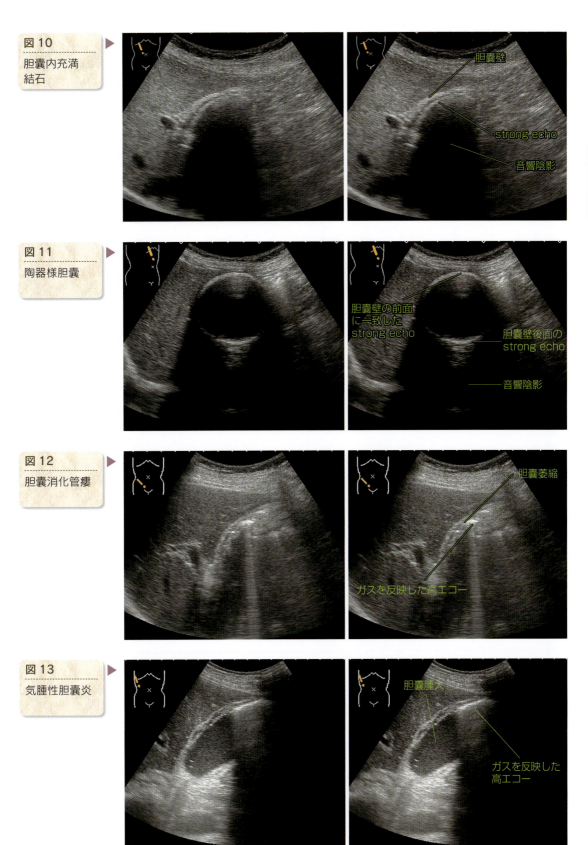

D 胆嚢壁の肥厚

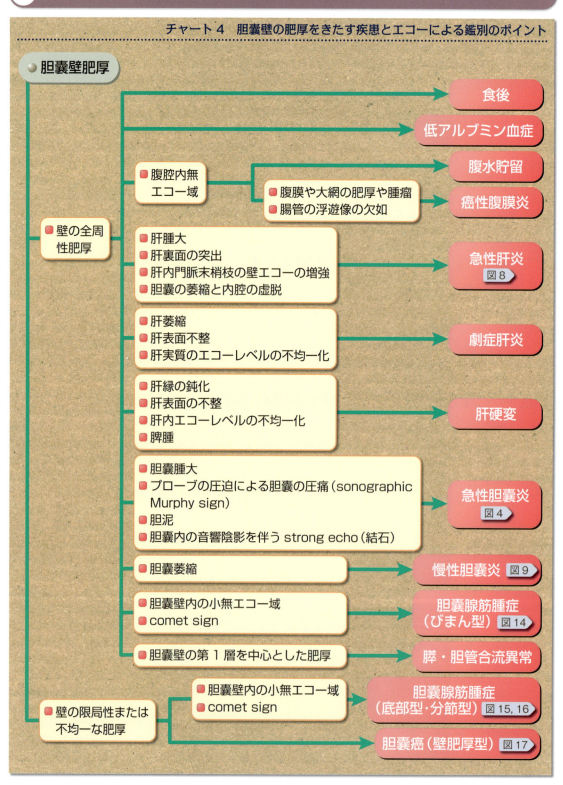

チャート4　胆嚢壁の肥厚をきたす疾患とエコーによる鑑別のポイント

- 健常者では胆嚢壁の厚さは 3 mm 以下であり，4 mm 以上を壁肥厚とする．
- 胆嚢壁の肥厚を認めた場合は壁の肥厚が全周性か限局性かを判定し，チャート 4 にあげた疾患を鑑別していく必要がある．
- 急性肝炎（図 8）や劇症肝炎では黄疸による胆汁生成の低下と門脈圧上昇，リンパのうっ滞などにより胆嚢壁の肥厚と内腔の虚脱が認められる．胆嚢壁の肥厚が認められるが，胆嚢腫大や圧痛のないことから急性胆嚢炎と鑑別される．
- びまん型の胆嚢腺筋腫症（図 14）では胆嚢壁のびまん性壁肥厚をきたす急性胆嚢炎，慢性胆嚢炎，胆嚢癌との鑑別を要する．急性胆嚢炎では胆嚢腫大を伴うこと，慢性胆嚢炎では胆嚢萎縮を伴うこと，胆嚢癌では不均一な壁肥厚を呈する点が鑑別点となる．
- 底部型の胆嚢腺筋腫症（図 15）では胆嚢底部に限局性の壁肥厚がみられ，胆嚢癌などの隆起性病変との鑑別を要する．胆嚢腺筋腫症では限局性の壁肥厚部に一致してロキタンスキー・アショフ洞（Rokitansky-Achoff sinus：RAS）を示唆する小さな無エコー域や comet sign を認めることが鑑別点となる．
- 膵・胆管合流異常で認められる胆嚢壁の第 1 層（粘膜層）を中心とした肥厚は，病理組織学的に胆嚢上皮の過形成を反映している．胆管拡張を伴う膵・胆管合流異常と比べて胆管拡張を伴わない膵・胆管合流異常ではより胆道癌の合併率が高い．
- 超音波ビームが胆嚢壁に対し斜めに入射された場合や，不適切なゲインの状態で胆嚢を観察した場合は，胆嚢壁があたかも肥厚してみえることがあり注意を要する．
- 胆嚢と肝との間に形成された間膜を胆嚢壁の肥厚と誤診することがあり注意を要する．

図 14 胆嚢腺筋腫症（びまん型）

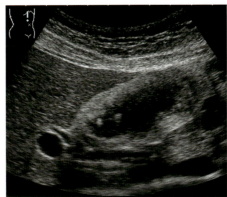
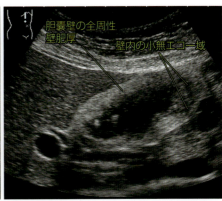

図 15 胆嚢腺筋腫症（底部型）

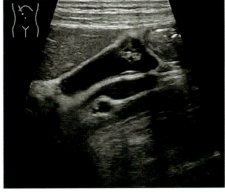
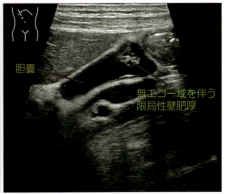

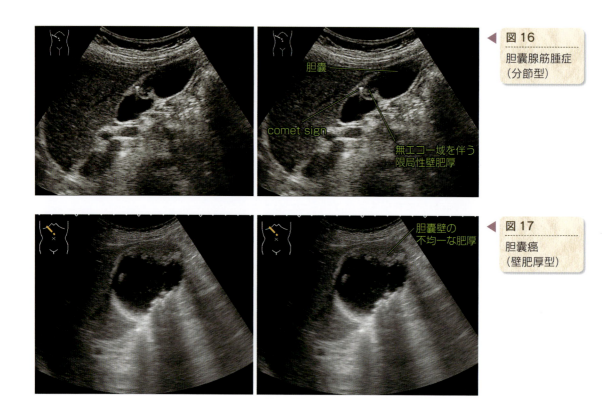

図16
胆囊腺筋腫症
（分節型）

図17
胆囊癌
（壁肥厚型）

E strong echo

チャート5　胆嚢内に strong echo をきたす疾患とエコーによる鑑別のポイント

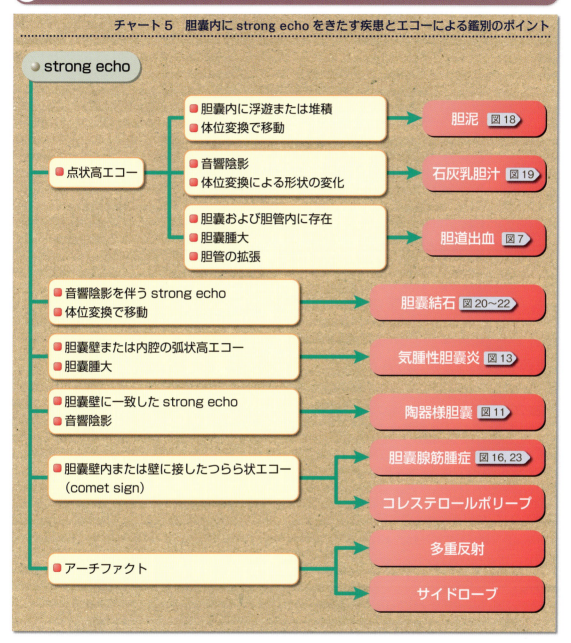

■ 胆嚢内に多発する点状高エコーは胆泥，石灰乳胆汁，胆道出血などで認められる．胆泥（図18）は胆汁うっ滞や急性胆嚢炎で認められ，胆嚢内に浮遊または堆積する点状高エコー像を呈するが，胆嚢内に充満することは少ない．これに対し石灰乳胆汁（図19）や胆道出血（図7）では胆嚢内に充満する点状高エコー像を呈することが多い．石灰乳胆汁では弱い音響陰影を伴うことが多く，体位変換により形状に変化が認められる．胆道出血では胆嚢腫大とともに点状高エコーを伴った胆管の拡張をきたすことが多く，石灰乳胆汁と鑑別される．

表2 胆嚢結石（径10 mm以上）の超音波分類（80手術症例）

	Ⅰ型			Ⅱ型		Ⅲ型		
基本型								
	a	b	c	a	b	a	b	c
超音波型別								
	4例	9	10	23	7	13	6	8
肉眼割面	放射状		層状			微細層ないし無構造		層状
種類	純コレステロール石	混合石	混合石 混成石	混成石 混合石 ビリルビンカルシウム石		ビリルビンカルシウム石 黒色石		その他の混成石
*石灰化頻度	0%		30	73		15	83	38

＊X線撮影による判定．
（土屋幸浩：胆石の超音波分類．胆石症 最新の治療法．土屋幸浩，松本由朗編．p43-54，金原出版，1991）

- 胆嚢結石の超音波所見には土屋の分類が用いられており，径10 mm以上の結石はⅠ～Ⅲ型に分けられる（**表2**）．Ⅰ型は結石の表面から内部にかけて徐々に結石エコーが減衰し，音響陰影に移行する（**図20**）．Ⅱ型は結石前面に幅の狭いstrong echoを認め，後方に明瞭な音響陰影を伴う（**図21**）．Ⅲ型は結石のほぼ全体像が描出され，後方の音響陰影は弱い例や欠如する例がある（**図22**）．胆嚢に接した消化管のガスエコーが超音波ビームの厚みによるアーチファクトにより胆嚢内の結石様に描出されることがあり注意を要する．
- 胆嚢壁内または壁に接して高エコーが認められ，その背側に流れ星のように強い線状エコー（つらら状エコー）が尾を引くようにみられるものをcomet signまたはcomet-like echo, comet tail artifactと呼び，多重反射により生じる所見である（**図16, 23**）．comet signは胆嚢腺筋腫症でみられるRokitansky-Aschoff sinus (RAS) や胆嚢壁内結石，コレステロールポリープなどで認められる．
- 超音波によるアーチファクトの結果，胆嚢内に高エコーを生じる現象としては多重反射とサイドローブがある．多重反射は超音波ビームに対して垂直な反射面である腹壁により生じるアーチファクトで，腹壁から等間隔で線状高エコーが認められる．サイドローブは胆嚢の屈曲部や頸部にみられ，胆泥と類似の像を呈するが，プローブの角度を変えたり，ゲインを下げることにより消失することで鑑別される．

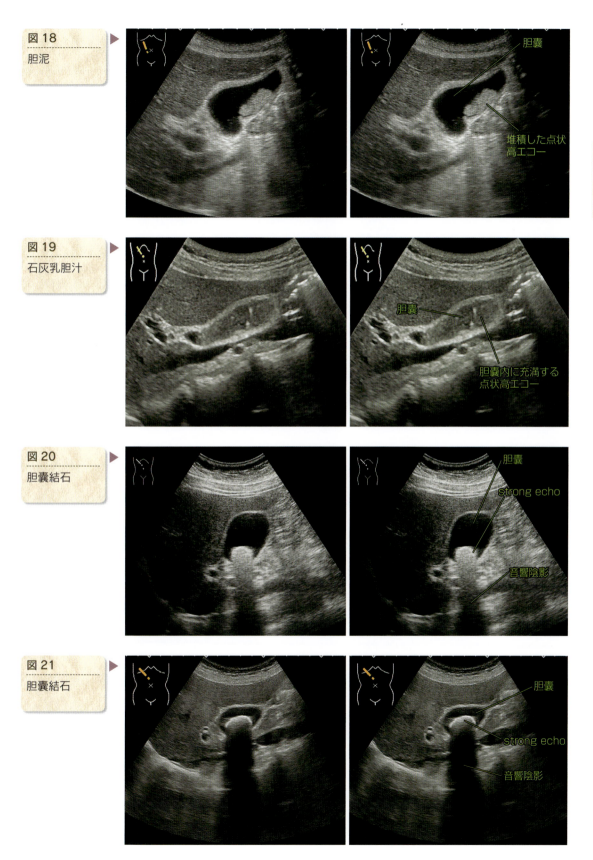

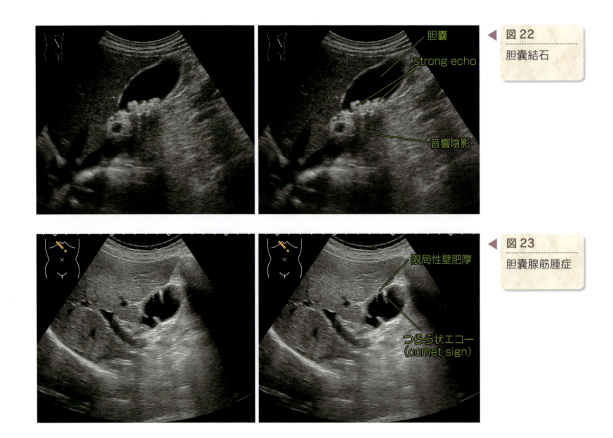

図22 胆囊結石

図23 胆囊腺筋腫症

F 腫瘤

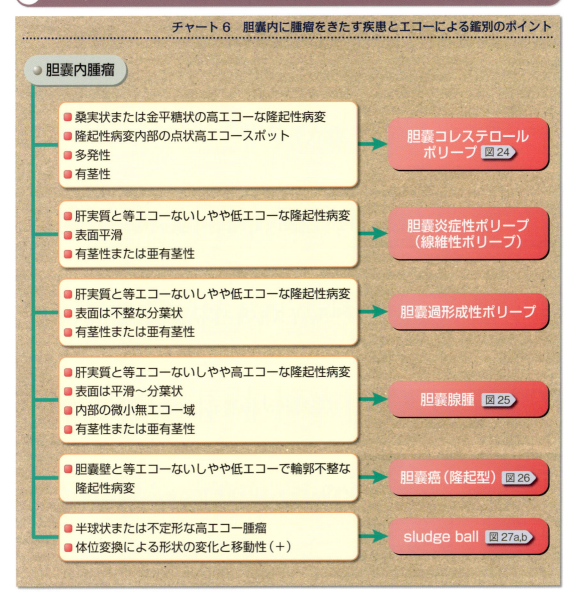

チャート6　胆嚢内に腫瘤をきたす疾患とエコーによる鑑別のポイント

- コレステロールポリープは胆嚢粘膜にコレステロールを貪食したマクロファージが集簇し，ポリープ状に成長したもので，有茎性のことが多い（図24）．大きさは通常10mm以下で，4〜5mm前後の例が多い．小さな例ではcomet signが認められることがある．胆嚢結石との鑑別点は，音響陰影を伴わないこと，体位変換により移動性がみられないことである．高周波プローブで観察すると，ポリープの内部に点状高エコースポットが認められる．有茎性のことが多いが，糸状の細い茎のため茎自体を超音波検査で描出することは困難である．超音波検査上は胆嚢壁と遊離していること，体位変換やプローブを揺さぶることによりポリープが振り子様に揺れ動くことから有茎性と診断される．
- 腺腫はエコーレベルが比較的低く，肝実質と同様な例が多いが，時にやや高い例もみられる（図

25).腺腫内部の微小無エコー域は腺腫内の腺腔構造を反映していると考えられている．有茎性または亜有茎性の例が多い．

- 隆起型の胆嚢癌は乳頭状または結節状の隆起性病変で，大きさは10 mm以上の例が多い（**図26**）．有茎性と広基性の例があり，胆嚢腺腫との鑑別が困難な例もある．
- sludge ball は粘稠な胆泥（sludge）が塊状となったもので，腫瘤状を呈するため胆嚢腫瘤との鑑別が必要となるが，体位変換により移動性がみられることで，他の胆嚢腫瘤と鑑別が可能である（**図27a, b**）．また体位変換により形状に変化がみられること，音響陰影を伴わないことにより胆嚢結石と鑑別される．

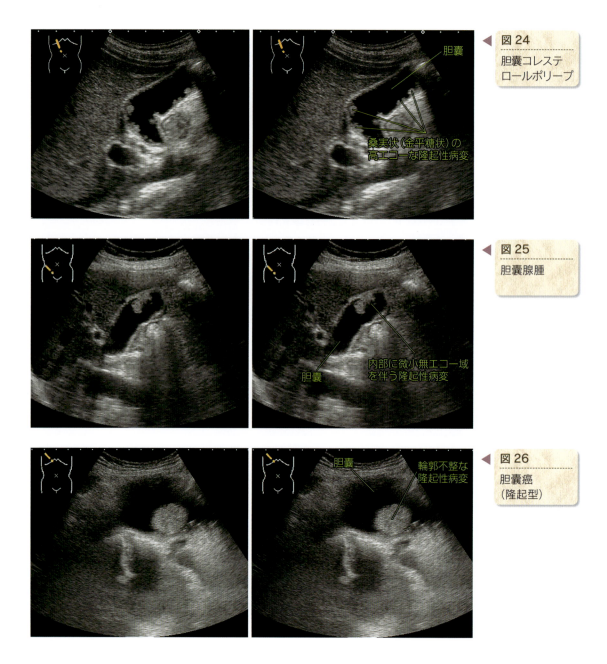

図24 胆嚢コレステロールポリープ

図25 胆嚢腺腫

図26 胆嚢癌（隆起型）

図 27 sludge ball

a：仰臥位
b：腹臥位.

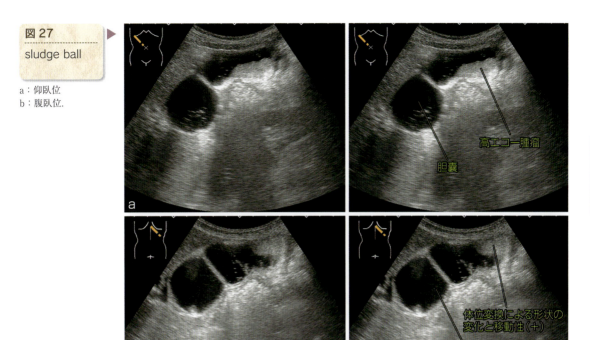

Ⅱ. 胆管

A 胆管の拡張

チャート7　胆管の拡張をきたす疾患とエコーによる鑑別のポイント

- 胆管の拡張
  - 肝内胆管拡張（＋）／肝外胆管拡張（－）
    - 肝内胆管内の音響陰影を伴う strong echo → 肝内結石 図28
    - 境界不明瞭な肝腫瘤 → 肝内胆管癌（胆管細胞癌）図29
    - 境界不明瞭な肝門部腫瘤 → 肝門部胆管癌
    - 肝内胆管の多発性嚢胞状拡張 → Caroli 病
  - 肝内胆管拡張（－）／肝外胆管拡張（＋）
    - → 高齢者
    - → 胆嚢摘出術後
    - 肝外胆管の嚢腫状拡張 → 先天性胆道拡張症 図30
  - 肝内胆管拡張（＋）／肝外胆管拡張（＋）
    - 肝外胆管内の音響陰影を伴う strong echo → 総胆管結石 図5
    - 肝外胆管内の腫瘤
      - 胆嚢腫大（－）→ 三管合流部より上部の胆管癌
      - 胆嚢腫大（＋）→ 三管合流部より下部の胆管癌 図6
    - 胆嚢および胆管内の点状高エコー／胆嚢腫大 → 胆道出血 図7
    - 胆嚢腫大（＋）／膵管の拡張（＋）
      - 膵頭部腫瘤（－）→ 乳頭部癌
      - 膵頭部腫瘤（＋）→ 膵頭部癌
    - 胆管周囲の球形または楕円形の低エコー腫瘤 → 胆管周囲のリンパ節腫大

- 健常者では肝内胆管は併走する肝内門脈枝よりも細い無エコーの管腔構造として描出され，径は1mm程度である．肝外胆管径は7mm未満を正常，7mm以上を拡張とする．
- 胆管の拡張の原因としては，①先天性，②加齢による影響，③胆嚢摘出術後，④胆管の閉塞（閉塞性黄疸）がある．高齢者では健常者であっても肝外胆管の軽度の拡張が認められることがある．
- 胆管の閉塞をきたす代表的疾患としては結石（**図5**）と腫瘍（**図6**）がある．閉塞性黄疸では肝内胆管の拡張が認められる．拡張した肝内胆管と肝内門脈枝が併走する所見を parallel channel sign と呼んでいる（**図31**）．
- 胆管の閉塞の原因が肝内または肝門部にある例では肝外胆管の拡張はみられないが，それ以下の閉塞では肝外胆管の拡張が認められる．拡張した肝外胆管と門脈本幹が併走する所見を shotgun sign と呼んでいる（**図32**）．また胆嚢が腫大していれば 三管合流部より下部の閉塞が考えられ，逆に腫大していない場合は三管合流部より上部での閉塞が考えられる．閉塞性黄疸を生じるとまず肝外胆管が拡張し，次に胆嚢，肝内胆管の順で拡張することが多い．

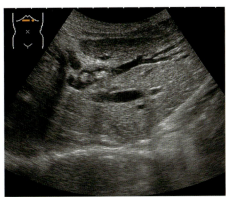
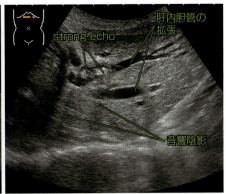

図28 肝内結石

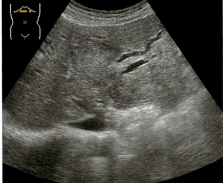
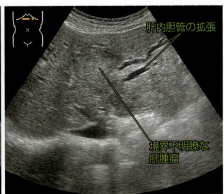

図29 肝内胆管癌

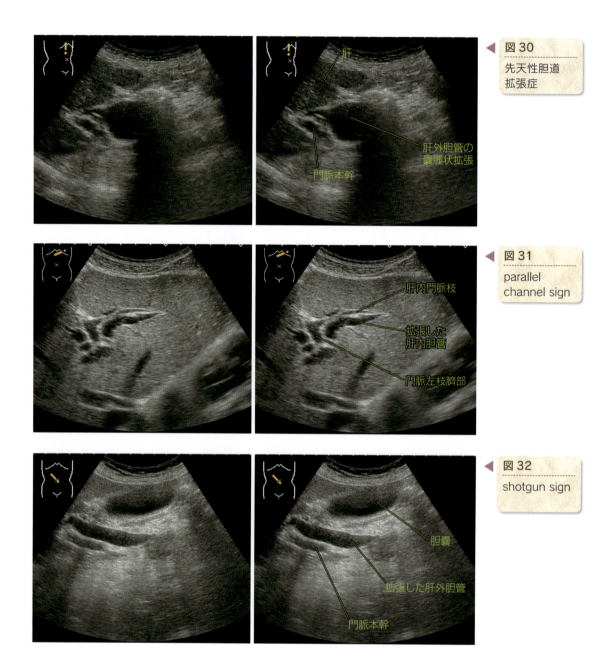

図30 先天性胆道拡張症

図31 parallel channel sign

図32 shotgun sign

B 胆管壁の肥厚

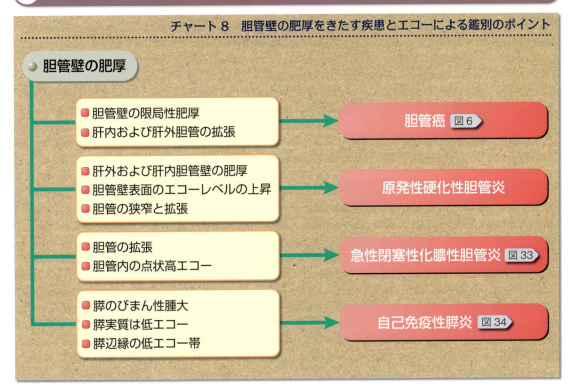

チャート8　胆管壁の肥厚をきたす疾患とエコーによる鑑別のポイント

- 胆管癌（図6）では拡張した胆管の末端にV字型またはU字型の壁肥厚がみられるが，急性閉塞性化膿性胆管炎では拡張した胆管に一致した壁の肥厚が認められる（図33）．また原発性硬化性胆管炎では胆管壁の肥厚とともに壁表面のエコーレベルの上昇と，胆管の狭窄を認めることが鑑別点となる．また自己免疫性膵炎ではIgG関連硬化性胆管炎を合併することがあり，病変部の胆管壁の全周性肥厚が認められる（図34）．特に膵内胆管に好発する．

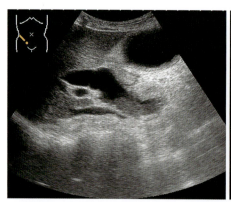
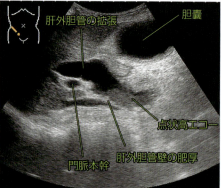

図33 急性閉塞性化膿性胆管炎

肝外胆管の拡張 / 胆嚢 / 点状高エコー / 肝外胆管壁の肥厚 / 門脈本幹

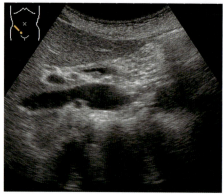
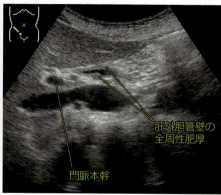

図34 自己免疫性膵炎

肝外胆管壁の全周性肥厚 / 門脈本幹

C strong echo

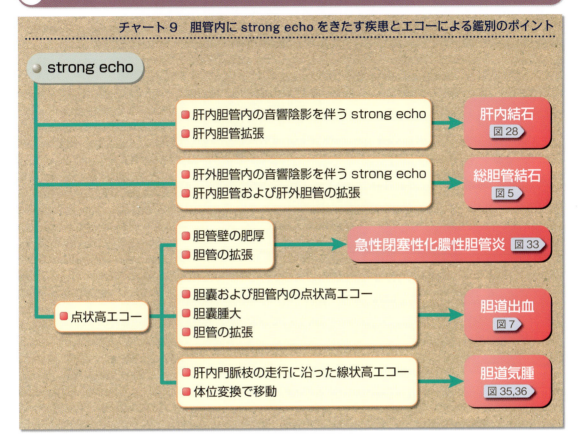

チャート9 胆管内にstrong echoをきたす疾患とエコーによる鑑別のポイント

- 肝内結石の発生部位は肝左葉に多い．その理由として，左葉は右葉と比べて胆汁流量が少ないため，胆道内圧の変化による胆汁の逆流やうっ滞を生じやすいことがあげられている．
- 急性閉塞性化膿性胆管炎は結石や腫瘍による胆管の閉塞により胆道内圧が急激に上昇し発症するため，同時に原因となる疾患の検索も必要である．
- 胆道気腫は胆嚢結石により生じた胆嚢消化管瘻，十二指腸乳頭部切開術後（図35），消化管胆道吻合術後，ガス産生菌による胆道感染（図36）などで認められる．
- 胆道気腫と鑑別を要する疾患に肝内結石，肝内石灰化，肝内門脈壁石灰化，門脈ガス血症がある．胆道気腫は体位変換にて移動性があることより肝内結石，肝内石灰化，肝内門脈壁石灰化と鑑別される．また胆道気腫は胆汁の流れと同様に末梢よりも肝門部にみられやすいが，門脈ガス血症は門脈血流により肝門部から末梢にかけてみられることが両者の鑑別点となる．

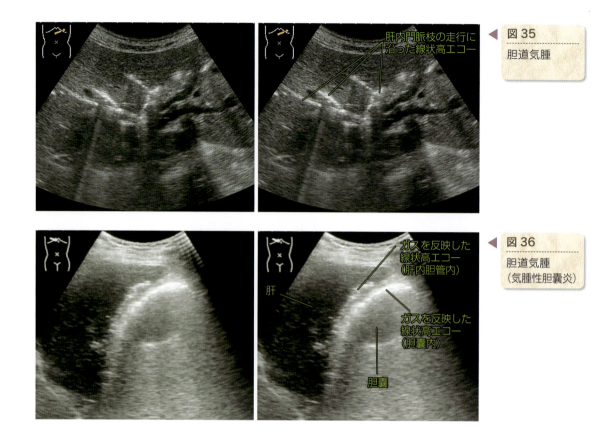

図35
胆道気腫

図36
胆道気腫
(気腫性胆嚢炎)

Ⓓ 腫瘤

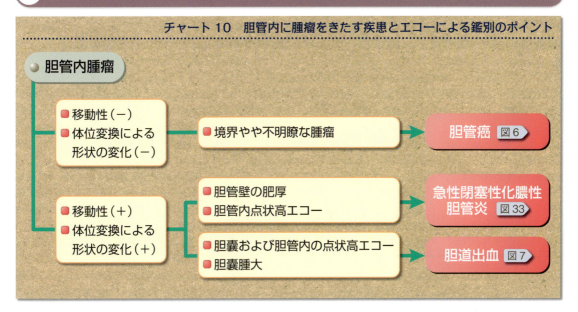

チャート10 胆管内に腫瘤をきたす疾患とエコーによる鑑別のポイント

- 胆管内の腫瘤像は胆管癌を疑う所見である（図6）．胆管癌では閉塞性黄疸をきたしやすく，拡張した胆管内に境界やや不明瞭な腫瘤が描出されるが，病変が下部胆管に存在する場合は消化管のガスの影響で描出できないことがある．
- 胆管癌と膵頭部癌や肝門部のリンパ節腫大による閉塞性黄疸との鑑別点は，腫瘤が拡張した胆管内に存在するか，胆管周囲から胆管を圧迫するように存在しているかを見極めることである．
- 急性閉塞性化膿性胆管炎（図33）や胆道出血（図7）では胆管内に点状高エコーがみられるが，時に不定形の腫瘤像を呈することがある．体位変換による移動性や形状の変化が胆管癌との鑑別点である．

代表的疾患と超音波所見（胆道）

【胆嚢】

1. 胆嚢結石（cholecystolithiasis）
●超音波のポイント
① 胆嚢内の strong echo（図 20〜22, p173, 174）
② 音響陰影（acoustic shadow）（図 20〜22）
③ 体位変換で移動

2. 急性胆嚢炎（acute cholecystitis）
●超音波のポイント
① 胆嚢腫大（図 4, p162）
② 胆嚢壁肥厚（3 層構造）（図 4）
③ プローブの圧迫による胆嚢の圧痛（sonographic Murphy sign）
④ 胆嚢内の点状高エコー（胆泥）（図 4）
⑤ 胆嚢内の strong echo（胆嚢結石）（図 4）
⑥ 胆嚢周囲膿瘍，胆嚢周囲液体貯留

3. 慢性胆嚢炎（chronic cholecystitis）
●超音波のポイント
① 胆嚢萎縮（図 9, p165）
② 胆嚢壁肥厚（図 9）
③ 胆嚢内の strong echo（胆嚢結石）（図 9）

4. 陶器様胆嚢（porcelain gallbladder）
●超音波のポイント
① 胆嚢壁に一致した strong echo（図 11, p167）
② 音響陰影（acoustic shadow）（図 11）

5. 胆嚢腺筋腫症〔アデノミオマトーシス（adenomyomatosis）〕
●超音波のポイント
① 限局性またはびまん性の胆嚢壁肥厚（図 14〜16, p169, 170）
② 胆嚢壁内の類円形の無エコー域（RAS を反映）（図 14〜16）
③ comet sign（comet tail artifact, comet-like echo）（図 16, 23, p170, 174）
④ triangle sign（分節型）（図 16）

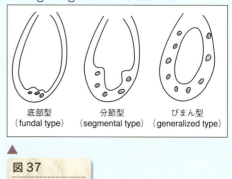

図 37 胆嚢腺筋腫症の分類

6. 胆嚢コレステロールポリープ（cholesterol polyp）
●超音波のポイント
① 胆嚢内の桑実状または金平糖状の高エコーな隆起性病変（図 24, p176）
② 隆起性病変内部の点状高エコースポット
③ 多発性（図 24）
④ 有茎性

7. 胆囊癌 (carcinoma of the gallbladder)

●超音波のポイント

① 胆囊内の隆起性病変 (図26, p176)
② 胆嚢壁の不均一な肥厚 (図17, p170)
③ 胆嚢床から肝への直接浸潤

【胆管】

1. 肝内結石 (hepatolithiasis)

●超音波のポイント

① 肝内胆管内の strong echo (図28, p179)
② 音響陰影 (acoustic shadow) (図28)
③ 末梢側の胆管の拡張 (図28)

2. 総胆管結石 (choledocholithiasis)

●超音波のポイント

① 肝外胆管内の strong echo (図5, p162)
② 音響陰影 (acoustic shadow) (図5)
③ 肝外胆管の拡張 (図5)

3. 急性閉塞性化膿性胆管炎 (acute obstructive suppurative cholangitis：AOSC)

●超音波のポイント

① 肝内および肝外胆管の拡張 (図33, p182)
② 胆管壁の肥厚 (図33)
③ 胆管内の点状高エコー (図33)

4. 閉塞性黄疸 (obstructive jaundice)

●超音波のポイント

① 肝内胆管の拡張 (parallel channel sign) (図31, p180)
② 肝外胆管の拡張 (shotgun sign) (図32, p180)

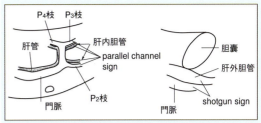

図38 閉塞性黄疸のサイン

5. 先天性胆道拡張症 (congenital biliary dilatation)

●超音波のポイント

① 肝外胆管の囊腫状拡張 (Alonso-Lej のⅠ型) (図30, p180)
② 肝外胆管末端部の限局性拡張 (Alonso-Lej のⅢ型)

6. 胆道内空気像〔胆道気腫 (pneumobilia)〕

●超音波のポイント

① 肝内門脈枝の走行に沿った点状ないし線状の高エコー (図35, p184)
② 体位変換により移動

7. 胆管癌 (carcinoma of the extrahepatic bile duct)

●超音波のポイント

① 肝外胆管内の腫瘤 (図6, p163)
② 肝内胆管の拡張
③ 肝外胆管の拡張 (図6)
④ 胆囊腫大

3 膵臓

A 大きさと形状の異常

1 膵腫大

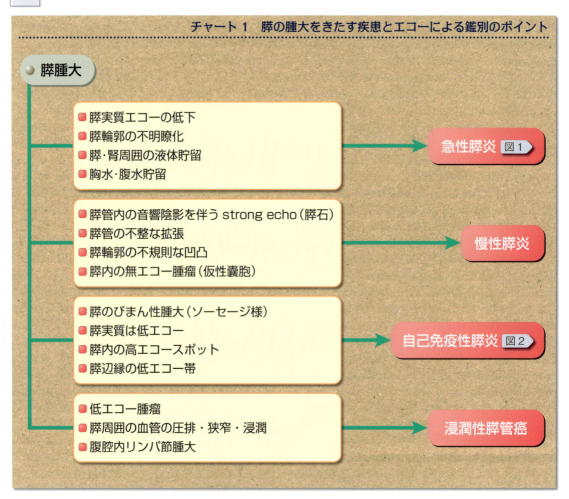

チャート1　膵の腫大をきたす疾患とエコーによる鑑別のポイント

- 膵の大きさは前後径（腹背径）で計測し，健常者では頭部25mm未満，体部および尾部20mm未満である．頭部25mm以上，体部および尾部20mm以上を腫大とする．
- 自己免疫性膵炎では膵のびまん性腫大と膵実質のエコーレベルの低下が認められる（**図2**）．ソーセージ様を呈する膵のびまん性腫大は本症に特異性が高い所見である．
- 慢性膵炎の中で限局性の膵腫大をきたすものに腫瘤形成性膵炎があり，浸潤性膵管癌との鑑別を要する．

図1 急性膵炎

図2 自己免疫性膵炎

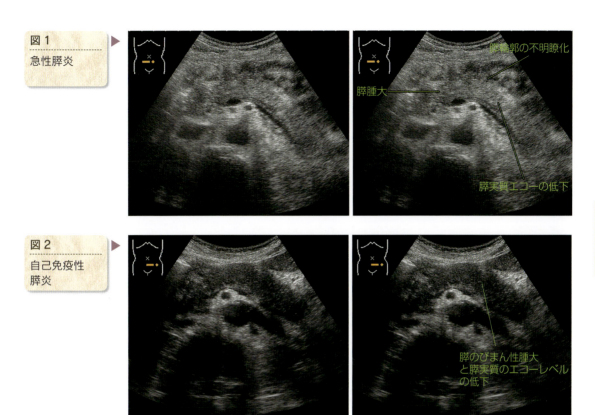

2 膵萎縮

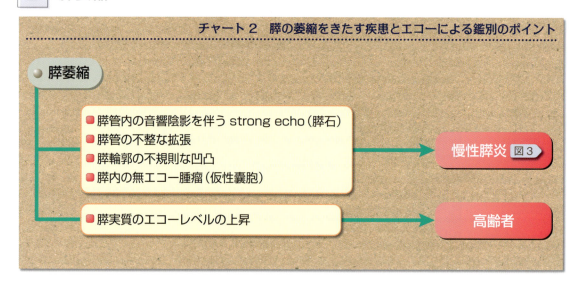

チャート2　膵の萎縮をきたす疾患とエコーによる鑑別のポイント

- 膵萎縮
  - 膵管内の音響陰影を伴う strong echo（膵石）
  - 膵管の不整な拡張
  - 膵輪郭の不規則な凹凸
  - 膵内の無エコー腫瘤（仮性囊胞）
  → 慢性膵炎 図3
  - 膵実質のエコーレベルの上昇
  → 高齢者

- 膵の大きさは前後径（腹背径）で計測し，10 mm 以下を萎縮とする．膵は加齢に伴い萎縮傾向を示すことが多い．

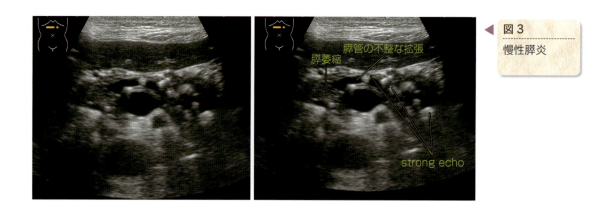

図3　慢性膵炎

B 膵実質の異常

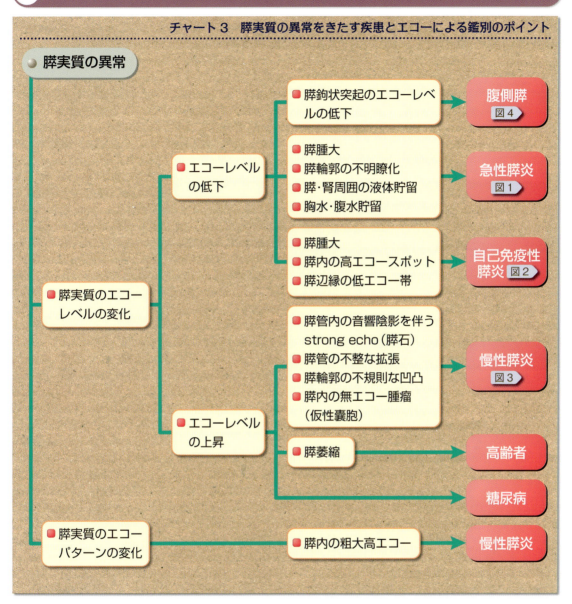

チャート3 膵実質の異常をきたす疾患とエコーによる鑑別のポイント

- 健常者の膵のエコーレベルは肝と同等かやや高い．
- 膵は加齢に伴い萎縮傾向を示し，膵実質への脂肪沈着によりエコーレベルの上昇が認められることが多い．
- 時に膵鉤状突起のエコーレベルが他の部位と比べて低く描出されることがある（図4）．これは膵の発生の過程で背側膵原基と腹側膵原基が癒合することによるもので，膵鉤状突起を含む頭部の背側の一部が腹側膵原基由来で，その他の腹側の頭部および体尾部が背側膵原基由来のためにエコーレベルに差を生じることがあるためである．膵鉤状突起に発生した腫瘤との鑑別が問題となるが，形状が腫瘍のように円形でなく紡錘形であること，膵管径の拡張がみられないことが鑑別点になる．

- 急性膵炎では膵腫大と実質エコーの低下が認められる（**図1**）．膵実質のエコーレベルの低下は炎症による浮腫性変化を反映していると考えられている．炎症が高度の場合は膵の輪郭は不明瞭となり，出血・壊死を生じると膵実質は高エコーと低エコーの混在した像となる．
- 慢性膵炎では膵実質のエコーレベルが低下する例と上昇する例がある（**図3**）．また慢性膵炎では膵内に粗大高エコー像がみられることがあり，小結石や線維化，脂肪浸潤などを反映していると考えられている．

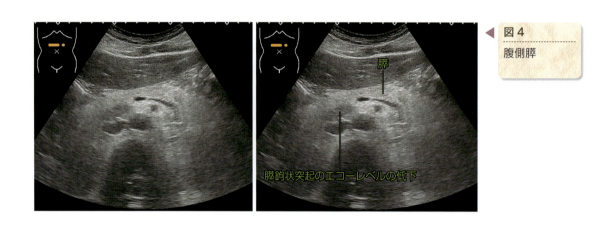

図4
腹側膵

C 膵管の拡張

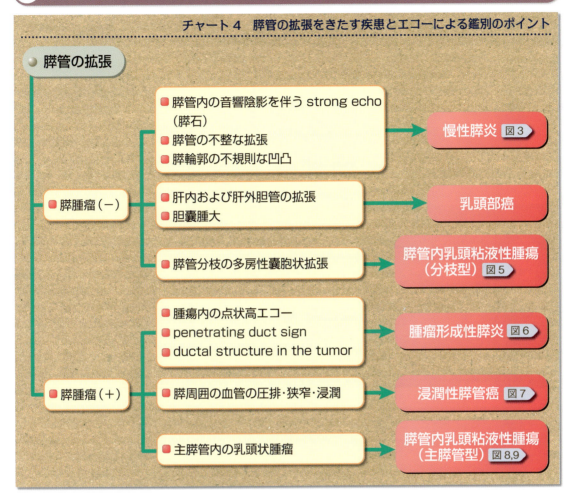

チャート4　膵管の拡張をきたす疾患とエコーによる鑑別のポイント

- 主膵管は膵の中央を頭側〜尾側へ向かって走行する管腔構造として描出され，健常者では体部で描出されやすく，輪郭平滑で蛇行なく，径は2mm以下である．3mm以上を膵管の拡張とする．
- 慢性膵炎では膵管の不整な拡張が認められることが多い（図3）．浸潤性膵管癌では膵管の平滑または数珠状の拡張をきたすことが多い（図7）．
- 慢性膵炎の中で，膵の限局性腫大と膵管の拡張を認め，浸潤性膵管癌との鑑別を要する疾患として腫瘤形成性膵炎がある（図6）．腫瘤形成性膵炎の超音波検査上の特徴としては，①均一な低エコー腫瘤，②腫瘤と非腫瘤部の境界不明瞭，③腫瘤内の点状高エコー，④尾側膵管の拡張は無〜軽度，⑤腫瘤内を膵管が貫通する（penetrating duct sign），⑥腫瘤内に管腔構造が認められる（ductal structure in the tumor），⑦経過観察による腫瘤の自然消失や症状増悪時に一致した腫瘤の増大などがあり，浸潤性膵管癌との鑑別上有用である．
- 乳頭部癌では肝内および肝外胆管の拡張と膵管の拡張を認めるが，腫瘤の描出は困難な例が多い．
- 膵管内乳頭粘液性腫瘍は主膵管の著明な拡張をきたす主膵管型と膵管の2次分枝以下が拡張している分枝型および両方にまたがる混合型に分類される．主膵管型は膵頭部から尾部にかけてびまん性の

膵管の拡張を認めるが狭窄や閉塞を伴わないことも多く（**図8**），慢性膵炎や浸潤性膵管癌との鑑別点となる．主膵管型は悪性の頻度が高いため，原則として手術適応である．分枝型では囊胞径30 mm以上，壁在結節径5 mm以上が悪性を示唆する所見であり，手術適応となることが多いが，囊胞径に関しては30 mm以上でも壁在結節のみられない例では良性例も多いため，慎重に治療方針を検討する必要がある．

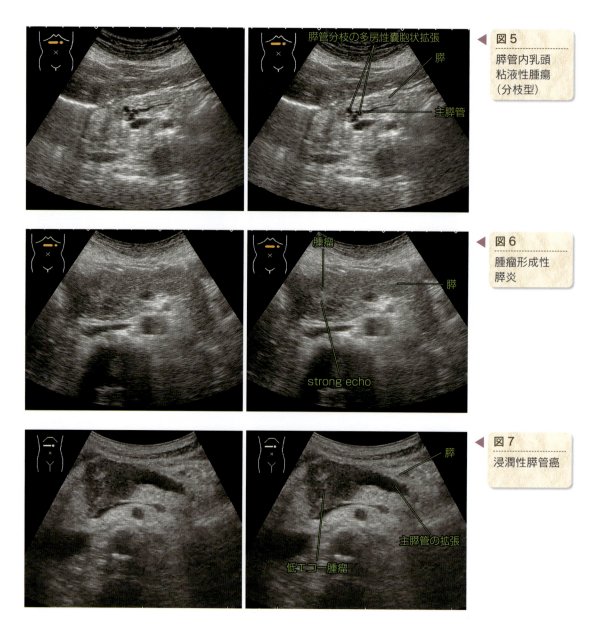

図5 膵管内乳頭粘液性腫瘍（分枝型）

図6 腫瘤形成性膵炎

図7 浸潤性膵管癌

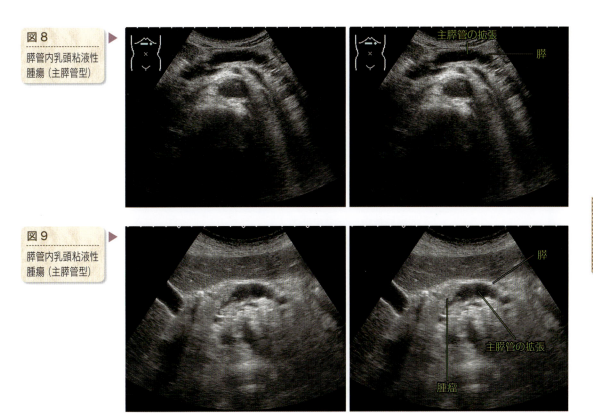

図8 膵管内乳頭粘液性腫瘍（主膵管型）

図9 膵管内乳頭粘液性腫瘍（主膵管型）

D 腫瘍

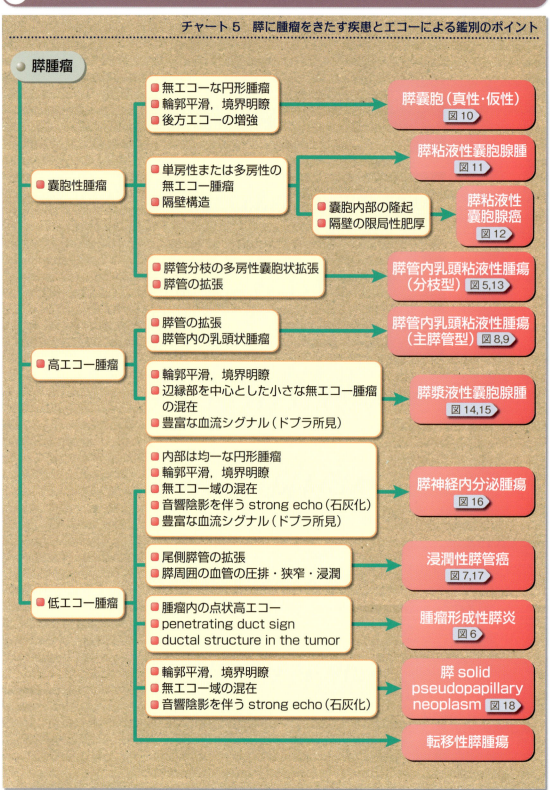

チャート5　膵に腫瘍をきたす疾患とエコーによる鑑別のポイント

- 真性嚢胞と仮性嚢胞（図10）の鑑別は超音波所見のみでは困難なことが多い.
- 膵嚢胞腺腫は漿液性嚢胞腺腫（図14, 15）と粘液性嚢胞腺腫（図11）に分類される.
- 膵漿液性嚢胞腺腫は数mm以下の多数の小嚢胞が集簇したもので，超音波検査上は高エコーの充実性腫瘤の中心部に微小嚢胞がみられ，辺縁部により大きめの嚢胞が認められる例が多い（図14）．ドプラ検査では豊富な血流シグナルが認められることが多い（図15）．本症は通常良性で，悪性化はきわめて稀である．
- 膵粘液性嚢胞腫瘍は比較的大きな嚢胞腔を有する単房性ないし多房性の腫瘍（図11）で，大きな嚢胞内部に小嚢胞が内に向かって凸に存在（cyst in cyst）する所見が特徴である．本症では嚢胞内部に隆起や隔壁の限局性肥厚が認められる例では悪性の可能性が高い（図12）．膵粘液性嚢胞性腫瘍では時に膵管内乳頭粘液性腫瘍（分枝型）との鑑別が問題となることがある．膵粘液性嚢胞性腫瘍では腫瘤全体を被膜が取り囲んでいるため，輪郭は球形（夏みかん様）を呈するが，膵管内乳頭粘液性腫瘍（分枝型）は多数の拡張した分枝膵管が集まって1つの病変として描出されるため輪郭は外に凸となり，ブドウの房状の像を呈する．
- 膵神経内分泌腺腫瘍（島細胞腫瘍）は境界明瞭な円形の低エコー腫瘤として描出されることが多いが（図16），出血や壊死をきたすと内部に嚢胞性病変（無エコー域）が認められる場合がある．ドプラ検査では豊富な血流シグナルが認められることが多い．膵神経内分泌腺腫瘍の中ではインスリノーマの頻度が最も高く，その他にガストリノーマ〔ゾリンジャー・エリソン（Zollinger-Ellison）症候群〕，VIP産生腫瘍〔VIPoma（WDHA症候群）〕，グルカゴノーマ，ソマトスタチノーマなどがある．
- 膵管内乳頭粘液性腫瘍では超音波検査上，膵管の拡張のみで，腫瘤性病変が描出できない例もある（図8）．
- 膵solid pseudopapillary neoplasmは嚢胞部分が混在した，輪郭平滑で境界明瞭な低エコー腫瘤で，石灰化を伴うことがある（図18）．
- 転移性膵腫瘍の原発巣は腎細胞癌が最も多い．

図10
膵嚢胞

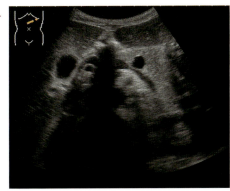
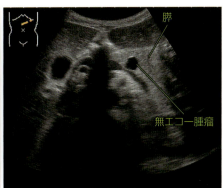

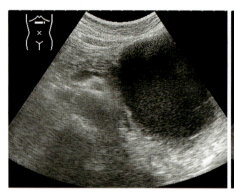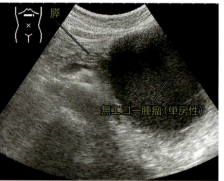

図11 膵粘液性嚢胞腺腫

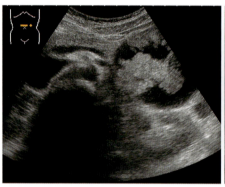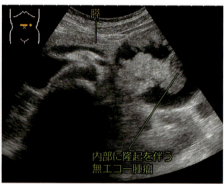

図12 膵粘液性嚢胞腺癌

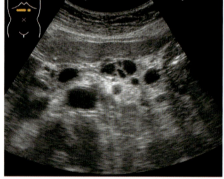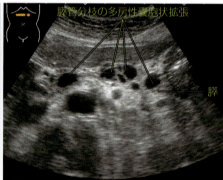

図13 膵管内乳頭粘液性腫瘍(分枝型)

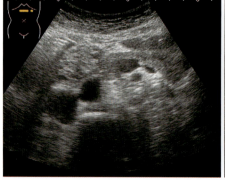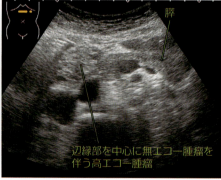

図14 膵漿液性嚢胞腺腫

図15
膵漿液性嚢胞腺腫

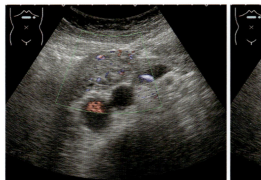
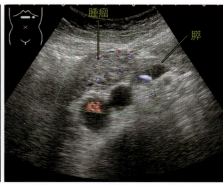

図16
膵神経内分泌腫瘍

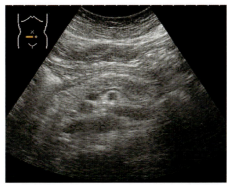
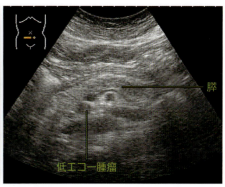

図17
浸潤性膵管癌

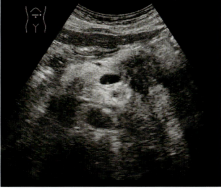
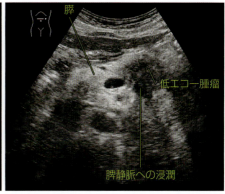

図18
膵solid pseudopapillary neoplasm

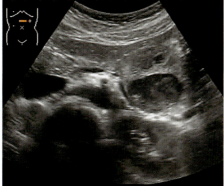
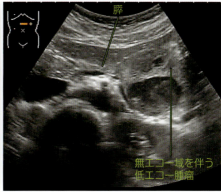

代表的疾患と超音波所見（膵臓）

1. 急性膵炎（acute pancreatitis）
●超音波のポイント
① 膵腫大（図1, p189）
② 膵実質エコーの低下（図1）
③ 膵輪郭の不明瞭化（図1）
④ 膵・腎周囲の液体貯留
⑤ 胸水・腹水貯留
⑥ 経過中，膵仮性嚢胞・膵膿瘍の合併

2. 慢性膵炎（chronic pancreatitis, 図19）
●超音波のポイント
① 膵の萎縮または限局性腫大（図3, p190）
② 膵輪郭の不規則な凹凸
③ 膵管内の音響陰影を伴う strong echo（膵石）（図3）
④ 膵全体に分布する複数ないしびまん性の strong echo（石灰化）
⑤ 膵管の不整な拡張（図3）
⑥ 膵内の無エコー腫瘤（膵仮性嚢胞）

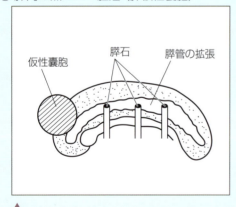

図19
慢性膵炎

3. 自己免疫性膵炎（autoimmune pancreatitis）
●超音波のポイント
① 膵のびまん性腫大〔ソーセージ様（sausage-like appearance）〕（図2, p189）
② 膵実質は低エコー（図2）
③ 膵内の高エコースポットの散在
④ 膵辺縁の低エコー帯（被膜様構造）

4. 膵嚢胞（cyst of the pancreas）
●超音波のポイント
① 膵の輪郭平滑で，境界明瞭な円形の無エコー腫瘤（図10, p197）
② 後方エコーの増強

5. 膵漿液性嚢胞腫瘍（serous cystic neoplasm：SCN）
●超音波のポイント
① 辺縁部に小さな無エコー域を伴う境界明瞭な膵の高または低エコー腫瘤（図14, p198）
② ドプラ所見：嚢胞間隔壁に一致した豊富な血流シグナル（図15, p199）

6. 膵粘液性嚢胞性腫瘍（mucinous cystic neoplasm：MCN）
●超音波のポイント
① 膵粘液性嚢胞腺腫：
　・境界明瞭な，単房性ないし隔壁を伴った多房性嚢胞（図11, p198）
　・大きな嚢胞内部に小嚢胞が内に向かって凸に存在（cyst in cyst）
　・嚢胞内に粘液の存在を示す点状高エコー
② 膵粘液性嚢胞腺癌：嚢胞内部の隆起または隔壁の限局性肥厚（図12, p198）

7. 膵 solid pseudopapillary neoplasm 〔膵 solid cystic tumor (solid pseudopapillary neoplasm of the pancreas, solid cystic tumor of the pancreas)〕

●超音波のポイント
① 膵の輪郭平滑，境界明瞭で，内部は不均一な低エコー腫瘤（図18，p199）
② 無エコー域（囊胞部分）や strong echo（石灰化）の混在（図18）
③ ドプラ所見：腫瘤辺縁部の拍動性血流

8. 膵神経内分泌腫瘍〔島細胞腫瘍（pancreatic endocrine tumor, pancreatic ilet cell tumor）〕

●超音波のポイント
① 膵内の境界明瞭な円形の低エコー腫瘤（図16，p199）
② 主膵管の拡張なし
③ ドプラ所見：豊富な血流シグナル

9. 膵管内乳頭粘液性腫瘍（intraductal papillary mucinous neoplasm：IPMN）

●超音波のポイント
① 主膵管型：主膵管の著明な拡張，主膵管内の乳頭状腫瘤（図8，9，p195）
② 分枝型：膵管分枝の多房性囊胞状拡張（cyst by cyst），主膵管の軽度の拡張（図5，13，p194，198）

10. 浸潤性膵管癌〔carcinoma of the pancreas（invasive ductal carcinomas）〕

●超音波のポイント
① 境界はやや不明瞭で，輪郭が不整な膵の低エコー腫瘤（図7，17，p194，199）
② 尾側膵管の拡張（図7）
③ 膵周囲の血管の圧排・狭窄・浸潤（図17）

― 各 論

4 腎・尿路

I．腎

A 大きさと形状の異常

1 腎腫大

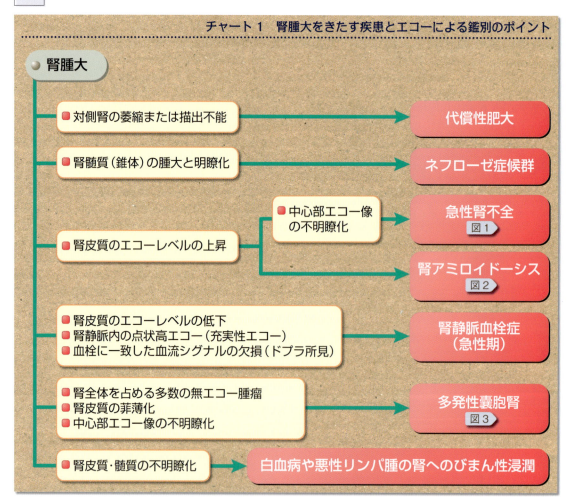

チャート1　腎腫大をきたす疾患とエコーによる鑑別のポイント

- 健常者の腎の大きさは長径10〜12 cm，短径4〜5 cm程度である．右腎と比べて左腎の方がやや大きい．長径が12 cm以上を腫大とする．
- 腎の代償性肥大は対側の腎の萎縮ないし欠損や腎摘出術後の例で認められる．代償性に肥大した腎の構造は超音波検査上，正常に保たれている．

- 急性腎不全（**図1**）における腎腫大は特に前後径の増大が特徴的であるが，中には超音波検査上，異常所見がみられない例もあり注意を要する．急性腎不全は，①腎前性，②腎性，③腎後性に分類される．超音波検査は治療方針の異なる尿路閉塞による腎後性腎不全の有無の検索に有用である．
- 腎アミロイドーシス（**図2**）ではアミロイド蛋白の腎への沈着により腎腫大と腎皮質のエコーレベルの上昇が認められる（肝腎コントラストの逆転）．
- 腎静脈血栓症では急性期には腎の腫大と腎皮質のエコーレベルの低下が認められるが，経過とともに腎皮質のエコーレベルは上昇する．ドプラ所見では血栓に一致した血流シグナルの欠損が認められる．
- 白血病や悪性リンパ腫の腎への転移は，びまん性浸潤以外に単発ないし多発する低エコー腫瘤として描出される例もある．

図1 急性腎不全

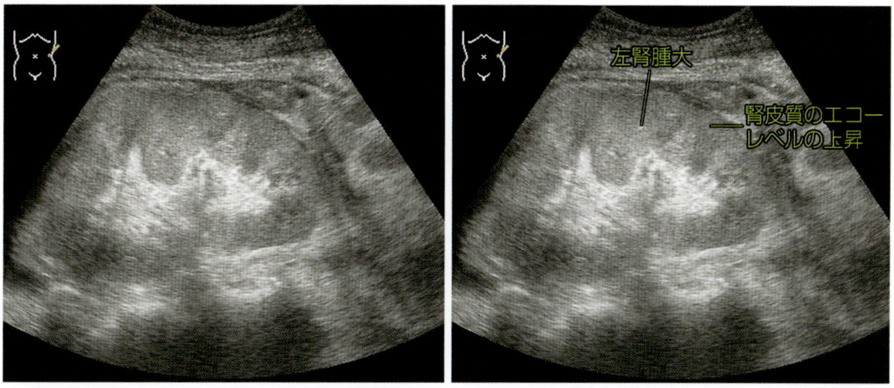

図2 腎アミロイドーシス

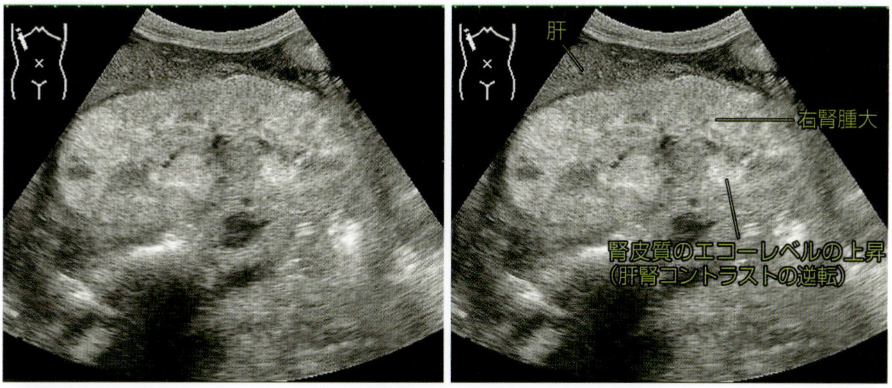

図3 多発性囊胞腎

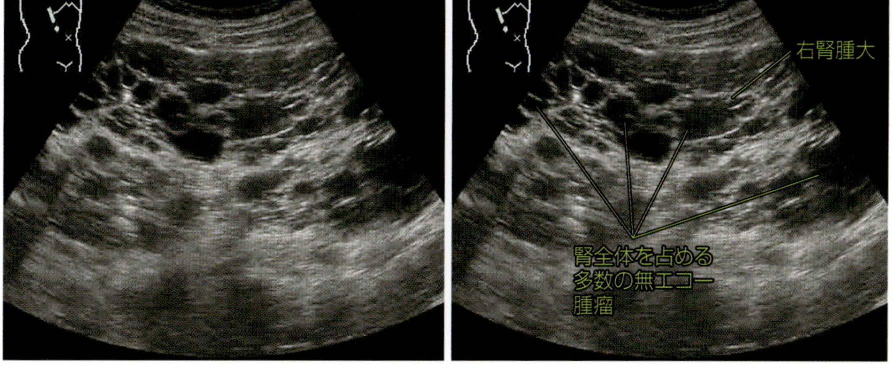

2 腎萎縮または描出不能

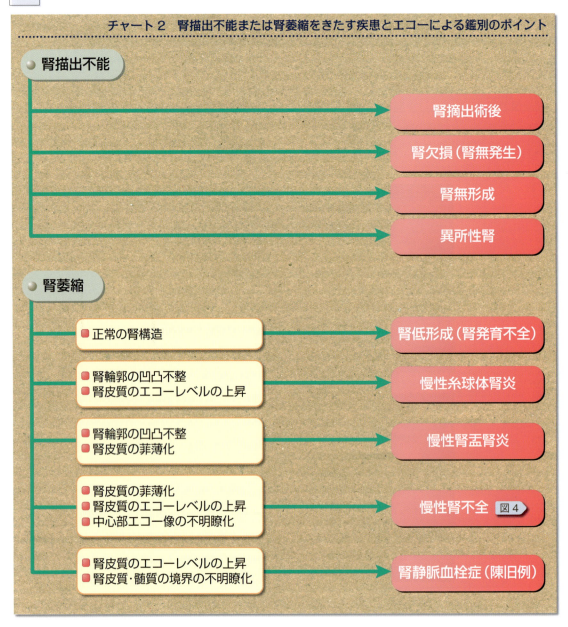

チャート2　腎描出不能または腎萎縮をきたす疾患とエコーによる鑑別のポイント

- 腎の長径が9cm以下を萎縮とする．
- 超音波検査上，腎が描出されないときは，腎摘出術後以外では腎欠損（腎無発生），腎無形成，異所性腎などが考えられる．腎組織の完全に欠損した状態を腎欠損と呼び，腎組織が痕跡的に認められるが機能を有さない場合を腎無形成と呼ぶが，両者の鑑別は超音波検査では困難である．
- 腎は発生の過程で骨盤内から腹部へ回転しながら上昇するが，この上昇の程度に異常が認められるものを異所性腎という．上昇が不完全で骨盤腔に位置する状態を骨盤腎，過剰に上昇して横隔膜を超えて位置する状態を胸部腎と呼ぶ．また一側の腎が正中線を超えて反対側へ偏位した状態を交叉性偏位

腎と呼び，片側に2つの腎が認められ，両腎が融合している場合が多い．偏位腎は正常腎の下方に位置することが多い．これらの異所性腎では本来あるべき位置に腎が描出できないため注意を要する．
- 腎の萎縮の原因としては先天性（腎低形成）と後天性（慢性糸球体腎炎，慢性腎盂腎炎，慢性腎不全，腎静脈血栓症など）がある．先天性の場合は腎の構造は保たれており，正常の腎をそのまま小さくしたような形であるが，後天性の場合は腎萎縮に加えて腎輪郭の凹凸不整，腎皮質の菲薄化，腎皮質のエコーレベルの上昇などの変化が認められる（**図4**）．

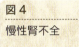

図4 慢性腎不全

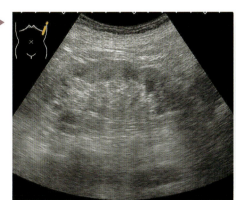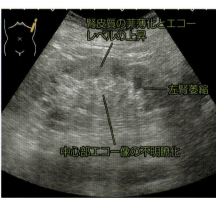

腎皮質の菲薄化とエコーレベルの上昇
左腎萎縮
中心部エコー像の不明瞭化

3 形状の異常

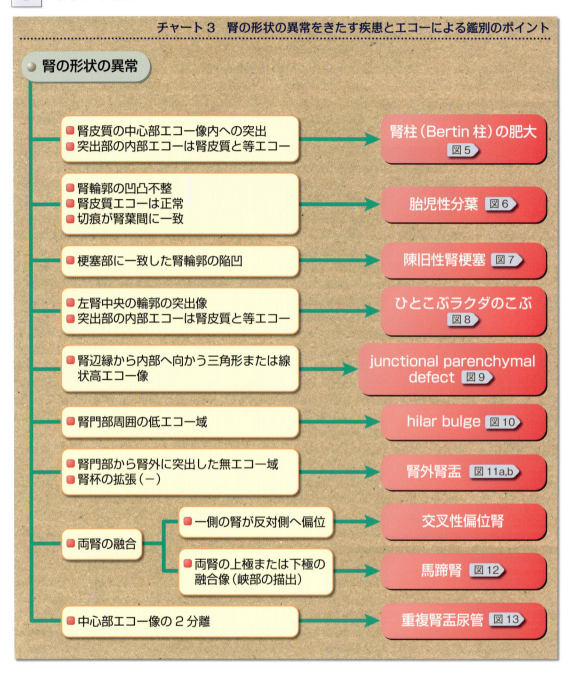

チャート3　腎の形状の異常をきたす疾患とエコーによる鑑別のポイント

- 腎髄質（腎錐体）間の皮質を腎柱〔ベルタン（Bertin）柱〕と呼び，この部が肥大すると中心部エコー像内へ突出し，腫瘍に類似した像を呈することがあり注意を要する（**図5**）．腎皮質との連続性を認めること，および内部が腎皮質と等エコーであることが特徴である．
- 1つの腎皮質と髄質の合わさったものを腎葉と呼び，胎生期には腎は腎葉間に一致して表面に多数の凹凸が認められる．このような胎生期の分葉は成長とともに消失するが，成長後も残存した状態を胎

児性分葉と呼ぶ（**図 6**）．慢性腎盂腎炎による瘢痕化や腎梗塞との鑑別点は切痕が腎葉間にあること，腎皮質の厚さが一定であることである．

- 左腎上極が脾により圧迫され，左腎中央部の輪郭が外側に突出してみえる状態をひとこぶラクダのこぶ（dromedary hump）という（**図 8**）．
- 胎生期に尿管芽が腎へ分化していく過程で，早期に尿管芽が二分すると両者は別々に腎へ分化し，のちに融合する．この融合が不完全な場合にみられる腎皮質の欠損を junctional parenchymal defect と呼ぶ（**図 9**）．
- 腎門部周囲の腎実質は超音波検査上，やや低エコーで他の部位より厚く描出されることがあり，hilar bulge と呼ばれている．腫瘤と誤診されやすいため注意を要する．
- 腎盂の一部が腎門の外側に認められる状態を腎外腎盂という（**図 11a, b**）．
- 馬蹄腎（horseshoe kidney）は先天性に左右の腎が上極または下極で融合した状態をいい，腎下極の融合例が多い（**図 12**）．融合部を峡部と呼び，第 3～第 4 腰椎の高さで腹部大動脈および下大静脈の腹側にみられることが多い．腎を描出する際は左右の側腹部縦走査では腎下極は消化管ガスの影響で描出不良のことがあるため，上腹部横走査を行わないと本症を見落とすことがある．
- 重複腎盂尿管は腎盂および尿管が重複する奇形で，超音波検査上，中心部エコー像の 2 分離が認められる（**図 13**）．健常者でもプローブの走査方向により中心部エコー像が分離しているようにみえることがあるが，横走査にて中心部エコー像の途切れる面がないことにより重複腎盂と鑑別される．

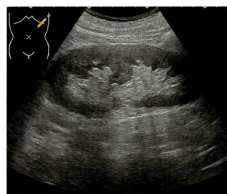
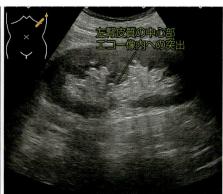

図 5 腎柱（Bertin 柱）の肥大

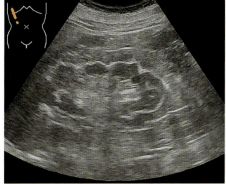
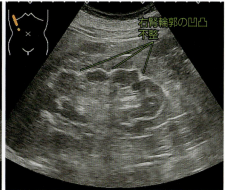

図 6 胎児性分葉

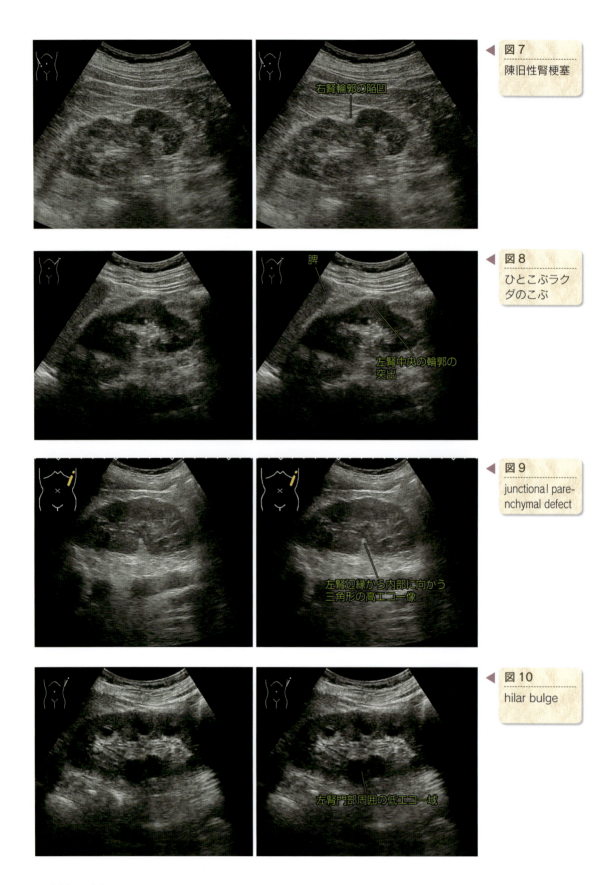

図7 陳旧性腎梗塞

図8 ひとこぶラクダのこぶ

図9 junctional parenchymal defect

図10 hilar bulge

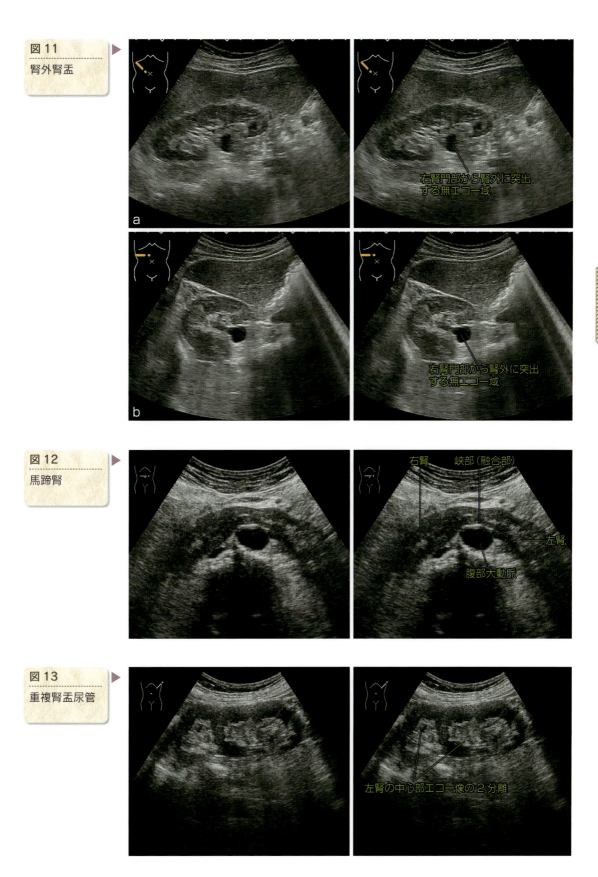

B 腎皮質のエコーレベルの異常

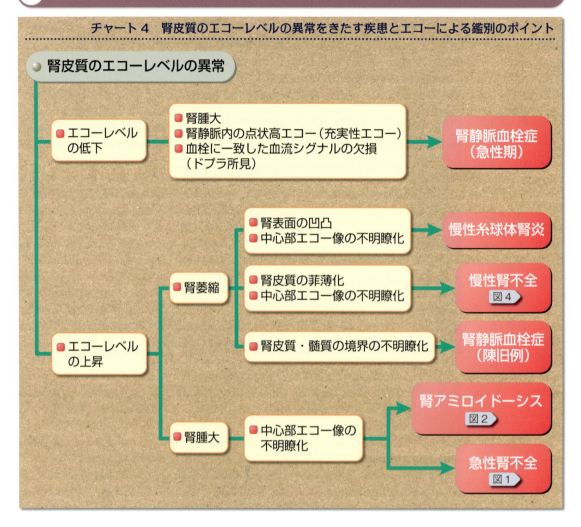

チャート4　腎皮質のエコーレベルの異常をきたす疾患とエコーによる鑑別のポイント

- 腎は腎実質と腎洞よりなり，さらに腎実質は皮質と髄質（錐体）に分けられる．健常者では腎皮質のエコーレベルは肝と同等かわずかに低エコーを呈している．腎髄質は皮質よりエコーレベルは低く，楕円形で腎洞（中心部エコー像）の周囲を取り囲むように配列している．
- 腎アミロイドーシスではアミロイド蛋白の腎への沈着により腎皮質のエコーレベルの上昇がみられ，超音波検査上，肝腎コントラストの逆転が認められる（**図2**）．
- 腎静脈血栓症では急性期には腎は腫大し，皮質のエコーレベルは低下するが，経過とともに腎の萎縮とエコーレベルの上昇が認められる．

C 腎髄質のエコーレベルの異常

- 腎髄質のエコーレベルの上昇（hyperechoic medulla，**図14**）はカルシウム塩や尿酸塩の沈着，低カリウム血症で認められる（**表1**）．

表1 腎髄質（錐体）のエコーレベルの上昇（hyperechoic medulla）をきたす疾患

A. 腎髄質へのカルシウム塩の沈着（腎石灰沈着症）
 1）原発性副甲状腺機能亢進症
 2）腎尿細管性アシドーシス
 3）海綿腎
 4）慢性腎盂腎炎
 5）ビタミンD中毒
 6）ミルク-アルカリ症候群
 7）サルコイドーシス　など
B. 腎髄質の間質への尿酸塩の沈着
 1）痛風腎
C. 低カリウム血症
 1）原発性アルドステロン症
 2）偽性Bartter症候群

図14 hyperechoic medulla

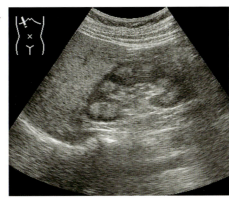
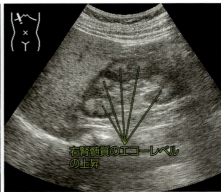

右腎髄質のエコーレベルの上昇

D 腎洞（中心部エコー像）の異常

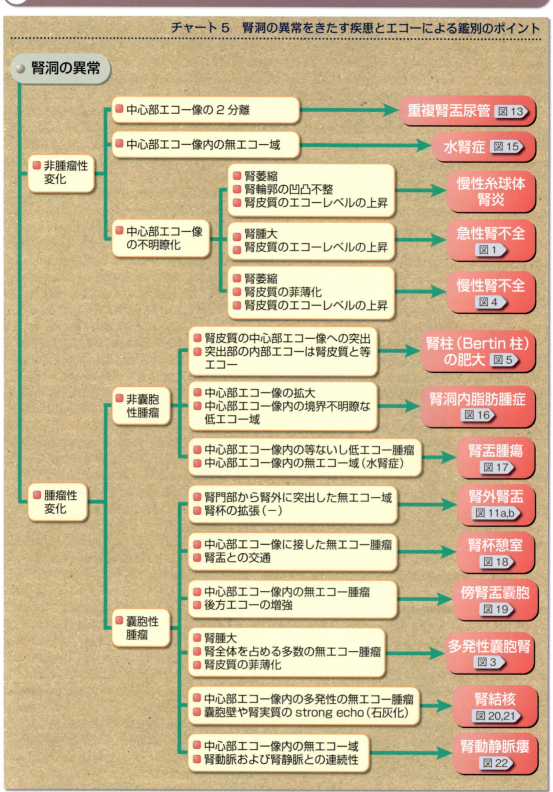

チャート5　腎洞の異常をきたす疾患とエコーによる鑑別のポイント

- 腎洞は腎盂，腎杯，腎動脈，腎静脈，脂肪織よりなり，超音波検査上，高エコーに描出され，中心部エコー像（central echo complex）と呼ばれている．
- 水腎症（図15）は尿路に機能的または機械的な通過障害を生じ，腎盂，腎杯が拡張した状態をいう．尿管結石，腫瘍，凝血塊，腎奇形（馬蹄腎など），異常血管，神経因性膀胱などにより生じるため，原因の検索が必要である．妊婦や膀胱を尿で充満した状態では軽度の腎盂・腎杯の拡張が認められることがあり注意を要する．
- 腎洞内脂肪腫症は腎洞部に過剰な脂肪織の沈着が認められる疾患で，高齢者や肥満例に多くみられる（図16）．腎盂腫瘍との鑑別点としては境界が不明瞭なこと，水腎症を伴わないことがあげられる．
- 腎盂腫瘍は腎盂，腎杯に発生する腫瘍で，悪性腫瘍が大部分を占めている（図17）．
- 腎外腎盂は水腎症と鑑別を要するが，腎杯の拡張が認められない点が鑑別点となる．
- 腎杯憩室では腎嚢胞と鑑別を要する．内部に結石を示唆する strong echo が認められれば，腎杯憩室と診断できるが，結石を伴わない例では鑑別が困難なことが多い（図18）．
- 傍腎盂嚢胞は腎洞部の血管や結合織の間に生じるため，形は必ずしも円形ではない（図19）．
- 多発性嚢胞腎は腎実質に多数の嚢胞が認められる疾患で，両側性が多い（図3）．肝，膵，脾などにも嚢胞を合併する例がある（polycystic disease）．
- 腎結核は腎杯または腎髄質（錐体）に多発性の嚢胞性病変と嚢胞壁の石灰化が認められる（図20, 21）．
- 腎動静脈瘻には先天性と腎外傷，腎生検，腎摘出術後などに生じる後天性の例がある．先天性の例は血管造影上，屈曲，蛇行した小血管が多発する cirsoid type と，血管の大きな嚢状拡張を伴う aneurysmal type に分類されている．aneurysmal type では腎嚢胞のように描出されるため（図22），多方向からの走査を行い，腎動静脈との連続性を確認する必要がある．

図15
水腎症

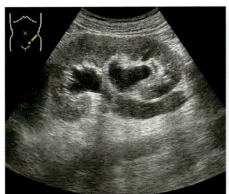
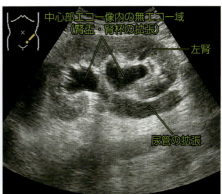

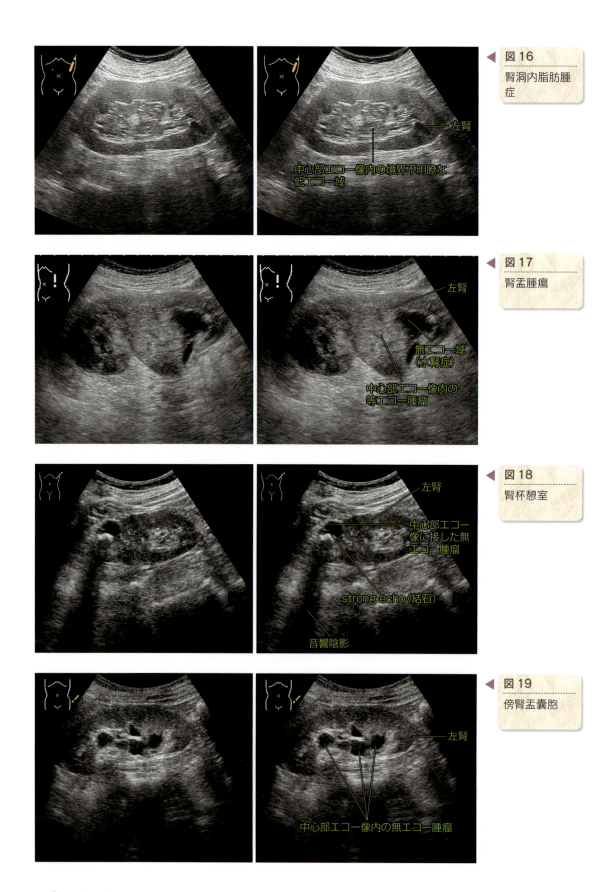

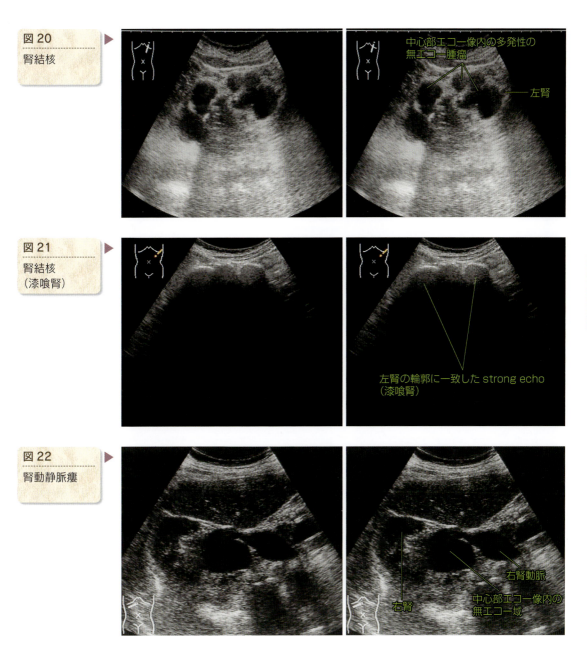

E strong echo

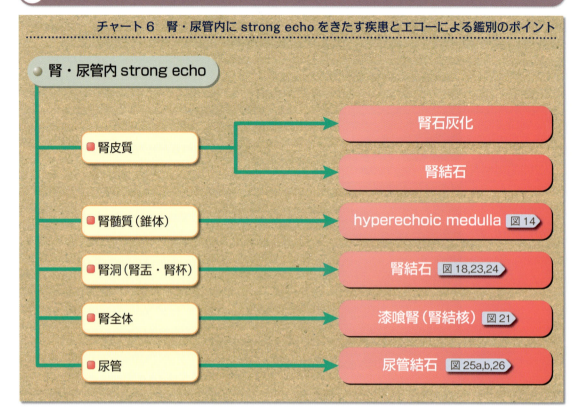

チャート6　腎・尿管内に strong echo をきたす疾患とエコーによる鑑別のポイント

- 腎結石は腎盂または腎杯に音響陰影を伴う strong echo として描出されることが多いが（図23），稀に腎実質内にも存在することがある．腎実質に存在する例では腎石灰化や弓状血管との鑑別を要する．
- 腎盂腎杯を占めるサンゴ状結石では漆喰腎との鑑別を要する．サンゴ状結石では中心部エコー像内の広範な音響陰影を伴う strong echo として描出されるが，腎皮質は保たれている（図24）．漆喰腎では腎の輪郭に一致して音響陰影を伴った strong echo として認められ，腎皮質は描出されないことより鑑別可能である（図21）．
- 尿管結石では尿管内に音響陰影を伴った strong echo として描出され，水腎症を伴うことが多い（図25a, b）．結石が上部尿管に存在する例では描出されやすいが，下部尿管に存在する場合は消化管のガスの影響で描出不良な例が多い．結石が尿管末端に存在する例では膀胱を尿で充満し音響窓（acoustic window）にすると，描出されやすくなる（図26）．

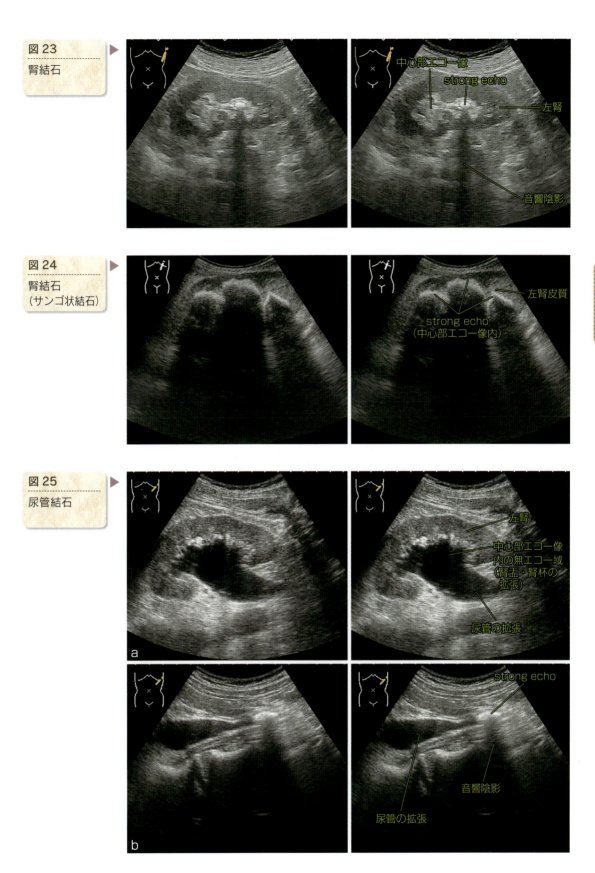

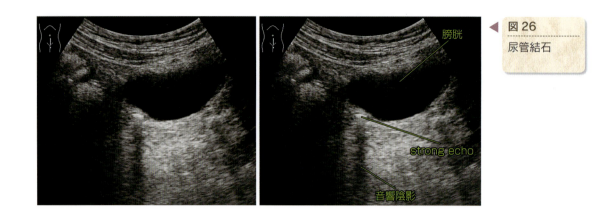

図 26
尿管結石

F 腫瘍

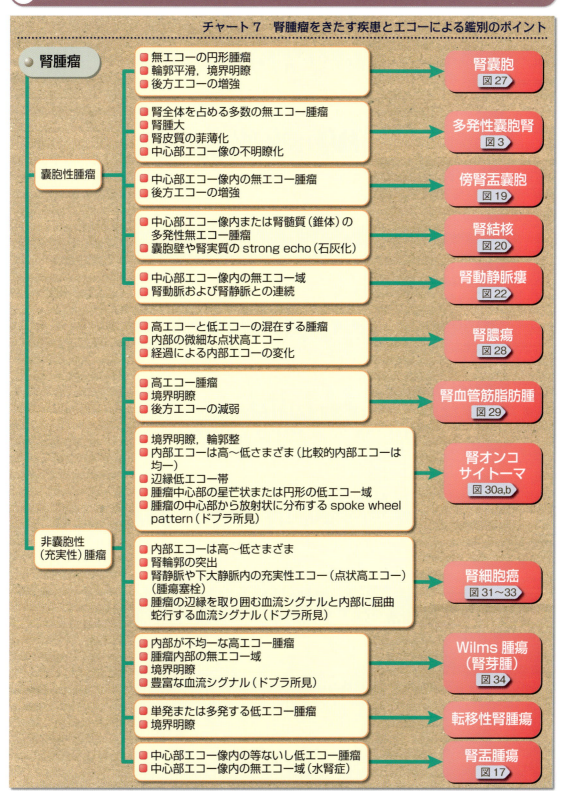

チャート7　腎腫瘍をきたす疾患とエコーによる鑑別のポイント

- 腎嚢胞（図 27）と誤診しやすいものとして腎髄質（錐体）がある．腎髄質は中心部エコー像を取り囲むように並んでおり，腎盂との連続性が認められることより鑑別される．
- 腎血管筋脂肪腫は血管，平滑筋，脂肪織よりなる腫瘍で，内部エコーはこれらの成分の比率により決まる．典型例では脂肪織に富み，中心部エコー像と同等かそれ以上の高エコー像を呈するが（図 29），平滑筋の成分が多い例ではエコーレベルの低下がみられる．腎細胞癌でも高エコーを呈することがあるが，中心部エコー像よりエコーレベルが低い点が鑑別点となる．また腎血管筋脂肪腫では後方エコーの減弱を伴うことがあるが，腎細胞癌ではしばしば後方エコーが増強する．また腎細胞癌では辺縁低エコー帯を認めることがある．
- 腎オンコサイトーマは好酸性で顆粒状の大きな細胞質を有する良性腫瘍で，単発性のことが多いが，時に多発性や両側性に発生する．膠原組織からなる中心瘢痕が認められることがある（30a, b）．
- 多発性嚢胞腎（図 3）は常染色体優性遺伝嚢胞腎と常染色体劣性遺伝嚢胞腎に分類される．常染色体劣性遺伝嚢胞腎は，多くは生後数か月以内に呼吸不全と腎不全をきたし死亡する予後不良な疾患である．常染色体優性遺伝嚢胞腎は，肝や膵などにも嚢胞を伴うことがあり（polycystic disease），進行すると慢性腎不全を合併する．常染色体優性遺伝嚢胞腎と鑑別を要するものに後天性嚢胞腎がある．後天性嚢胞腎は慢性腎不全末期や長期透析患者にみられる多発性の腎嚢胞で，腎細胞癌を合併することがあり定期的な観察が必要である．
- 腎細胞癌では内部エコーは高〜低までさまざまであるが，小さな腫瘤では均一なことが多い．腫瘤が大きくなると出血や壊死のため，低エコーと高エコーの混在する不均一な腫瘤像を呈し（図 31），下大静脈や腎静脈に腫瘍塞栓を伴うことがある（図 33）．
- ウィルムス（Wilms）腫瘍（図 34）は5歳以下に発生することが多い悪性腫瘍で，大きくなると腎を圧排，偏位することがあり，小児では副腎神経芽腫との鑑別が必要である．
- 転移性腎腫瘍では境界明瞭な単発ないし多発する低エコー腫瘤像を呈することが多いが，白血病や悪性リンパ腫ではびまん性浸潤により，腎腫大のみで明らかな腫瘤像を伴わない例があり注意を要する．

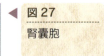

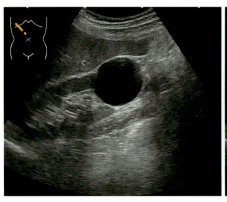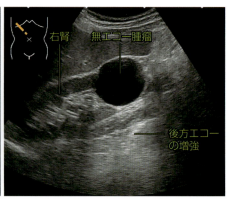

図27 腎嚢胞

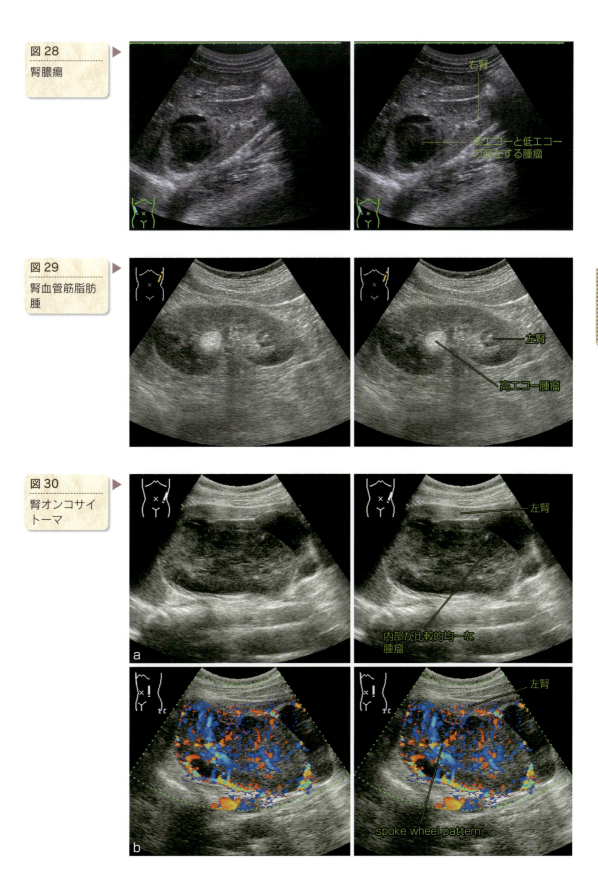

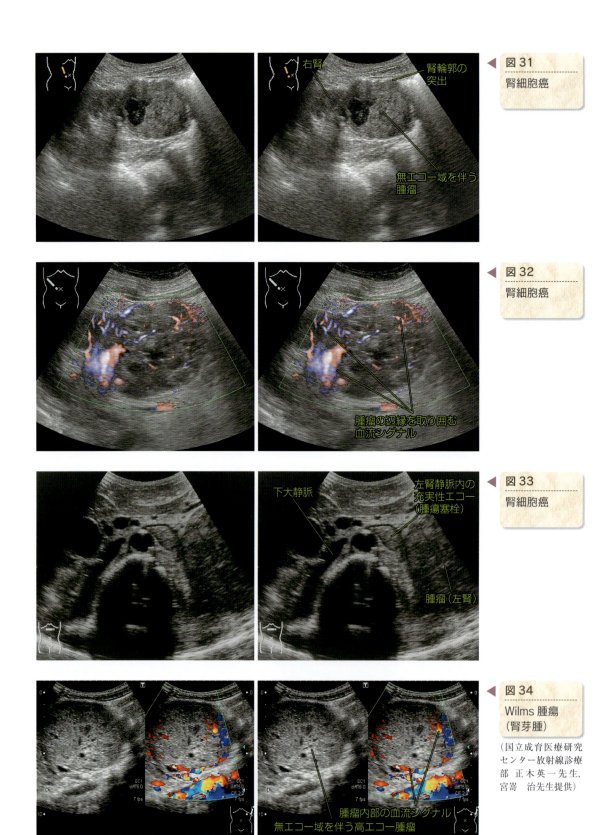

II. 膀胱

A 形状の異常

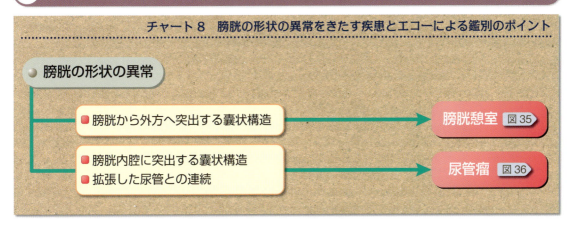

チャート8　膀胱の形状の異常をきたす疾患とエコーによる鑑別のポイント

- 膀胱を観察する際は尿を充満した状態で行う．健常者では膀胱は骨盤腔内の無エコーな袋状構造として描出される．
- 膀胱憩室は膀胱壁の一部が外方へ囊状に突出した状態で，尿管口や膀胱頸部近傍に認められることが多い（図35）．
- 尿管瘤は尿管下端部が囊状に拡張し，膀胱へ突出した状態をいい，その表面は膀胱粘膜，内面は尿管粘膜よりなる（図36）．尿管瘤の大きさは周期的に変化することがある．

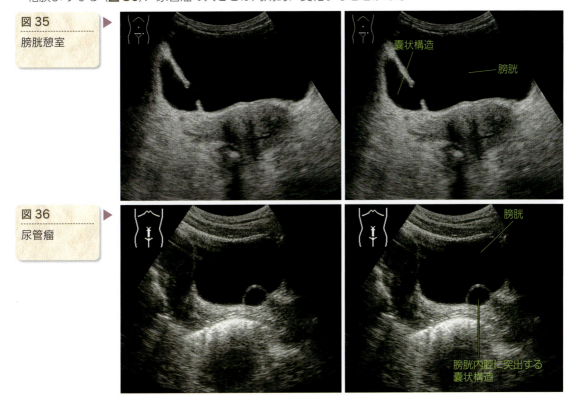

図35 膀胱憩室

図36 尿管瘤

B 膀胱壁の肥厚

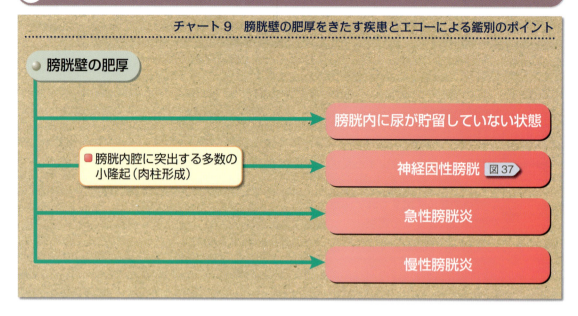

チャート9　膀胱壁の肥厚をきたす疾患とエコーによる鑑別のポイント

- 膀胱壁の肥厚
  - → 膀胱内に尿が貯留していない状態
  - 膀胱内腔に突出する多数の小隆起（肉柱形成） → 神経因性膀胱　図37
  - → 急性膀胱炎
  - → 慢性膀胱炎

- 健常者の膀胱壁の厚さは，尿が充満した状態では3mm以下である．健常者でも膀胱に尿が貯留していない状態では壁の肥厚がみられる．
- 神経因性膀胱は膀胱の機能に関与する神経の障害により，膀胱の正常な機能が維持できなくなった状態をいう（図37）．

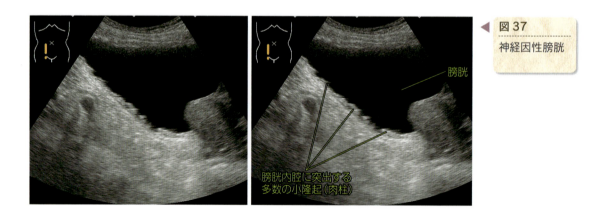

図37　神経因性膀胱

C strong echo

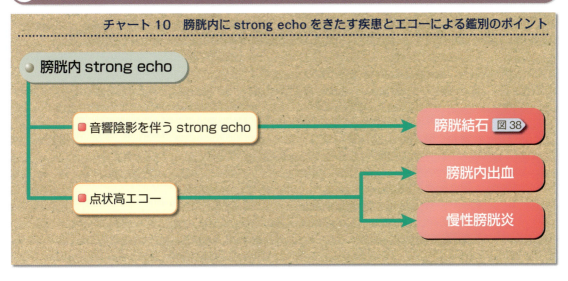

チャート10 膀胱内に strong echo をきたす疾患とエコーによる鑑別のポイント

- 膀胱結石（図38）には膀胱内原発例と尿管結石の膀胱内移行例がある．尿管結石からの移行例は膀胱内に長くとどまることは少なく，自然に排石することが多い．
- 膀胱内の多発する点状高エコーは尿路の出血や慢性膀胱炎でみられることがある．

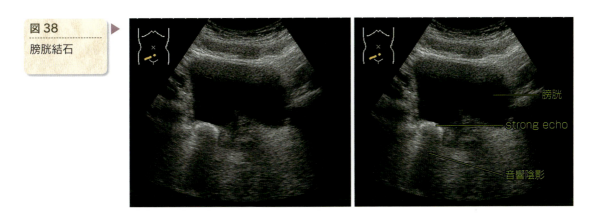

図38
膀胱結石

D 腫瘤

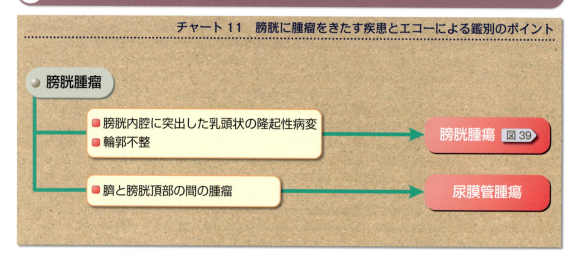

- 膀胱腫瘍は泌尿器科領域の腫瘍の中で最も多くみられ，90％以上は膀胱癌である（**図39**）．好発部位は尿管口周囲〜膀胱三角部付近である．有茎性に増殖する型と，広基性に増殖し膀胱壁へ浸潤する型がある．
- 尿膜管は臍〜膀胱頂部までの部位で，腹直筋筋膜と腹膜の間に認められる．尿膜管癌は膀胱頂部に好発する．

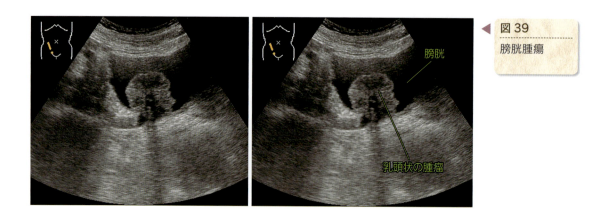

◀ 図39
膀胱腫瘍

Ⅲ. 前立腺

A 腫大

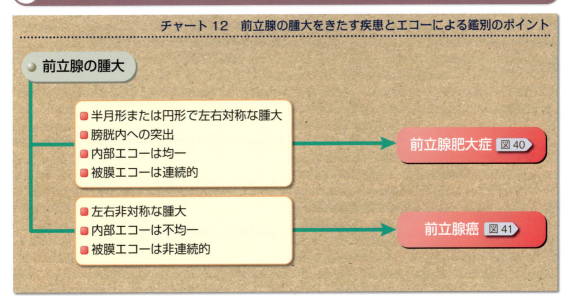

チャート12　前立腺の腫大をきたす疾患とエコーによる鑑別のポイント

- 前立腺は膀胱の下面に接して存在する栗の実様の臓器で，超音波検査上，左右対称で，内部エコーは均一である．前立腺を観察する際は膀胱を尿で充満し音響窓（acoustic window）として検査を行う．
- 前立腺の大きさは健常者では横径4cm以下，縦径3cm以下，上下径3cm以下である．また前立腺の体積（mL）を0.5×横径×縦径×上下径で表し，20mL以下を正常と判定する方法もある．
- 前立腺肥大症は前立腺の移行域を，前立腺癌は辺縁域を発生母地としている．
- 前立腺癌の早期診断は体外式走査のみでは困難であり，必要に応じて経直腸的走査を行う．

図40　前立腺肥大症

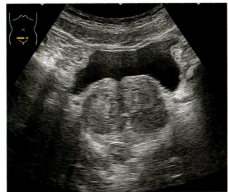
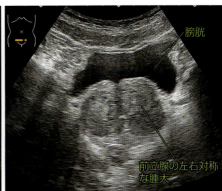

膀胱
前立腺の左右対称な腫大

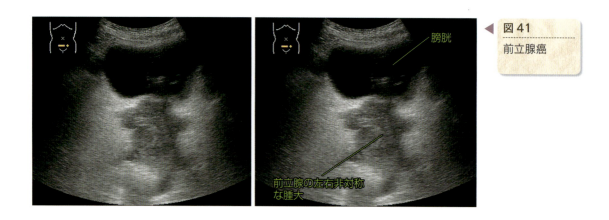

◀ 図41
前立腺癌

膀胱
前立腺の左右非対称な腫大

B strong echo

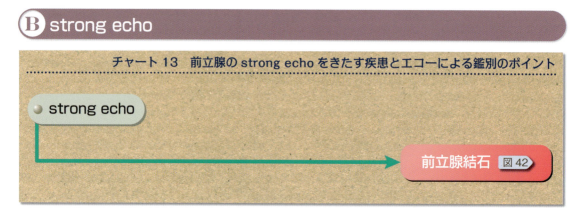

チャート13　前立腺のstrong echoをきたす疾患とエコーによる鑑別のポイント

strong echo → 前立腺結石（図42）

■ 前立腺内の音響陰影を伴うstrong echoは前立腺結石（図42）で認められる所見である．前立腺結石は移行域と辺縁域の境界部に生じることが多く，しばしば前立腺肥大症を合併する．

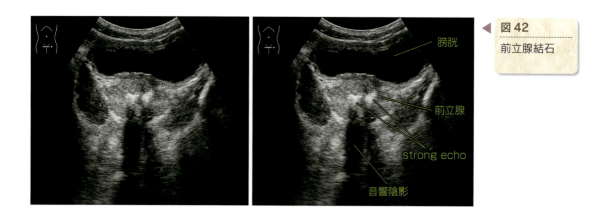

◀ 図42
前立腺結石

膀胱
前立腺
strong echo
音響陰影

代表的疾患と超音波所見（腎・尿路）

1. 馬蹄腎 (horseshoe kidney)
●超音波のポイント
① 両腎の上極または下極の融合像（**図 12, p209**）

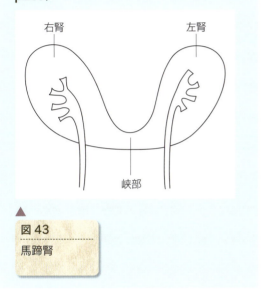

図 43
馬蹄腎

2. 重複腎盂尿管 (double pelvis and ureter)
●超音波のポイント
① 腎の中心部エコー像 (central echo complex) の 2 分離（**図 13, p209**）

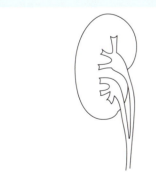

図 44
重複腎盂尿管

3. 腎外腎盂 (extrarenal pelvis)
●超音波のポイント
① 腎門部から腎外に突出した無エコー域（**図 11a, b, p209**）
② 腎杯の拡張なし

4. 尿管瘤 (ureterocele)
●超音波のポイント
① 膀胱内腔に突出する無エコーの嚢状腫瘤（**図 36, p223**）
② 拡張した尿管との連続性

5. 腎結石 (renal stone, nephrolithiasis)
●超音波のポイント
① 腎内の strong echo（**図 18, 23, 24, p214, 217**）
② 音響陰影 (acoustic shadow)（**図 18, 23, 24**）

6. 尿管結石 (ureteral stone)
●超音波のポイント
① 尿管内の strong echo（**図 25, 26, p217, 218**）
② 音響陰影 (acoustic shadow)（**図 25, 26**）
③ 腎の中心部エコー像 (central echo complex) の解離（腎盂，腎杯，尿管の拡張）（**図 25**）

7. 水腎症 (hydronephrosis)
●超音波のポイント
① 腎の中心部エコー像 (central echo complex) 内の無エコー域（腎盂，腎杯，尿管の拡張）（**図 15, p213**）

8. 急性腎不全 (acute renal failure)
●超音波のポイント
① 腎腫大 (図1, p203)
② 腎皮質のエコーレベルの上昇 (図1)
③ 腎の中心部エコー像 (central echo complex) の不明瞭化 (図1)

9. 慢性腎不全 (chronic renal failure)
●超音波のポイント
① 腎萎縮 (図4, p205)
② 腎皮質の菲薄化 (図4)
③ 腎皮質のエコーレベルの上昇 (図4)
④ 腎の中心部エコー像 (central echo complex) の不明瞭化 (図4)

10. 腎嚢胞 (renal cyst)
●超音波のポイント
① 腎の輪郭が平滑で, 境界明瞭な円形の腫瘤 (図27, p220)
② 内部は無エコー (図27)
③ 後方エコーの増強 (図27)

11. 傍腎盂嚢胞 (parapelvic cyst)
●超音波のポイント
① 腎の中心部エコー像 (central echo complex) 内の無エコー腫瘤 (図19, p214)
② 後方エコーの増強

12. 多発性嚢胞腎 (polycystic kidney)
●超音波のポイント
① 腎腫大 (図3, p203)
② 腎全体を占める多数の無エコー腫瘤 (図3)
③ 腎皮質の菲薄化 (図3)
④ 腎の中心部エコー像 (central echo complex) の不明瞭化 (図3)

13. 腎血管筋脂肪腫 (renal angiomyolipoma)
●超音波のポイント
① 腎の境界明瞭な円形の腫瘤 (図29, p221)
② 高エコー腫瘤 (図29)
③ 後方エコーの減弱

14. 腎細胞癌 (renal cell carcinoma)
●超音波のポイント
① 腎内の内部エコーが高〜低さまざまな腫瘤 (図31, p222)
② 腫瘤内部の無エコー域 (図31)
③ 辺縁低エコー帯
④ 腎輪郭の突出 (hump sign) (図31)
⑤ 腎静脈や下大静脈の充実性エコー (腎静脈や下大静脈の腫瘍塞栓) (図33, p222)
⑥ ドプラ所見:腫瘤の辺縁を取り囲む血流シグナルと腫瘤内部に屈曲蛇行する血流シグナル (図32, p222)

15. 腎芽腫 (ウィルムス腫瘍) 〔nephroblastoma (Wilms tumor)〕
●超音波のポイント
① 腎の境界明瞭で内部不均一な高エコー腫瘤 (図34, p222)
② 腫瘤内部の無エコー域 (図34)
③ 腫瘤辺縁の低エコー帯
④ 腎静脈や下大静脈の充実性エコー (腎静脈や下大静脈の腫瘍塞栓)
⑤ ドプラ所見:豊富な血流シグナル (図34)

16. 腎盂腫瘍 (renal pelvic tumor)
●超音波のポイント
① 腎の中心部エコー像 (central echo complex) 内の等ないし低エコー腫瘤 (図17, p214)
② 腎盂・腎杯の拡張 (水腎症) (図17)
③ ドプラ所見:乏血性

17. 尿管癌 (ureter cancer)
●超音波のポイント
① 尿管の拡張
② 尿管内の腫瘤

18. 膀胱結石 (vesical stone)
●超音波のポイント
① 膀胱内の strong echo（図 38, p225）
② 音響陰影 (acoustic shadow)（図 38）

19. 膀胱憩室 (diverticulum of the bladder)
●超音波のポイント
① 膀胱から外方へ突出する嚢状構造（図 35, p223）

20. 神経因性膀胱 (neurogenic bladder)
●超音波のポイント
① 膀胱壁の肥厚
② 膀胱内腔に突出する多数の小隆起（肉柱形成）（図 37, p224）

21. 膀胱腫瘍 (bladder tumor)
●超音波のポイント
① 膀胱内腔へ突出した輪郭不整な乳頭状の隆起性病変（図 39, p226）
② 腫瘤内部は均一
③ ドプラ所見：豊富な血流シグナル

22. 前立腺結石 (prostatic stone)
●超音波のポイント
① 前立腺内の strong echo（図 42, p228）
② 音響陰影 (acoustic shadow)（図 42）

23. 前立腺肥大症 (benign prostatic hypertrophy：BPH)
●超音波のポイント
① 前立腺の半月形または円形で左右対称な腫大（図 40, p227）
② 内部エコーは均一
③ 被膜エコーは連続的
④ 膀胱への突出（図 40）

24. 前立腺癌 (prostatic cancer)
●超音波のポイント
① 前立腺の左右非対称な腫大（図 41, p228）
② 内部エコーは不均一
③ 被膜エコーは非連続的

― 各 論

5 副 腎

A 腫瘤

チャート1　副腎に腫瘤をきたす疾患とエコーによる鑑別のポイント

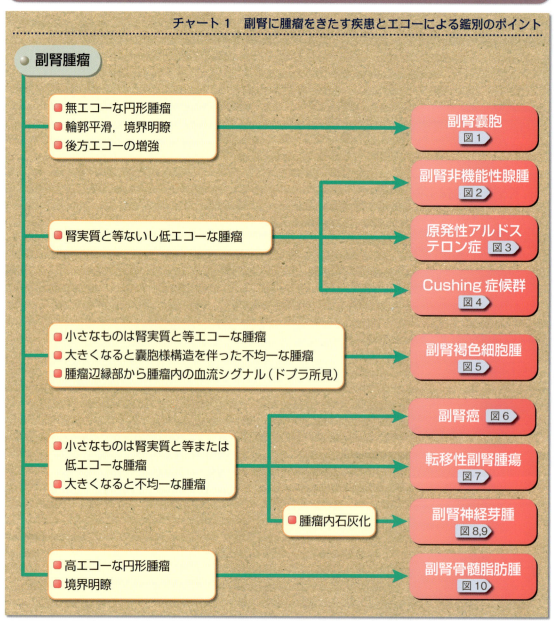

■副腎は左右の腎の上極に接してみられる内分泌臓器で，大きさは長径が4〜5cm，短径が2〜3cm，厚さ0.5〜1cmであり，左が右と比べてやや大きい．健常者では副腎は低エコーを示し，周囲は脂

肪織の存在を反映して高エコーに描出される．
- 原発性アルドステロン症の腺腫は 2 cm 以下の小さな例が多く（図3），超音波検査上，描出困難な例も多い．クッシング（Cushing）症候群の腺腫は原発性アルドステロン症の腺腫と比べてやや大きい例が多い（図4）．超音波所見のみでは副腎非機能性腺腫，原発性アルドステロン症，Cushing 症候群の鑑別は困難なことが多い．
- 副腎褐色細胞腫の約 90% は副腎髄質より発生するが，約 10% は副腎以外の胸腔，腹腔，骨盤腔などの傍神経節（交感神経節）から発生し，傍神経節腫（パラガングリオーマ）と呼ばれている．また約 10% は両側性，約 10% は悪性であることから，10% disease と呼ばれている．腫瘤が大きくなると出血や壊死をきたしやすく，嚢胞様構造や石灰化を伴う（図5）．
- 副腎癌は大きくなると出血や壊死により内部エコーは不均一となる（図6）．また下大静脈の腫瘍塞栓を伴うことがある．
- 副腎骨髄脂肪腫は脂肪織と骨髄造血組織類似細胞からなる腫瘍で，脂肪織を多く含む例では超音波検査上，高エコー腫瘤として描出されるが（図10），骨髄造血組織類似細胞を多く含む例では低エコーの部が混在した不均一な像を呈する．
- 転移性副腎腫瘍の原発巣としては肺癌や乳癌の頻度が高いが，その他に悪性黒色腫，胃癌，大腸癌，肝細胞癌，腎細胞癌，甲状腺癌などからの転移例もみられる．しばしば両側性に認められる．

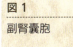

図1 副腎嚢胞

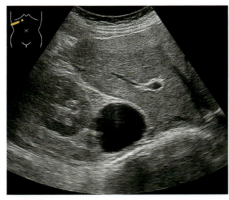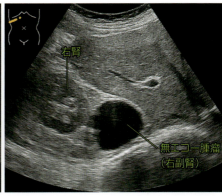

図2 副腎非機能性腺腫

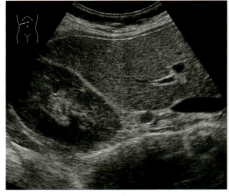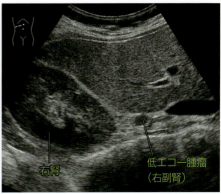

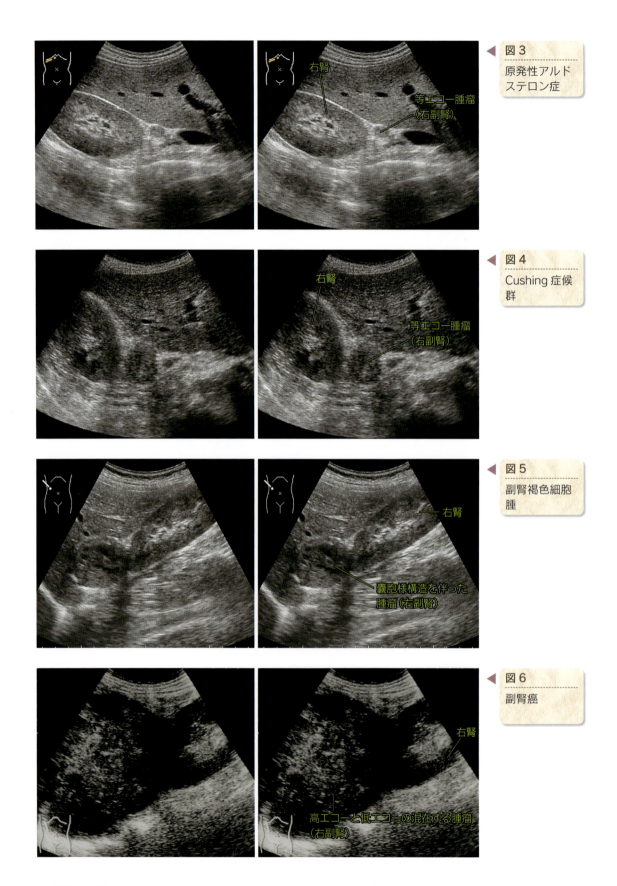

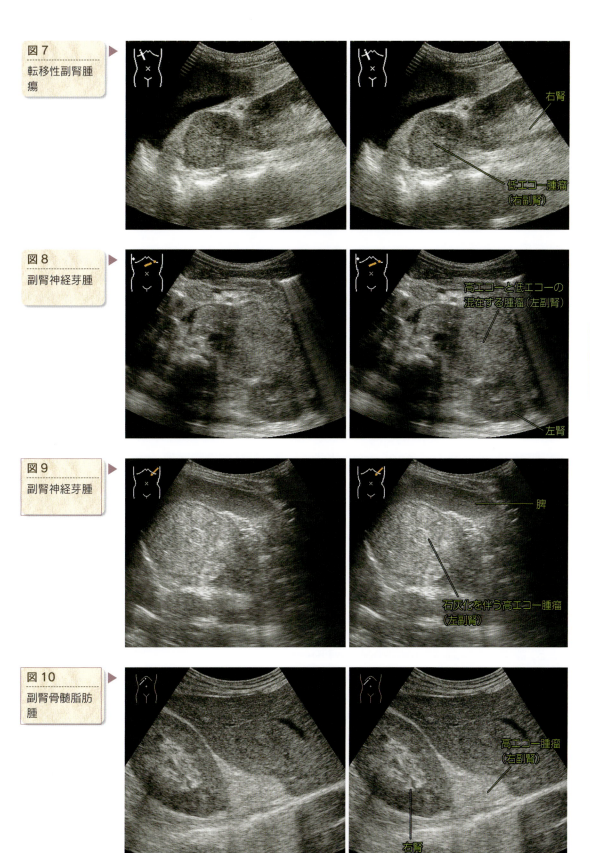

代表的疾患と超音波所見（副腎）

1. 原発性アルドステロン症（primary aldosteronism）
●超音波のポイント
① 副腎の輪郭平滑で内部均一な円形の腫瘤（腺腫）（図3, p234）
② 腫瘤の内部は腎実質と等ないし低エコー（図3）

2. クッシング症候群（Cushing's syndrome）
●超音波のポイント
① 副腎の輪郭平滑で内部均一な円形の腫瘤（腺腫）（図4, p234）
② 腫瘤の内部は腎実質と等ないし低エコー（図4）

3. 副腎褐色細胞腫（adrenal pheochromocytoma）
●超音波のポイント
① 小さな例では腎と等エコーな副腎腫瘤
② 大きくなると囊胞様構造を伴った不均一な腫瘤（図5, p234）
③ ドプラ所見：腫瘤辺縁部から腫瘤内の血流シグナル

4. 副腎骨髄脂肪腫（adrenal myelolipoma）
●超音波のポイント
① 副腎の境界明瞭な円形の腫瘤（図10, p235）
② 腫瘤の内部は高エコー（図10）

5. 副腎神経芽腫（adrenal neuroblastoma）
●超音波のポイント
① 副腎の比較的均一な低エコー腫瘤
② 大きくなると不均一な内部エコー（図8, p235）
③ 腫瘤内の strong echo（石灰化）（図9, p235）

6. 副腎癌（adrenal carcinoma）
●超音波のポイント
① 副腎の輪郭不整な腫瘤
② 小さな例では腫瘤内部は均一な低エコー
③ 大きくなると内部エコーは高エコーと低エコーが混在した不均一な腫瘤（図6, p234）

7. 転移性副腎腫瘍（metastatic adrenal tumor）
●超音波のポイント
① 小さな例：副腎の内部エコーが均一な腫瘤
② 腫瘤の内部は腎実質と等ないし低エコー（図7, p235）
③ 大きくなると内部エコーは不均一

各論

6 脾臓

A 大きさと形状の異常

1 脾腫（図1）

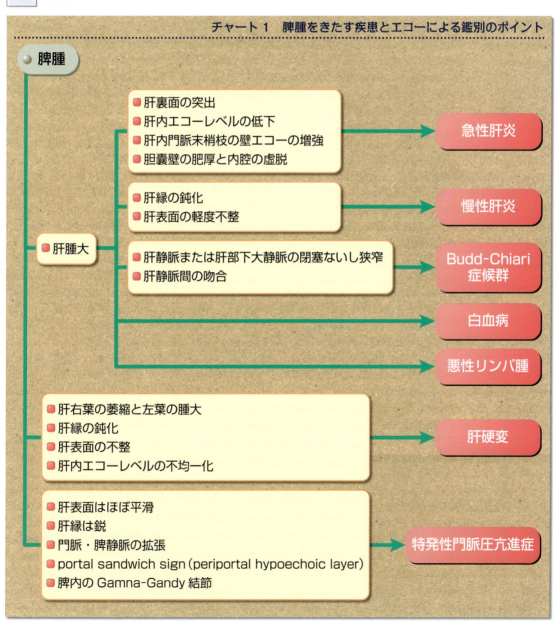

チャート1　脾腫をきたす疾患とエコーによる鑑別のポイント

- 脾は左第9～第11肋骨の高さに存在する網内系臓器で，超音波検査上，肺のガスの影響により全体像を描出することは困難である．このため脾の大きさの指標として spleen index が用いられている．千葉大学第一内科の計測法では spleen index＞$20\,cm^2$，古賀の計測法では spleen index≧$30\,cm^2$，朝井の計測法では spleen index＞$16\,cm^2$ を脾腫としている．
- 脾腫をきたす疾患は多彩であり，**表1**に超音波検査が鑑別に有用な疾患をあげる．
- 白血病や悪性リンパ腫による脾や肝への浸潤例では超音波検査上，各々の腫瘤が描出されずに脾腫や肝腫大の所見のみのことがあり注意を要する．
- 特発性門脈圧亢進症は脾腫とともに門脈・脾静脈の拡張，側副血行路などの門脈圧亢進症がみられるが，肝表面はほぼ平滑，肝縁も鋭で慢性肝疾患を疑わせる所見はみられないことから肝硬変と鑑別される．特発性門脈圧亢進症では肥厚した肝内門脈枝の壁が高エコーに描出され，門脈枝を取り囲むようにその周囲に低エコー帯が認められることがあり portal sandwich sign または periportal hypoechoic layer と呼ばれている．
- 上記の疾患以外に脾腫をきたす疾患としては感染症（伝染性単核球症，敗血症，腸チフス，マラリアなど），血液疾患（溶血性貧血，悪性貧血，骨髄線維症，真性赤血球増加症など），代謝異常〔ゴーシェ（Gaucher）病，ニーマン・ピック（Niemann-Pick）病など〕，膠原病〔全身性エリテマトーデス，フェルティ（Felty）症候群など〕などがあるが超音波所見のみではこれらの鑑別は困難である．

表1 脾腫をきたす疾患

1.	感染症	1）急性または亜急性感染症：敗血症，感染性心内膜炎，ウイルス性肝炎，伝染性単核球症，腸チフスなど 2）慢性感染症：マラリア，結核，梅毒など
2.	うっ血性	肝硬変，特発性門脈圧亢進症，Budd-Chiari症候群，門脈血栓症，うっ血性心不全など
3.	血液疾患	溶血性貧血，悪性貧血，骨髄線維症，真性赤血球増加症など
4.	代謝異常	Gaucher病，Niemann-Pick病，アミロイドーシスなど
5.	膠原病	全身性エリテマトーデス，Felty症候群など
6.	腫瘍	急性白血病，慢性骨髄性白血病，慢性リンパ性白血病，悪性リンパ腫など

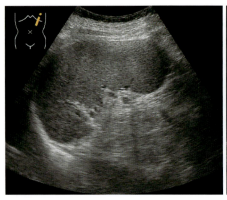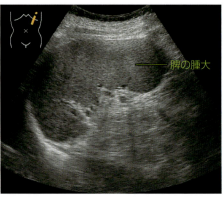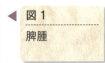

図1 脾腫

脾の腫大

2 形状の異常

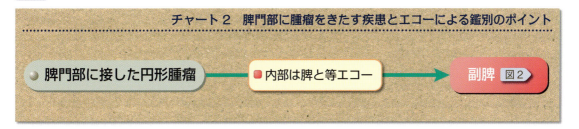

チャート2　脾門部に腫瘤をきたす疾患とエコーによる鑑別のポイント

脾門部に接した円形腫瘤 → 内部は脾と等エコー → 副脾　図2

■ 超音波検査でしばしばみられる脾の形態異常として副脾がある．副脾は脾の一部が遊離して脾の周囲に存在するもので脾門部に最も多く，内部が脾と等エコーの円形の腫瘤として描出される（図2）．鑑別を要するものに脾門部リンパ節の腫大があるが，副脾と比べて低エコーで，多発することが多いが，時に副脾でも多発することがあり注意を要する．

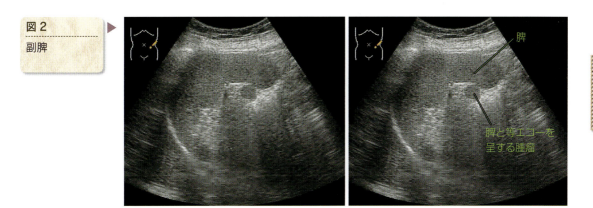

図2　副脾

B strong echo

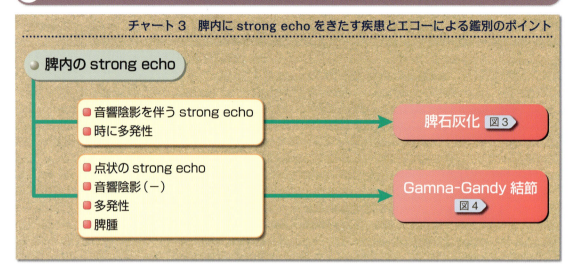

チャート3　脾内にstrong echoをきたす疾患とエコーによる鑑別のポイント

- 脾内の strong echo
  - 音響陰影を伴う strong echo
  - 時に多発性
  → 脾石灰化　図3
  - 点状の strong echo
  - 音響陰影（−）
  - 多発性
  - 脾腫
  → Gamna-Gandy 結節　図4

- 脾石灰化は結核，ヒストプラスマ症，静脈石などでみられ，ガムナ・ガンディ（Gamna-Gandy）結節と比べて strong echo は大きく，音響陰影を伴うことが多い（図3）．
- Gamna-Gandy 結節は特発性門脈圧亢進症や肝硬変などの門脈圧亢進症で認められる．脾のうっ血によりヘモジデリンの沈着を生じたもので，しばしば石灰化を伴う（図4）．Gamna-Gandy 結節では音響陰影を伴わないことが多い．

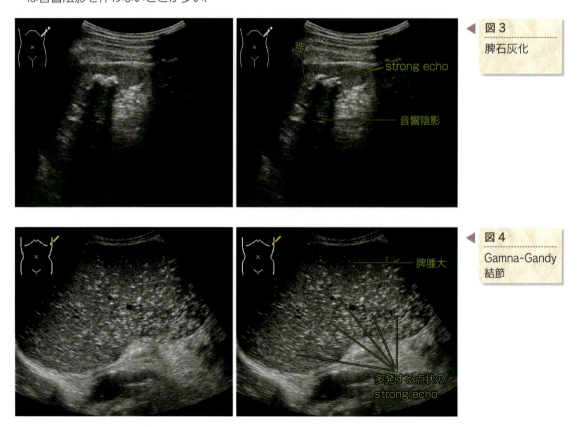

図3 脾石灰化

図4 Gamna-Gandy 結節

C 腫瘤

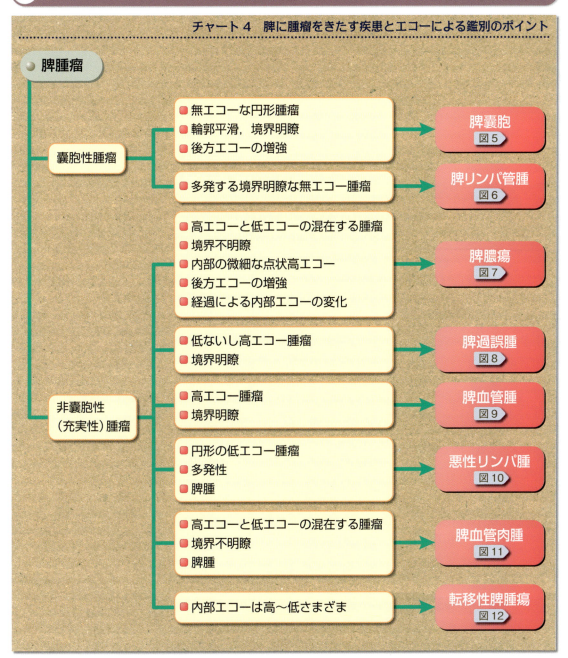

チャート4 脾に腫瘤をきたす疾患とエコーによる鑑別のポイント

- 真菌性の脾膿瘍では中心部に点状高エコーを伴った低エコー腫瘤として描出されることがある．
- 悪性リンパ腫では円形の低エコー腫瘤として描出され，中心にやや高エコーな部を伴うことがある（target pattern）．本症では腫瘤のエコーレベルはきわめて低いことが多く，時に無エコーに近い像を呈することもある（図10）．また，びまん性に浸潤した例では脾腫のみで，腫瘤が描出されないことがあり注意を要する．サルコイドーシスでも脾内に多発する低エコー腫瘤が認められる．超音波所

見のみでは本症との鑑別が困難なことがあり，臨床所見を加味して診断する必要がある．
- 転移性脾腫瘍の内部エコーはさまざまで，中心部が高エコーで辺縁に低エコー帯を有する例（図12）や，低エコーまたは高エコーの腫瘤として描出される例がある．

- 膵尾部の仮性囊胞では脾へ穿破することがあり，脾囊胞との鑑別を要する（図13）．

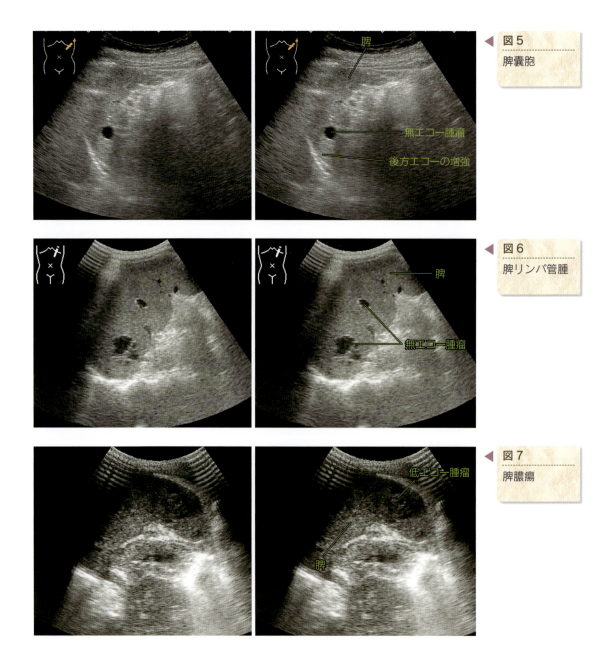

図5 脾囊胞

図6 脾リンパ管腫

図7 脾膿瘍

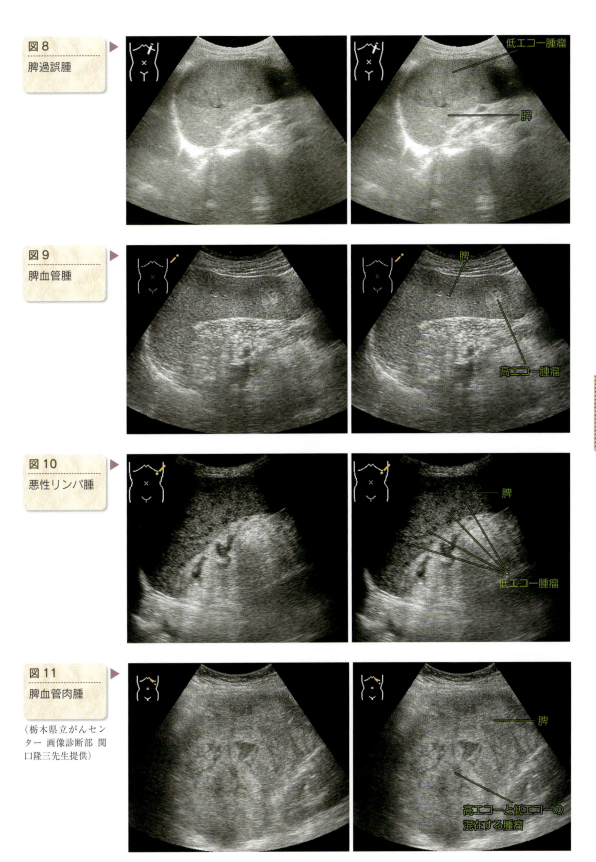

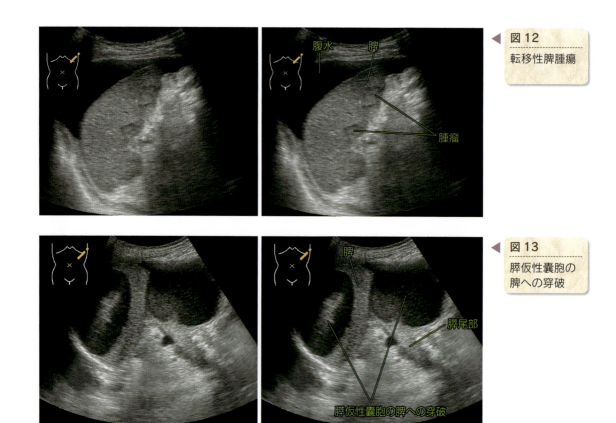

図12 転移性脾腫瘍

図13 膵仮性嚢胞の脾への穿破

代表的疾患と超音波所見（脾臓）

1. 副脾 (accessory spleen)
●超音波のポイント
① 脾門部に接した円形の腫瘤（図2, p239）
② 内部は脾と等エコー（図2）

2. 脾嚢胞 (splenic cyst)
●超音波のポイント
① 脾内の輪郭平滑で境界明瞭な円形の無エコー腫瘤（図5, p242）
② 後方エコーの増強（図5）

3. 脾リンパ管腫 (splenic lymphangioma)
●超音波のポイント
① 脾内に多発する境界明瞭な無エコー腫瘤（図6, p242）

4. 脾血管腫 (splenic hemangioma)
●超音波のポイント
① 脾内の境界明瞭な高エコー腫瘤（図9, p243）
② 腫瘤内部の無エコー域

5. 脾悪性リンパ腫 (malignant lymphoma of the spleen)
●超音波のポイント
① 脾内に多発する円形の低エコー腫瘤（図10, p243）
② 腫瘤中心の高エコー域 (target pattern)
③ 脾腫

6. 転移性脾腫瘍 (metastatic tumor of the spleen)
●超音波のポイント
① 内部エコーは高～低さまざま（図12, p244）

各論

7 消化管

A 消化管壁の肥厚

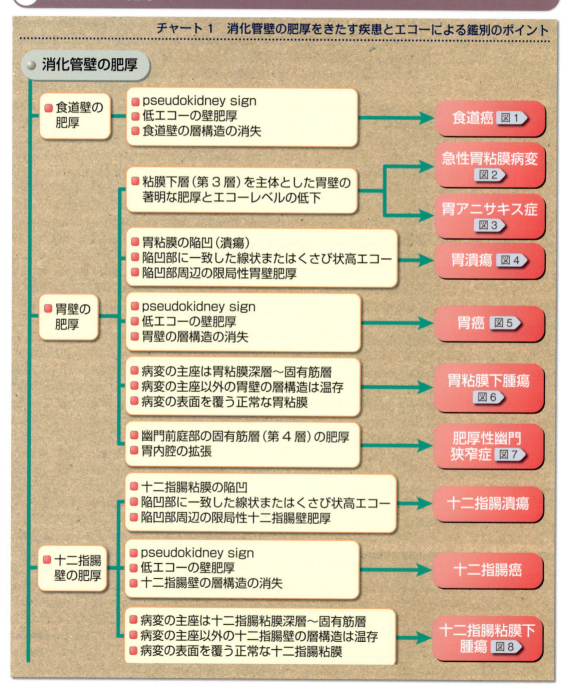

チャート1　消化管壁の肥厚をきたす疾患とエコーによる鑑別のポイント

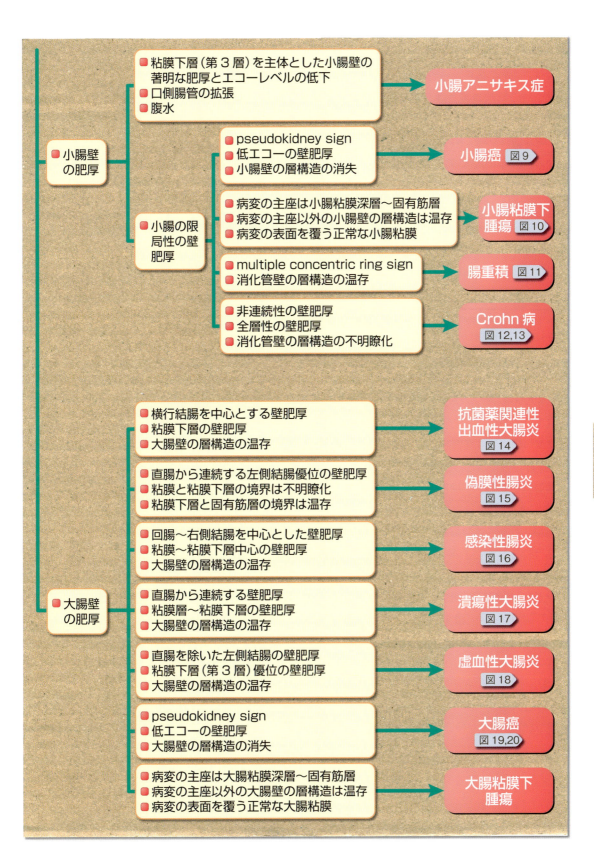

- 食道は頸部食道，胸部食道，腹部食道からなり，このうち胸部食道は胸腔内にあり体表からの走査では描出できない．頸部食道は5～7.5MHzのプローブを用いると，甲状腺左葉の背側に描出される．よって通常の体表からの検査では腹部食道の観察が主体となる．
- 健常者の胃壁や腸壁は5層構造からなり，エコーレベルは粘膜側から高・低・高・低・高である．第1層は内腔面の境界エコーと粘膜層の一部，第2層は粘膜層と粘膜筋板，第3層は粘膜下層，第4層は固有筋層，第5層は漿膜下層および漿膜に相当している．胃壁の厚さは5mm以下，小腸壁は3mm以下，大腸壁の厚さは4mm以下が基準値である．また虫垂径の基準値は短軸径6mm以下である．
- 胃粘膜下腫瘍は主病変が胃の粘膜以下の層に存在し，表面が正常胃粘膜に覆われた半球状の隆起性病変である（図6）．良性としては嚢腫や迷入膵，良性消化管間質腫瘍(gastrointestinal stromal tumor : GIST)，平滑筋腫，神経鞘腫，脂肪腫，血管腫，リンパ管腫などが含まれる．悪性としてはカルチノイド，転移性腫瘍，悪性GIST，平滑筋肉腫，悪性リンパ腫などが含まれる．悪性リンパ腫は均一で，きわめてエコーレベルの低い腫瘤像を呈する．カルチノイドは第2層（粘膜層）と連続した低エコー腫瘤として描出される．脂肪腫は第3層（粘膜下層）と連続した高エコー腫瘤として描出される．嚢胞やリンパ管腫は第3層と連続した無エコー腫瘤として描出される．GISTは第4層（固有筋層）と連続した低エコー腫瘤として描出される．
- 感染性腸炎はサルモネラ，腸炎ビブリオ，カンピロバクター，エルシニア，病原性大腸菌O157やロタウイルス，ノロウイルスなどにより生じる炎症で，回腸～右側結腸を中心とした壁肥厚が認められる（図16）．壁肥厚は粘膜～粘膜下層が中心で，層構造は温存されていることが多い．カンピロバクター腸炎では回盲弁の肥厚が目立つことが多い．エルシニア腸炎では回盲部周囲の腸間膜リンパ節腫大が目立つことが多い．
- 腸重積（図11）では腸管が近接する腸管に入り込み層状構造をきたす．横断像では重積部の腸管壁がリング状に描出され，multiple concentric ring signと呼ばれている．
- 薬剤性腸炎は抗菌薬関連性出血性大腸炎（図14）と偽膜性腸炎（図15）に分類される．抗菌薬関連性出血性大腸炎は横行結腸，偽膜性腸炎は直腸から左側結腸に好発する．
- クローン(Crohn)病では腸管壁の非連続性の肥厚が認められる．本症は全消化管に発生するが，なかでも回盲部に好発する．壁の肥厚は潰瘍性大腸炎と比べてより高度（全層性）で，層構造の不明瞭化が認められる（図12）．炎症の程度や病期により，壁肥厚の程度が変化する．本症では病変部の腸の短軸像で腸間膜の対側にみられる層構造の消失したくさび状の低エコー域内に縦走潰瘍を反映した線状高エコーが認められることがあり，FD (focal disappearance) サインと呼ばれている（図13）．
- 潰瘍性大腸炎（図17）では直腸から連続する壁肥厚（粘膜層～粘膜下層の肥厚）で，特に第3層（粘膜下層）の肥厚が特徴である．大腸壁の層構造は保たれている．炎症の程度や病期により，壁肥厚の程度が変化する．

図1 食道癌	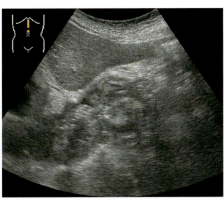	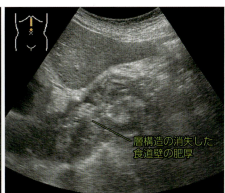

層構造の消失した食道壁の肥厚

図2 急性胃粘膜病変 (成田赤十字病院検査部生理検査課 長谷川雄一先生提供)	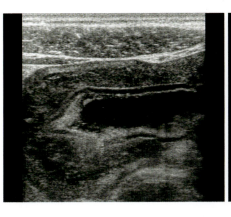	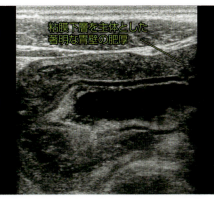

粘膜下層を主体とした著明な胃壁の肥厚

図3 胃アニサキス症 (成田赤十字病院検査部生理検査課 長谷川雄一先生提供)	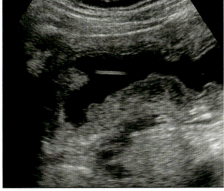	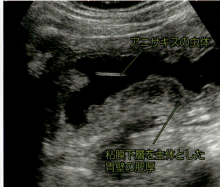

アニサキスの虫体

粘膜下層を主体とした胃壁の肥厚

図4 胃潰瘍	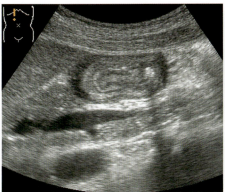	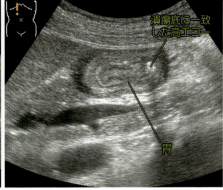

潰瘍底に一致した高エコー

胃

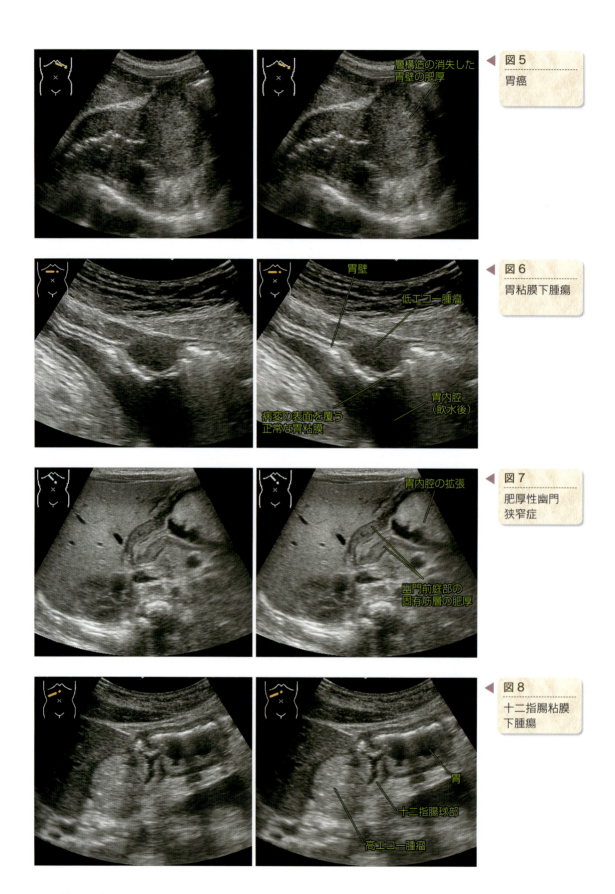

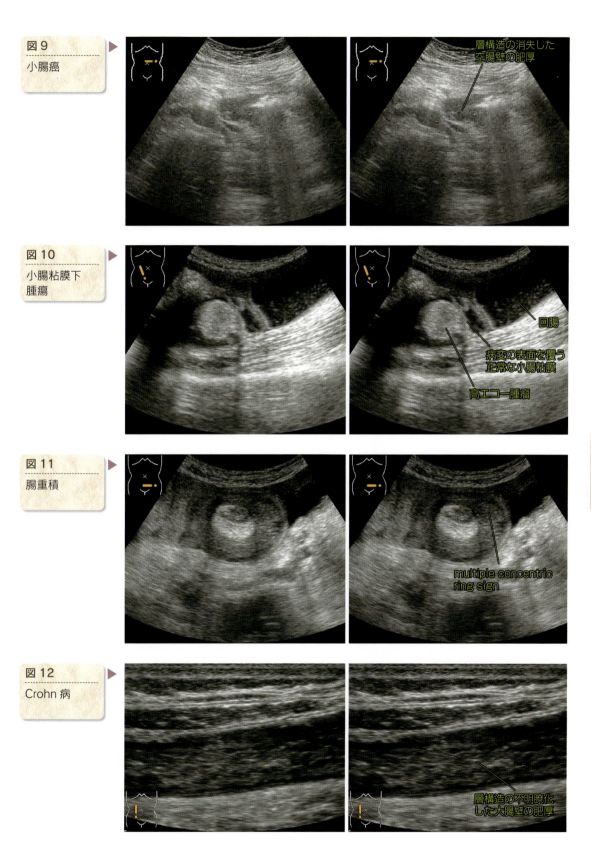

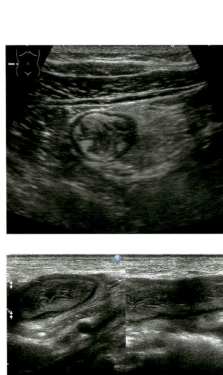
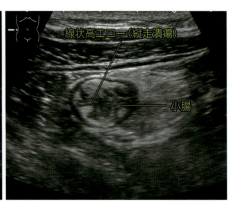

◀ 図13
Crohn病

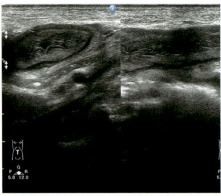
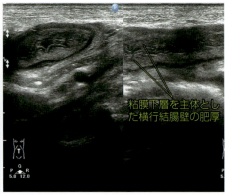

◀ 図14
抗菌薬関連性出血性大腸炎

（県立広島病院消化器内科 山田博康先生提供）

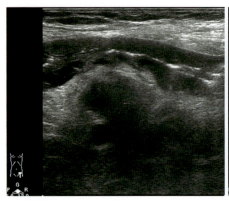
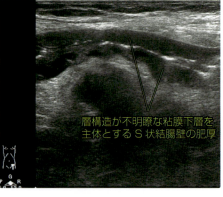

◀ 図15
偽膜性腸炎

（県立広島病院消化器内科 山田博康先生提供）

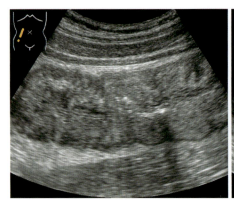
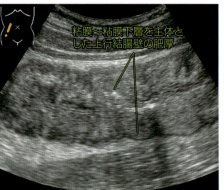

◀ 図16
感染性腸炎

図 17 潰瘍性大腸炎

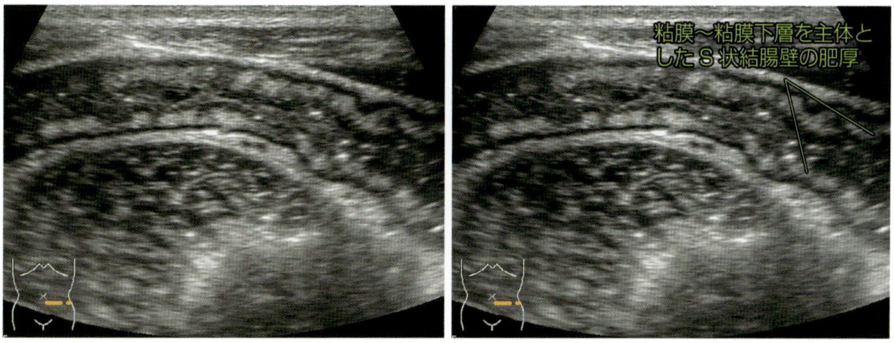

粘膜〜粘膜下層を主体とした S 状結腸壁の肥厚

図 18 虚血性大腸炎

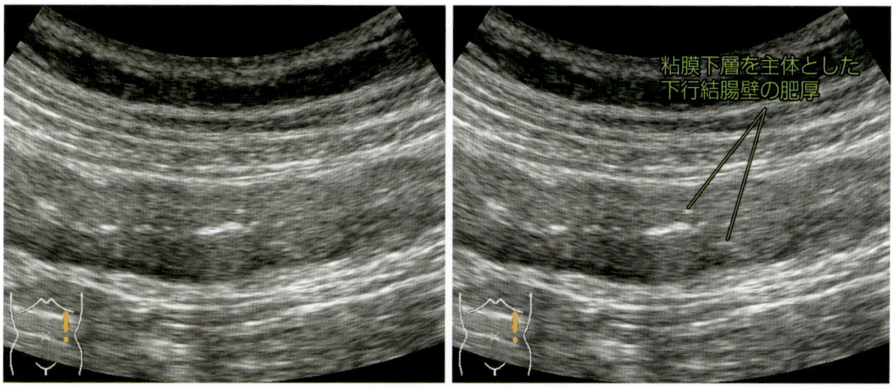

粘膜下層を主体とした下行結腸壁の肥厚

図 19 大腸癌

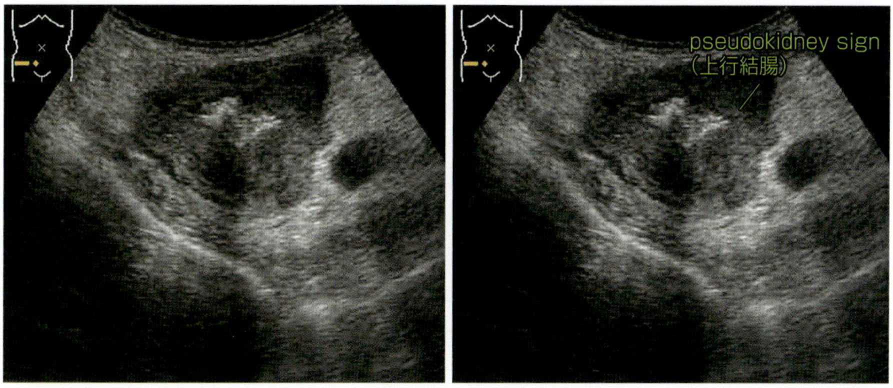

pseudokidney sign（上行結腸）

図 20 大腸癌

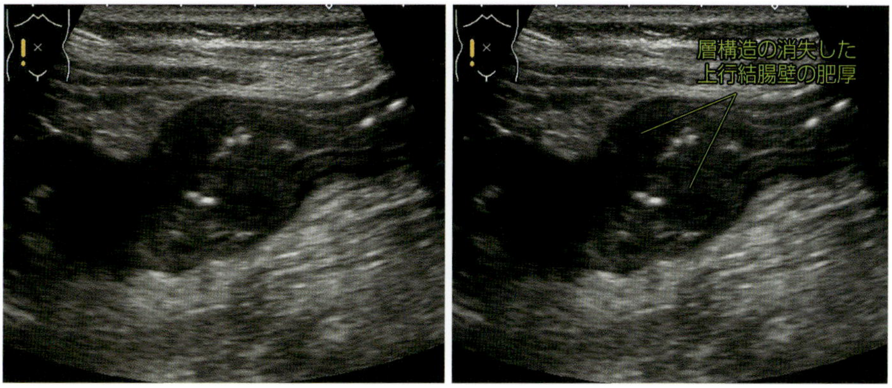

層構造の消失した上行結腸壁の肥厚

B 消化管の拡張

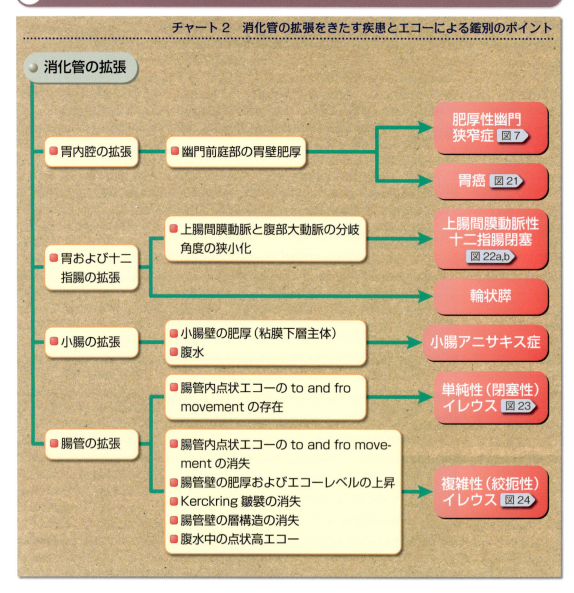

チャート2　消化管の拡張をきたす疾患とエコーによる鑑別のポイント

- 肥厚性幽門狭窄症（**図7**）は幽門輪状筋の肥厚により胃幽門前庭部の通過障害をきたす疾患で，生後2～3週から吐乳がみられる．好発年齢および臨床症状から胃癌（**図21**）と鑑別される．
- 上腸間膜動脈性十二指腸閉塞（**図22a, b**）は，十二指腸水平部が上腸間膜動脈分岐部付近の腸間膜根部と脊椎との間で圧迫され通過障害を生じた状態で，超音波検査上，上腸間膜動脈と腹部大動脈の分岐角度の狭小化が認められる．
- イレウスは機械的イレウスと機能的イレウスに分類される（**表1**）．機械的イレウスは単純性（閉塞性）イレウス（**図23**）と複雑性（絞扼性）イレウス（**図24**）に分けられ，両者の鑑別点としては腸内容の浮動性（腸管内点状エコーの to and fro movement）の有無，ケルクリング（Kerckring）皺襞の描出の有無，腹水の有無が重要である．

- Kerckring 皺襞の消失や混濁した腹水は，複雑性（絞扼性）イレウスによる腸管の壊死を示唆する所見であり，緊急手術の適応になることが多い．
- 腹部超音波検査は被検者が立位になれない例や，ガス発生の少ないイレウスの診断にも有用である．

表1 腸閉塞（イレウス）の分類

A．機械的イレウス
　1）単純性（閉塞性）イレウス
　　①先天性
　　②腸管内腔の異物：胆石，回虫，食物（コンニャクなど）　など
　　③腸管壁自体の器質的変化：癒着，腫瘍，炎症（Crohn 病など）　など
　2）複雑性（絞扼性）イレウス
　　①絞扼性イレウス（狭義）
　　②ヘルニア嵌頓
　　③腸重積
　　④腸捻転症　など
B．機能的イレウス
　1）麻痺性イレウス
　　①腹膜炎
　　②開腹術後
　　③腸間膜血管の血栓，塞栓　など
　2）痙攣性イレウス
　　①鉛中毒
　　②ヒステリー　など

図21
胃癌

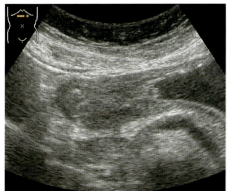
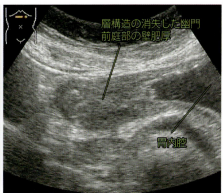

層構造の消失した幽門前庭部の壁肥厚

胃内腔

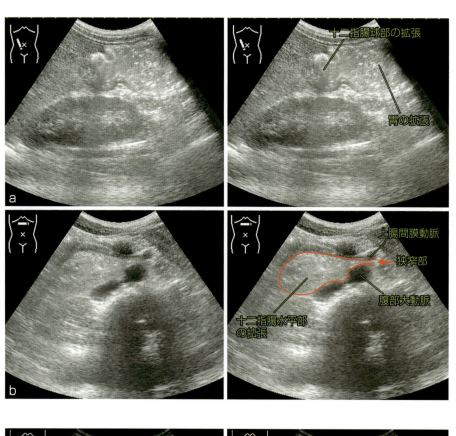

図22
上腸間膜動脈性十二指腸閉塞

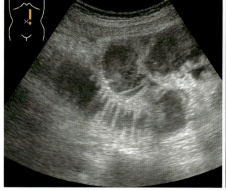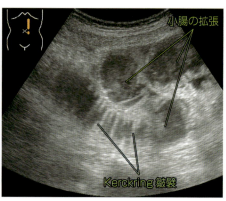

図23
単純性（閉塞性）イレウス

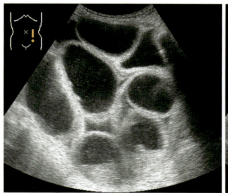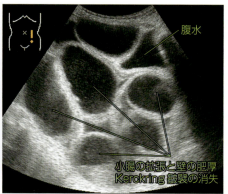

図24
複雑性（絞扼性）イレウス

C その他

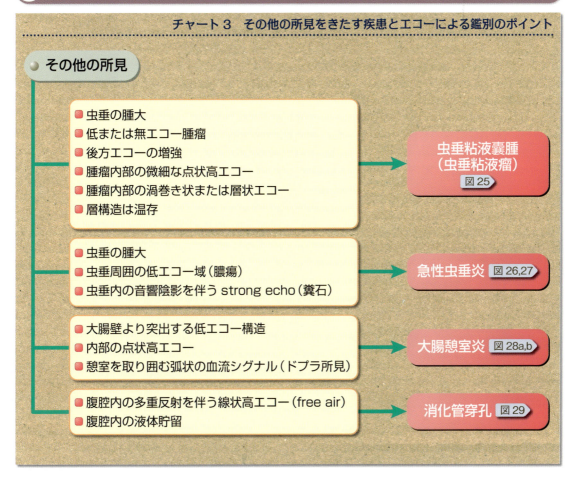

チャート3　その他の所見をきたす疾患とエコーによる鑑別のポイント

- 急性虫垂炎では腫大した虫垂が盲腸に連続した管腔構造として描出される（**図26, 27**）．腫大した虫垂は右下腹部走査で右外腸骨動静脈を描出するとその腹壁側に認められる．虫垂と鑑別を要するものに回腸末端があるが，虫垂では蠕動や内部エコーの移動がないこと，および盲腸や上行結腸との位置関係より判定する．
- 急性虫垂炎は，①カタル性，②蜂窩織炎性，③壊疽性に分類される．カタル性は炎症が粘膜に限局している状態で，層構造は温存され，粘膜下層の軽度の肥厚が認められる．蜂窩織炎性は炎症が全層におよんだ状態で，層構造は温存される場合と一部不明瞭化する場合があり，粘膜下層から固有筋層の肥厚が認められる．また壊疽性は虫垂壁の出血性梗塞を生じた状態で穿孔をきたすことがあり，層構造の不明瞭化または消失が認められる．カタル性と比べて蜂窩織炎性および壊疽性では虫垂の短軸面における径が大きいことが多い．虫垂周囲に低エコー域がみられる場合は滲出液の貯留や膿瘍の形成が考えられる（**図27**）．また虫垂内に音響陰影を伴う strong echo がみられる場合は糞石の合併が考えられる．
- 虫垂の短軸径が6mmを超えたら虫垂炎が疑われ，8mm以上は手術の適応となることが多い．
- 憩室は炎症を伴わない場合は超音波検査上，描出されないことが多いが，炎症を合併すると圧痛部に

一致して大腸壁より突出する低エコーな病変として描出されることがある（**図28a**）．また内部には滲出物やガスを反映した点状高エコーが認められることがある．大腸憩室炎ではドプラ検査にて憩室を取り囲む弧状の血流シグナルが認められる（**図28b**）．
- 消化管穿孔では腹腔内の遊離ガス（free air）が多重反射を伴う線状高エコーとして描出され，移動性を有する（**図29**）．腹腔内の遊離ガスは被検者を左側臥位にすると肝臓と腹壁の間に移動するため，超音波検査上，描出されやすくなる．

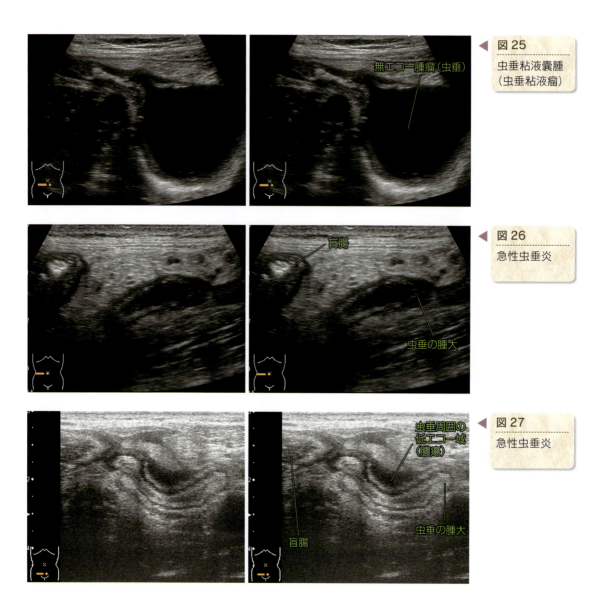

図25 虫垂粘液囊腫（虫垂粘液瘤）

図26 急性虫垂炎

図27 急性虫垂炎

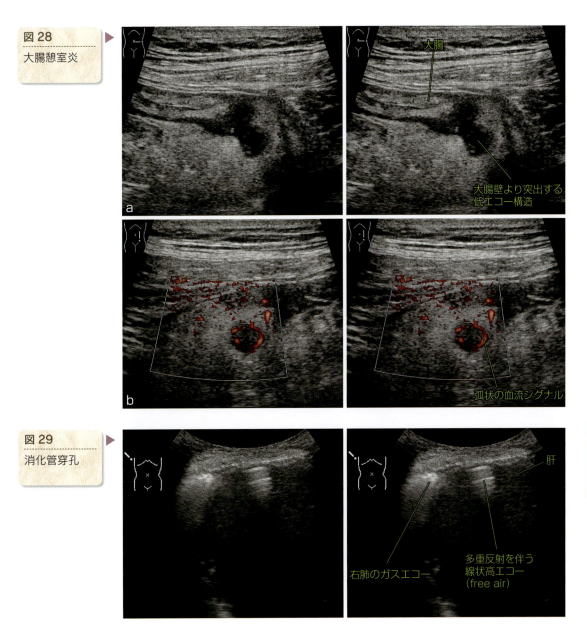

図28 大腸憩室炎
図29 消化管穿孔

代表的疾患と超音波所見（消化管）

1. 食道癌 (esophageal cancer)
●超音波のポイント
① 食道の限局性壁肥厚 (pseudokidney sign)
② 低エコーの壁肥厚 (図1, p249)
③ 層構造の消失 (図1)

2. 胃癌 (gastric cancer)
●超音波のポイント
① 胃の限局性壁肥厚 (pseudokidney sign)
② 低エコーの壁肥厚 (図5, p250)
③ 層構造の消失 (図5)

3. 胃粘膜下腫瘍 (submucosal tumor of the stomach)
●超音波のポイント
① 胃の限局性壁肥厚
② エコーレベルはさまざま
③ 腫瘤の主座は粘膜深層〜固有筋層 (図6, p250)
④ 腫瘤の主座以外の層構造は温存 (図6)
⑤ 腫瘤の表面を覆う正常な胃粘膜 (図6)

4. 肥厚性幽門狭窄症 (hypertrophic pyloric stenosis)
●超音波のポイント
① 胃の幽門前庭部の固有筋層の限局性肥厚 (図7, p250)
② 幽門前庭部の内腔の狭小化と口側の胃内腔の拡張 (図7)
③ 縦断面で幽門前庭部に2本の縦走する線状低エコー (ultrasonic double-track sign)
④ 縦断面で肥厚した幽門輪状筋が子宮頸部のように幽門前庭部に突出 (ultrasonic cervix sign)
⑤ 縦断面で肥厚した幽門輪状筋が肩のように幽門前庭部に突出 (shoulder sign)
⑥ 縦断面で肥厚した幽門輪状筋が鳥のくちばしのように突出 (beak sign)
⑦ 横断面で標的状エコー (target sign)

5. 急性虫垂炎 (acute appendicitis)
●超音波のポイント
① 虫垂の腫大 (図26, 27, p258)
② 虫垂壁肥厚 (図26, 27)
③ 虫垂周囲の低エコー域（虫垂周囲膿瘍）(図27)
④ 虫垂内の音響陰影を伴う strong echo (糞石)
⑤ 虫垂周囲の高エコー域（腸間膜や大網の脂肪織への炎症の波及）(図27)
⑥ 回盲部や上行結腸の壁肥厚
⑦ 回盲部付近の腸間膜リンパ節の腫大

6. 大腸憩室炎 (diverticulitis of the colon)
●超音波のポイント
① 大腸壁より外側に突出する低エコーの袋状構造 (図28a, p259)
② 内部の点状高エコー
③ 憩室周囲の高エコー域（腸間膜や大網の脂肪織への炎症の波及）(図28a)
④ ドプラ所見：憩室を取り囲むような弧状の血流シグナル (図28b)

7. 腸閉塞〔イレウス (intestinal obstruction：ileus)〕
●超音波のポイント
Ⅰ. 単純性（閉塞性）イレウス
① 腸管の拡張 (図23, p256)

② 腸管内点状エコーの to and fro movement
③ 小腸閉塞では Kerckring 皺襞の描出 (keyboard sign) (図 23)
　大腸閉塞ではハウストラ (haustra) 皺襞の描出
④ 消化管壁の層構造は温存
Ⅱ．複雑性 (絞扼性) イレウス
① 腸管の拡張と腸管壁の肥厚 (図 24, p256)
② 腸管内点状エコーの to and fro movement の消失 (腸管蠕動の消失)
③ kerckring 皺襞の消失 (図 24)
④ 腹水貯留と腹水中の点状高エコー (図 24)
⑤ 腸管壁の層構造の消失

8. 腸重積 (intussusception, invagination)

●超音波のポイント
① multiple concentric ring sign (target sign) (図 11, p251)
② 層構造の温存

9. 小腸腫瘍 (tumor of the small intestine)

●超音波のポイント
① 小腸の限局性壁肥厚 (pseudokidney sign)
② 低エコーの壁肥厚 (図 9, p251), 悪性リンパ腫では著明な低エコー
③ 層構造の消失
④ ドプラ所見：悪性リンパ腫や GIST では豊富な血流シグナル

10. 虫垂粘液嚢腫〔虫垂粘液嚢胞, 虫垂粘液瘤 (mucocele of the appendix)〕

●超音波のポイント
① 虫垂の腫大 (図 25, p258)
② 盲腸と連続する境界明瞭な低または無エコー腫瘤 (図 25)
③ 後方エコーの増強
④ 腫瘤内部の微細な点状高エコー
⑤ 腫瘤内部の渦巻き状または層状エコー
⑥ 層構造は温存

11. 大腸癌 (carcinoma of the large bowel)

●超音波のポイント
① 大腸の限局性壁肥厚 (pseudokidney sign) (図 19, p253)
② 低エコーの壁肥厚 (図 20, p253)
③ 層構造の消失 (図 19, 20)

各論

  女性生殖器

I．子宮

A 形状の異常

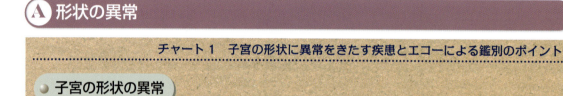

チャート1　子宮の形状に異常をきたす疾患とエコーによる鑑別のポイント

- 子宮の形状の異常
  - 子宮体部が2分離
  - 各々の子宮に内膜が存在 → 双角子宮　図1
  - 子宮体部が頸部より後方へ屈曲 → 子宮後屈　図2

- 子宮の奇形の中では双角子宮（図1）が最も多く，約半数を占める．双角子宮は恥骨部横走査にて子宮体部を2つ認め，ハート型を呈している．各々の子宮体部内に内膜像がみられることで診断される．
- 健常者では子宮は前傾前屈の状態にある．前傾前屈の状態は膀胱の充満状態により変化する．

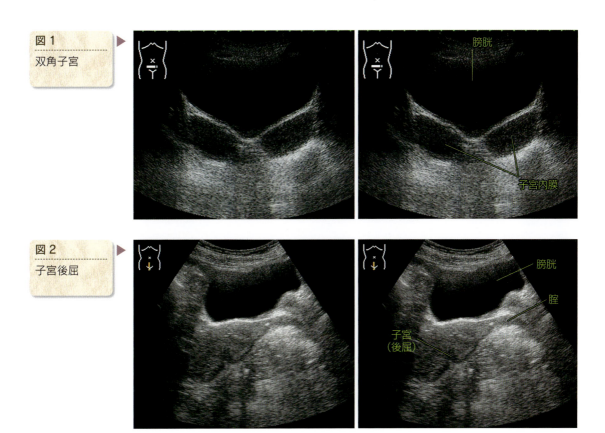

図1 双角子宮

図2 子宮後屈

8 女性生殖器

B 腫瘍

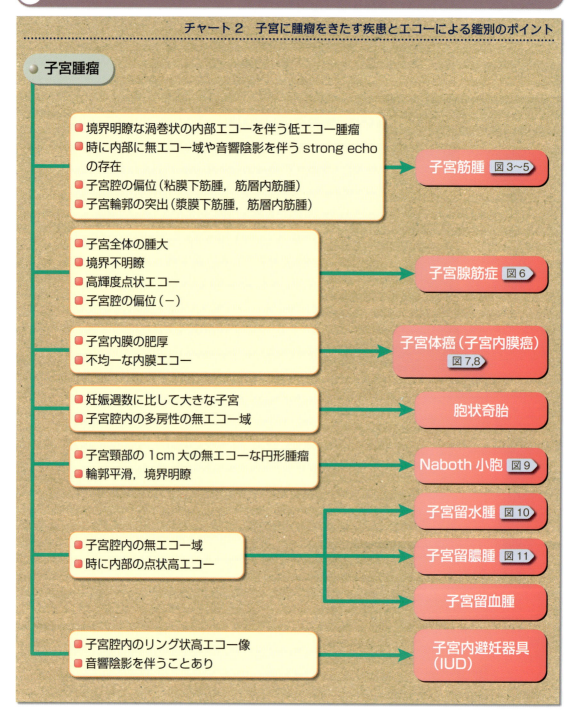

チャート2　子宮に腫瘍をきたす疾患とエコーによる鑑別のポイント

- 子宮腫瘍
  - 境界明瞭な渦巻状の内部エコーを伴う低エコー腫瘤
  - 時に内部に無エコー域や音響陰影を伴う strong echo の存在
  - 子宮腔の偏位（粘膜下筋腫，筋層内筋腫）
  - 子宮輪郭の突出（漿膜下筋腫，筋層内筋腫）
  → 子宮筋腫 図3〜5

  - 子宮全体の腫大
  - 境界不明瞭
  - 高輝度点状エコー
  - 子宮腔の偏位（−）
  → 子宮腺筋症 図6

  - 子宮内膜の肥厚
  - 不均一な内膜エコー
  → 子宮体癌（子宮内膜癌）図7,8

  - 妊娠週数に比して大きな子宮
  - 子宮腔内の多房性の無エコー域
  → 胞状奇胎

  - 子宮頸部の1cm大の無エコーな円形腫瘤
  - 輪郭平滑，境界明瞭
  → Naboth 小胞 図9

  - 子宮腔内の無エコー域
  - 時に内部の点状高エコー
  → 子宮留水腫 図10
  → 子宮留膿腫 図11
  → 子宮留血腫

  - 子宮腔内のリング状高エコー像
  - 音響陰影を伴うことあり
  → 子宮内避妊器具（IUD）

- 健常者（未産婦）の子宮の大きさは上下径7〜8cm，左右径5cm，前後径2.5〜3cmである．
- 子宮筋腫の90％以上は子宮体部に発生する．体部に発生する子宮筋腫は粘膜下，筋層内，漿膜下に分類され，筋層内に発生する例が最も多い．超音波検査上は変性の少ない例では境界明瞭な渦巻状の

内部エコーを伴う低エコー腫瘤（図 3）として描出されることが多いが，囊胞性変性をきたすと無エコー域（図 4），石灰変性をきたすと音響陰影を伴うようになる（図 5）．粘膜下および筋層内筋腫では子宮腔の偏位がみられることがある．漿膜下および筋層内筋腫では子宮輪郭の突出がみられることがある．

- 子宮内膜あるいはそれに類似する組織が子宮内膜以外の部位に異所性に存在する疾患を子宮内膜症といい，子宮筋層内に増殖したものを子宮腺筋症と呼んでいる．通常，子宮腺筋症では子宮全体の腫大を認め，輪郭は平滑で，子宮腔の偏位もみられないが（図 6），時に限局性の腫大をきたす例があり，子宮筋腫との鑑別が困難なこともある．
- 子宮癌は頸癌と体癌（内膜癌）に分類される．頸癌の診断には主に腟鏡診や細胞診，組織診が行われており，腹部超音波検査の有用性は少なく，主に病変の広がりを検索する目的で行われる．体癌（図 7, 8）では子宮内膜の肥厚がみられる．特に閉経後の被検者で内膜の厚さが 5 mm を超える例では体癌を含めた異常病理所見の頻度が高い．
- 絨毛性疾患は妊娠を契機として発症することが多く，絨毛上皮の過形成や腫瘍性増殖をきたす疾患群で，胞状奇胎，侵入胞状奇胎，絨毛癌，胎盤部トロホブラスト腫瘍，類上皮性トロホブラスト腫瘍および存続絨毛症に分類されている．
- ナボット (Naboth) 小胞は子宮頸部の扁平上皮と円柱上皮の境界部に生じる小囊胞をいう（図 9）．
- 子宮留血腫は頸管閉鎖，腟閉鎖，処女膜閉鎖などの先天性の異常がある場合，初潮により月経血が子宮内へ貯留して生じる．その他に子宮体癌や子宮頸癌でも子宮留血腫を伴うことがある．
- 子宮留水腫（図 10）および留膿腫（図 11）は子宮内膜に分泌液または膿が貯留した状態をいう．子宮頸管の狭窄や閉塞により内腔に分泌液が貯留し，さらに感染を合併すると膿が貯留する．高齢者に多く，頸管の萎縮や炎症，子宮体癌（図 8）や頸癌でみられる．
- 子宮内避妊器具（IUD）は超音波検査にて描出可能であり，IUD の種類や子宮内における位置を知ることができる．

図 3
子宮筋腫

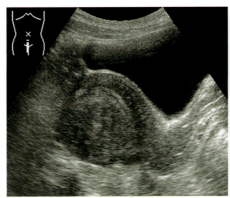
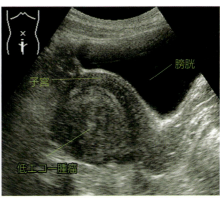

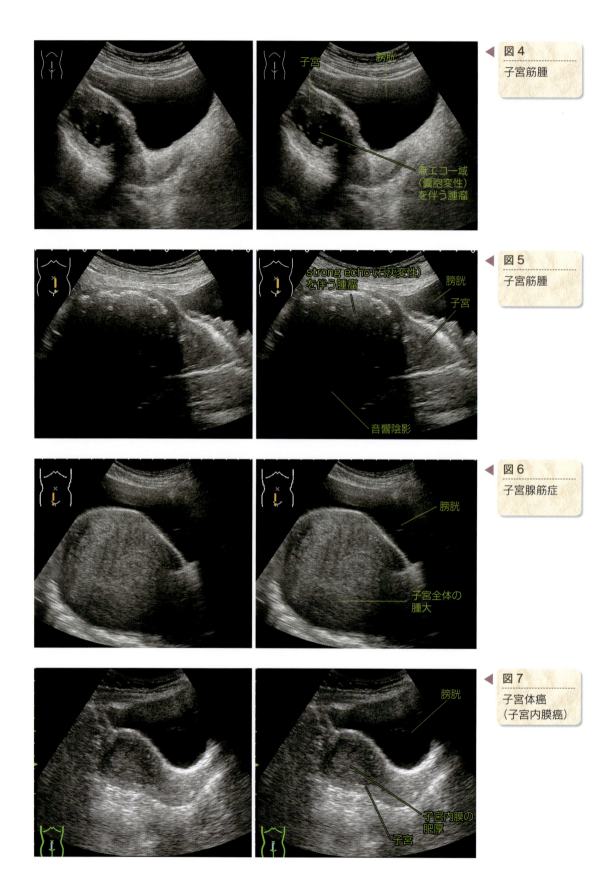

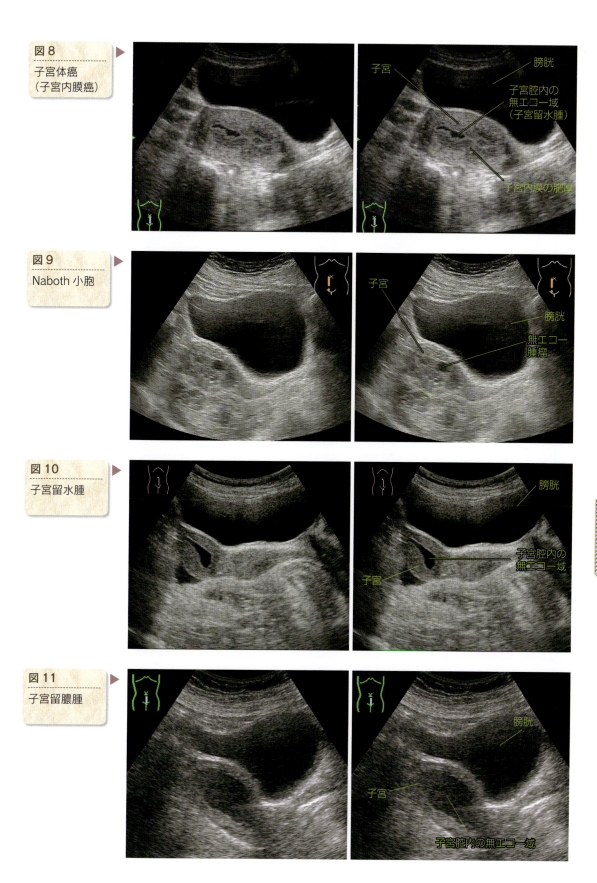

Ⅱ．卵巣

A 腫瘤

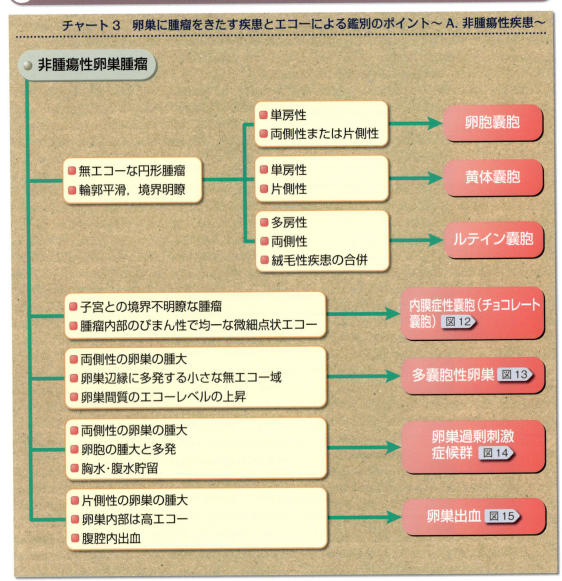

チャート3　卵巣に腫瘤をきたす疾患とエコーによる鑑別のポイント～A．非腫瘍性疾患～

- 性成熟期の女性では卵巣内に1cm前後の無エコー域（卵胞）がみられ，卵胞の発育に伴い無エコー域は約2～3cm大まで増大するが，排卵により著明に縮小し，内部エコーはやや増加し，黄体となる．卵胞が大きい場合は次項で述べる卵巣嚢胞性腫瘍との鑑別が必要になることがある．卵胞であれば通常は次の排卵後には消失することが多い．
- 卵巣腫瘤は非新生物である貯留嚢胞と新生物である腫瘍に分類される．
- 貯留嚢胞は卵胞嚢胞，黄体嚢胞，ルテイン嚢胞，内膜症性嚢胞などに分けられる．卵胞嚢胞は卵胞が排卵せず卵胞液が貯留した状態をいう．黄体嚢胞は排卵後に黄体内に出血や液体が貯留した状態をい

う．ルテイン嚢胞は排卵が行われていない卵胞内に液体が貯留した状態で，妊娠や絨毛性疾患に合併することが多い．内膜症性嚢胞（**図 12**）は卵巣に生じた異所性子宮内膜症が月経時に出血し嚢胞を形成したもので，チョコレート嚢胞ともいう．本症では出血を反映して内部にびまん性で均一な微細点状エコーが認められる．

- その他の非新生物で腫瘤をきたす疾患として多嚢胞性卵巣，卵巣過剰刺激症候群，卵巣出血などがある．多嚢胞性卵巣は無月経，不妊症，肥満，多毛などの臨床症状を示す疾患で，卵巣の両側性腫大と卵巣の辺縁に小卵胞の多発が認められる（**図 13**）．卵巣過剰刺激症候群は排卵誘発剤による治療中に卵胞の腫大，腹痛，胸水・腹水貯留などをきたす疾患をいう（**図 14**）．卵巣出血は排卵時に急激な腹痛をきたす疾患で，卵巣の腫大と，内部は出血を反映して高エコーを呈する（**図 15**）．またダグラス（Douglas）窩に出血による液体貯留が認められる．

図 12　内膜症性嚢胞（チョコレート嚢胞）

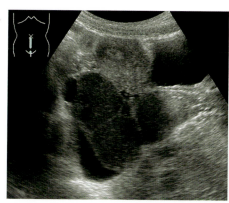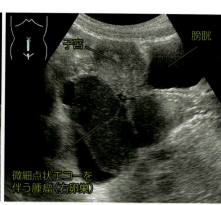

図 13　多嚢胞性卵巣

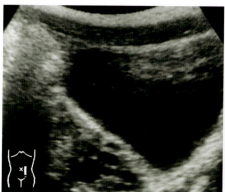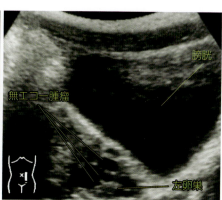

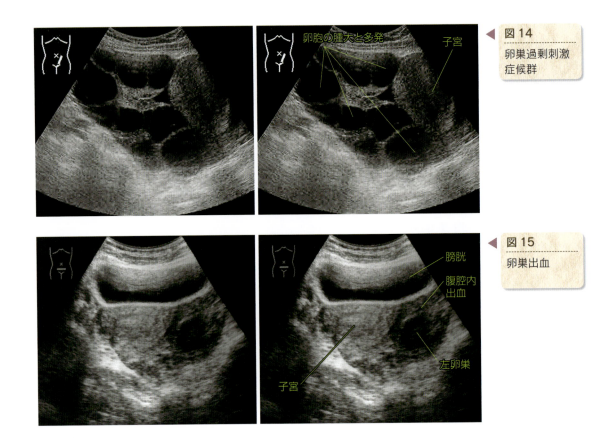

図14
卵巣過剰刺激症候群

図15
卵巣出血

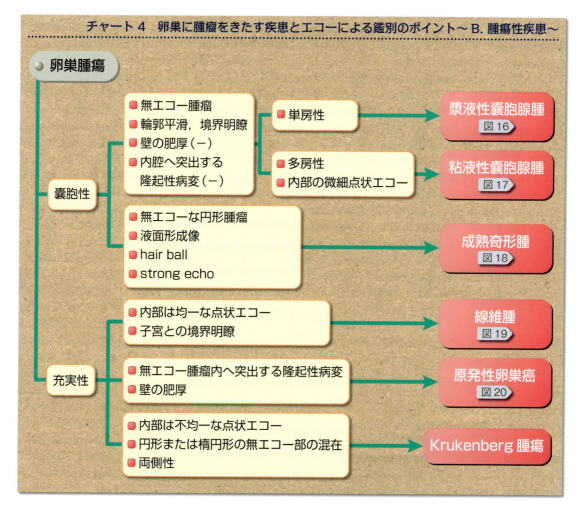

- 卵巣腫瘍取扱い規約（第2版）によれば，卵巣腫瘍は表層上皮性・間質性腫瘍，性索間質性腫瘍，胚細胞腫瘍，胚細胞・性索間質性腫瘍，卵巣網の腫瘍，その他の腫瘍，腫瘍様病変，二次性腫瘍（転移性腫瘍）からなる．表層上皮性・間質性腫瘍は良性，境界悪性，悪性に分類されている．
- 漿液性嚢胞腺腫は一側性または両側性に発生し，単房性の例が多い（図16）．
- 粘液性嚢胞腺腫（ムチン性嚢胞腺腫）の多くは通常，一側性に発生し，多房性の例が多く，漿液性嚢胞腺腫と比較すると大きなものが多い（図17）．2～5％の例で破裂により腹膜偽粘液腫を合併する．
- 成熟奇形腫（皮様嚢腫）は通常，一側性に発生し，3胚葉組織成分よりなる奇形腫である．腫瘍内部には皮脂腺より分泌される皮脂，毛髪塊（hair ball），骨・軟骨・歯牙などが含まれる．超音波検査上，皮脂成分は高エコーに描出され，漿液性成分との混在による液面形成像（fat-fluid level）を生じることがある（図18）．hair ballは浮遊状高輝度エコー像を呈する．また有茎性発育例では茎捻転を生じることがある．超音波検査では捻転した茎自体は描出できないが，疼痛部に一致して卵巣腫瘍が認められることから，臨床症状と併せて診断する必要がある．
- 充実性良性腫瘍の代表としては線維腫（図19）がある．卵巣充実性腫瘍では漿膜下に生じた子宮筋腫との鑑別が必要であり，子宮との連続性の有無を検索する必要がある．卵巣充実性腫瘍の良性・悪性の鑑別は内部エコーが均一か不均一かがポイントとなる．線維腫は時に腹水や胸水を伴うことがあ

りメイグス (Meigs) 症候群と呼ばれ，悪性腫瘍との鑑別が困難なことがある.
- 原発性卵巣癌では壁や隔壁の肥厚 (3mm 以上)，嚢胞内腔へ突出する隆起性病変がみられる (**図 20**). 漿液性嚢胞腺癌は単房性または多房性，粘液性嚢胞腺癌 (ムチン性嚢胞腺癌) は多房性で内部に微細な点状エコーを伴うことが多い. 大きさは粘液性嚢胞腺癌の方が漿液性嚢胞腺癌より大きな例が多い. 粘液性嚢胞腺腫と比べて漿液性嚢胞腺腫の方が悪性化が多い.
- その他の卵巣充実性悪性腫瘍には類内膜腺癌，明細胞腺癌，未分化胚細胞腫，肉腫などの組織型があるが，超音波所見のみでは鑑別は困難である.
- 胃，腸などの消化器癌や乳癌による卵巣への転移をクルケンベルグ (Krukenberg) 腫瘍という. 両側性が多い. 病理組織学的には印環細胞癌 (signet ring cell carcinoma) が認められる.

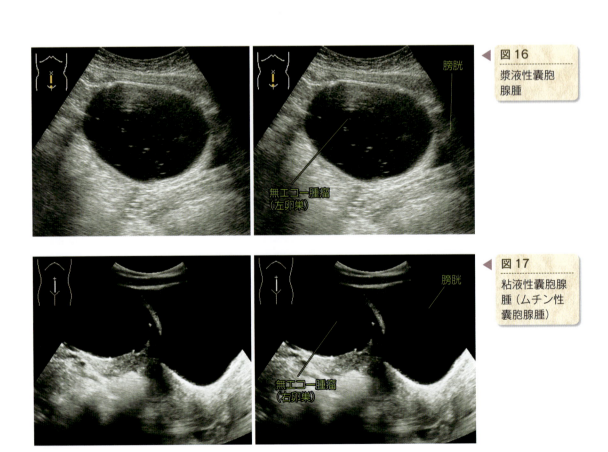

図16 漿液性嚢胞腺腫

図17 粘液性嚢胞腺腫 (ムチン性嚢胞腺腫)

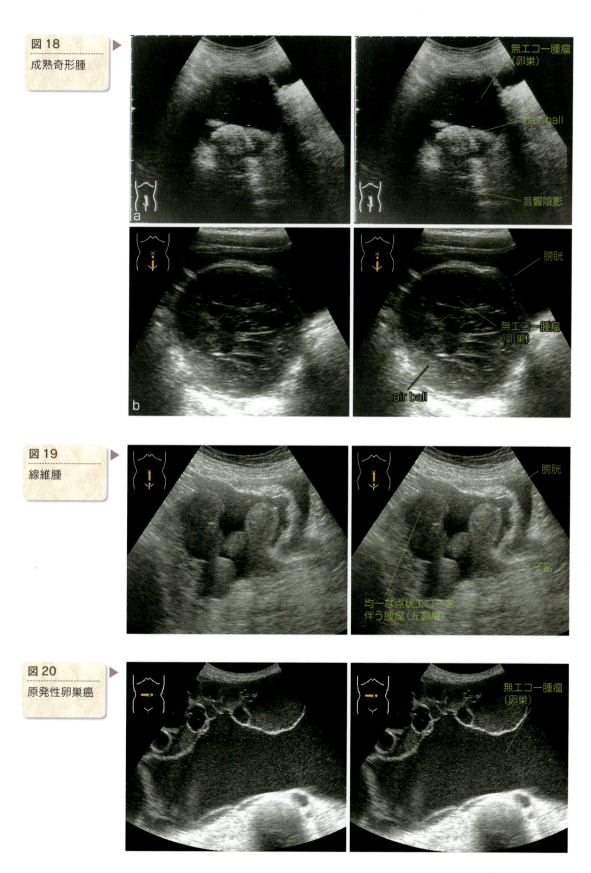

Ⅲ．その他

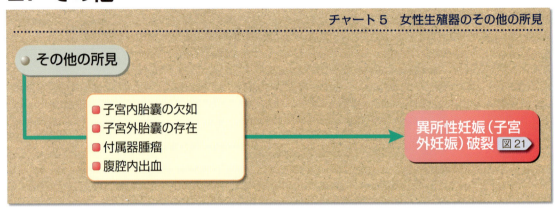

チャート5　女性生殖器のその他の所見

- 異所性妊娠（子宮外妊娠，**図21**）とは受精卵が正常の着床部位である子宮体部内腔以外の部位に着床したものをいう．受精卵の着床部位により，①卵管妊娠，②卵巣妊娠，③腹腔妊娠，④頸管妊娠に分類され，その95〜98％は卵管妊娠である．受精卵が卵管に着床し，発育すると卵管壁では十分な栄養が補給できなくなり，卵管流産または卵管破裂による中絶が生じる．
- 異所性妊娠（子宮外妊娠）時にみられる子宮腔内の出血や分泌物が胎嚢（GS）に似た像（偽胎嚢）を示すことがあり，正常妊娠と誤診しないようにする必要がある．付属器腫瘤は主に凝血塊からなり，内部エコーは均一な例から無エコー域の混在した不均一な例までさまざまである．

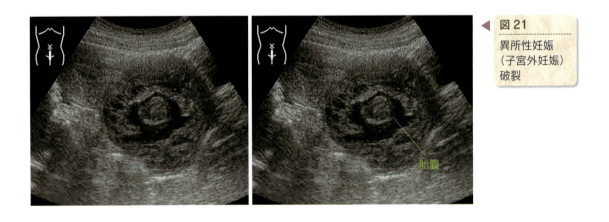

図21　異所性妊娠（子宮外妊娠）破裂

代表的疾患と超音波所見（女性生殖器）

1. 子宮筋腫 (uterine myoma, myoma uteri)

●超音波のポイント
① 子宮内の境界明瞭な渦巻状の内部エコーを伴う低エコー腫瘤（図3, p265）
② 時に内部に無エコー域や音響陰影を伴う strong echo（図4, 5, p266）
③ 子宮腔の偏位（粘膜下筋腫, 筋層内筋腫）
④ 子宮輪郭の突出（漿膜下筋腫, 筋層内筋腫）

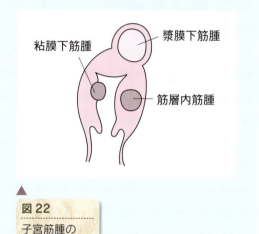

図22 子宮筋腫の存在部位

2. 子宮体癌〔子宮内膜癌 (carcinoma of the corpus uteri, endometrial carcinoma)〕

●超音波のポイント
① 子宮内膜の肥厚（図7, 8, p266, 267）
② 不均一な内膜エコー（図7, 8）

3. 内膜症性嚢胞〔チョコレート嚢胞 (endometrial cyst, chocolate cyst)〕

●超音波のポイント
① 子宮との境界不明瞭な腫瘤（図12, p269）
② 腫瘤内部のびまん性で均一な微細高エコー

4. 卵巣腫瘍 (ovarian tumor)

●超音波のポイント
① 卵巣の嚢胞性または充実性腫瘤（図16〜20, p272, 273）

9 脈 管

A 径の拡張

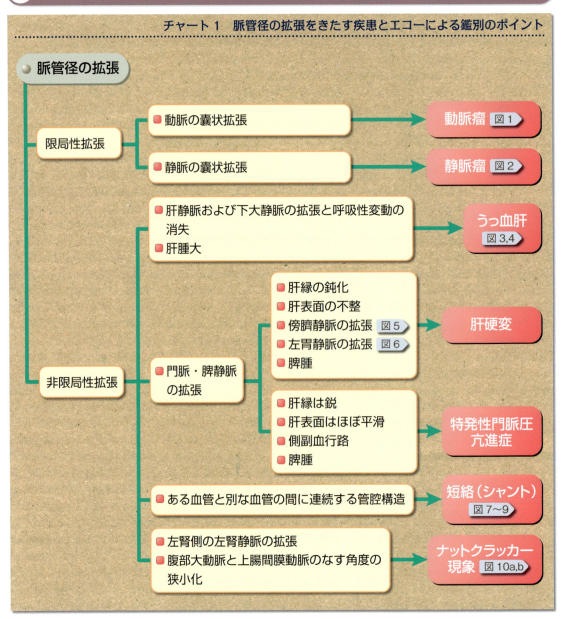

チャート1　脈管径の拡張をきたす疾患とエコーによる鑑別のポイント

- 腹部大動脈の径は健常者では腎動脈分岐部より頭側では3cm以下，尾側では2.5cm以下である．
- 動脈瘤ではドプラ検査で限局性の拡張部に一致して渦巻くような血流シグナルが認められる．

- 腹部大動脈瘤（**図1**）は，手術を行う際には病変が腎動脈分岐部におよんでいるかを検討する必要がある．動脈瘤の上縁と上腸間膜動脈起始部が超音波検査上，3cm以上あれば腎動脈におよんでいる可能性は低く，1cm以内なら腎動脈を巻き込んでいることが多い．
- 炎症性腹部大動脈瘤では大動脈瘤壁の外側に炎症に伴う線維組織の増生を反映した均一な低エコーのマントル様構造が認められることがある（マントルサイン）．本症のマントル様構造は大動脈瘤の前方〜側方に認められるが，瘤の後壁側にはほとんどみられないことが特徴である．
- 健常者では肝静脈と下大静脈の径は吸気時に細く，呼気時に拡張するが，うっ血肝では呼吸による変化はほとんどみられない（**図3, 4**）．
- 短絡（シャント）はある血管と別な血管の間に連続する管腔構造がみられる状態で，血流の増大に伴い血管径の拡張を伴う．腹部領域では肝内門脈肝静脈短絡症（**図7a, b**），胃腎静脈短絡症（**図8a, b**），脾腎静脈短絡症（**図9a〜c**）などが認められることがある．遺伝性出血性毛細血管拡張症〔ランデュ・オスラー・ウェーバー（Rendu-Osler-Weber）病〕は常染色体優性遺伝疾患で，皮膚や粘膜の毛細血管拡張や内臓の血管腫，動静脈瘻を合併する稀な疾患で，超音波検査上，①肝動脈の拡張，②肝内肝動脈門脈短絡，③肝内肝動脈肝静脈短絡，④肝内門脈肝静脈短絡が認められる．
- 左腎静脈が腹部大動脈と上腸間膜動脈のなす角度の狭小化により圧迫され，拡張した状態をナットクラッカー（nutcracker）現象陽性とする（**図10a, b**）．本症では腎静脈圧の上昇により，血尿を生じやすい．

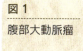

図1 腹部大動脈瘤

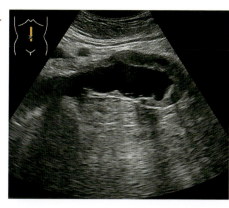
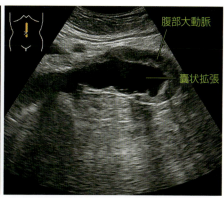

腹部大動脈
囊状拡張

図2 上腸間膜静脈瘤

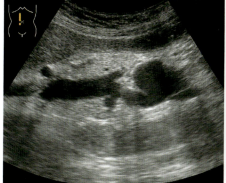
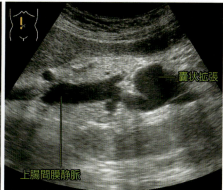

囊状拡張
上腸間膜静脈

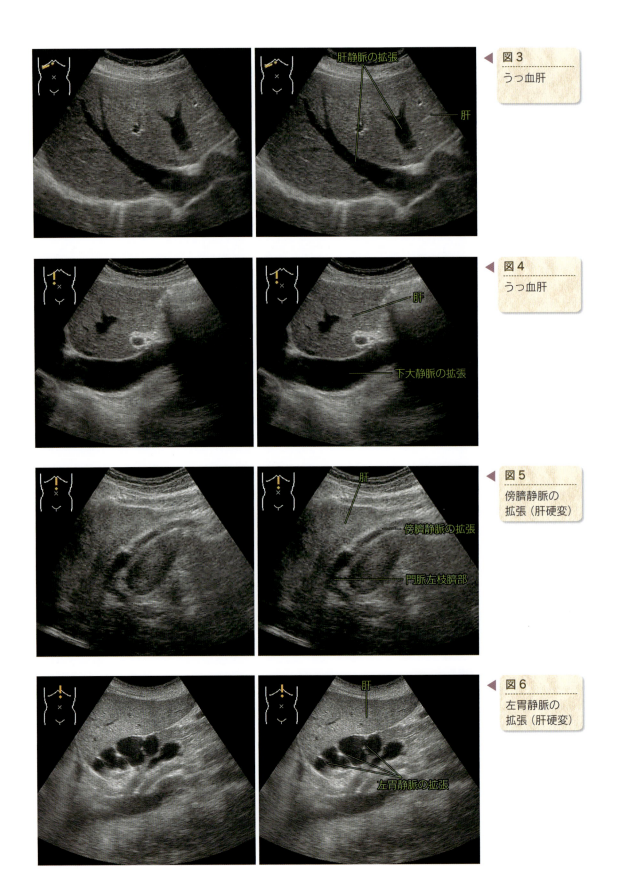

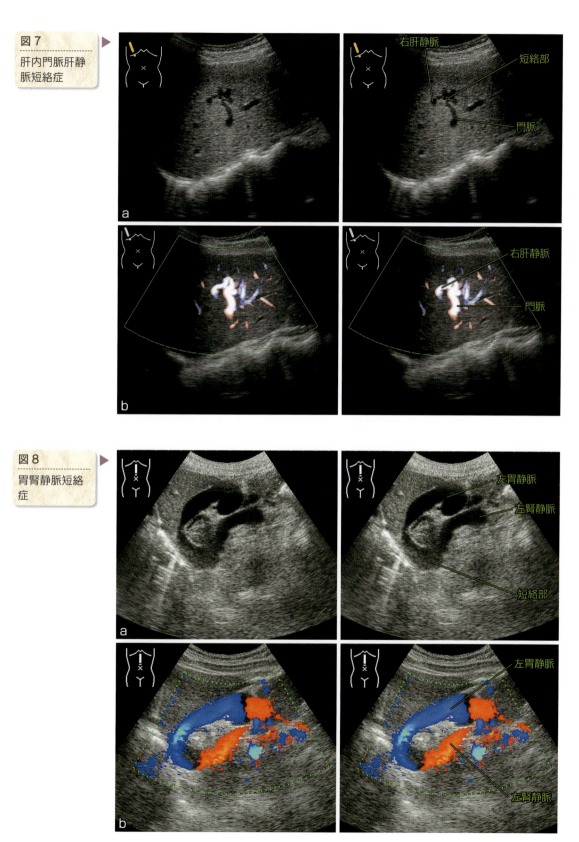

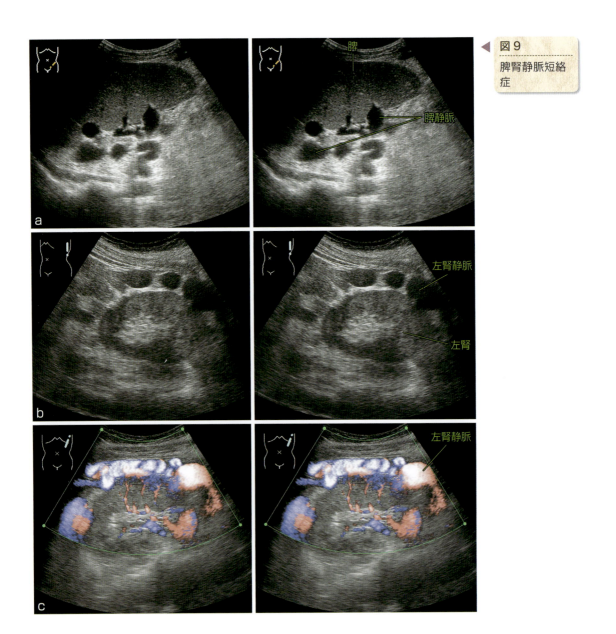

図9
脾腎静脈短絡症

図10 ナットクラッカー現象

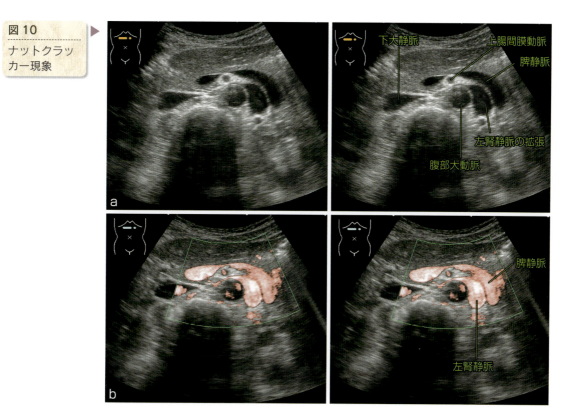

B 脈管壁の strong echo

チャート2　脈管壁に一致した strong echo をきたす疾患とエコーによる鑑別のポイント

脈管壁に一致した strong echo　→　動脈硬化症 図11

- 脈管壁に一致した strong echo は壁の石灰化によるもので，動脈硬化症による変化が考えられる（図11）．脈管の屈曲や蛇行を伴うことが多い．

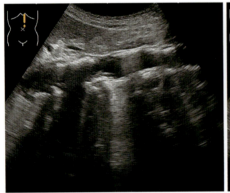 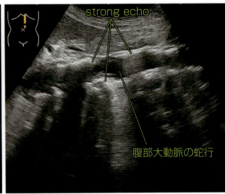

図11　動脈硬化症

C 内腔の異常

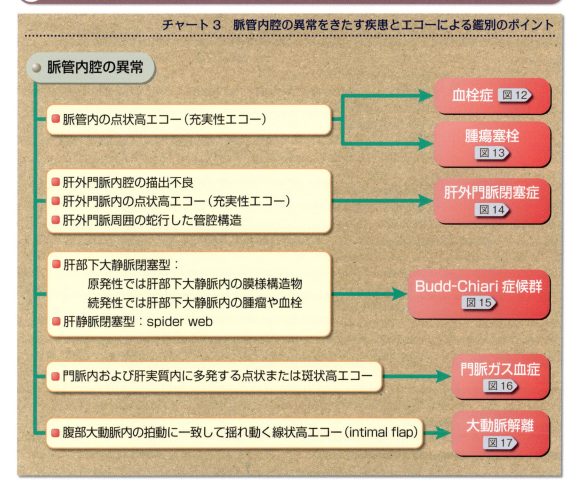

チャート3 脈管内腔の異常をきたす疾患とエコーによる鑑別のポイント

- 脈管内腔の異常
  - 脈管内の点状高エコー（充実性エコー） → 血栓症 図12／腫瘍塞栓 図13
  - 肝外門脈内腔の描出不良／肝外門脈内の点状高エコー（充実性エコー）／肝外門脈周囲の蛇行した管腔構造 → 肝外門脈閉塞症 図14
  - 肝部下大静脈閉塞型：原発性では肝部下大静脈内の膜様構造物／続発性では肝部下大静脈内の腫瘤や血栓／肝静脈閉塞型：spider web → Budd-Chiari 症候群 図15
  - 門脈内および肝実質内に多発する点状または斑状高エコー → 門脈ガス血症 図16
  - 腹部大動脈内の拍動に一致して揺れ動く線状高エコー（intimal flap） → 大動脈解離 図17

- 脈管内の点状高エコーは血栓症（図12）または悪性腫瘍の脈管内浸潤による腫瘍塞栓（図13）で認められる所見である．両者の鑑別点は腫瘤の有無に加えて，腫瘍塞栓では脈管径の拡張を伴うことが多いが，血栓症では通常，脈管径の拡張を伴わないことである．腫瘍塞栓は肝細胞癌，浸潤性膵管癌，腎細胞癌などでみられやすい．
- 肝外門脈閉塞症は肝外門脈の閉塞により門脈圧亢進症を生じた状態をいう．肝門部に求肝性側副血行路として多数の蛇行した管腔構造が認められ，海綿状血管増生（cavernous transformation）と呼ばれている（図14）．ドプラ検査では肝外門脈周囲の蛇行した管腔構造に一致して求肝性の血流シグナルが認められる．
- バッド・キアリ（Budd-Chiari）症候群は肝静脈または肝部下大静脈の閉塞ないし狭窄により門脈圧亢進症をきたす疾患で，原発性（先天性）と続発性（腫瘍性，うっ血性，炎症性，外傷性，中毒性など）に分類される．肝静脈閉塞型では正常の肝静脈が描出されず，同部位に多数の細い脈管構造（spider web）が認められる．原発性の肝部下大静脈閉塞型（図15）では肝部下大静脈内に膜様構造物が高エコー帯として描出され，続発性では腫瘤または血栓が認められる．本症では肝静脈間の吻合や脾腫，腹水貯留，側副血行路などの門脈圧亢進所見が認められる．

- 門脈ガス血症（**図16**）は腸管壊死や腸管の炎症，外傷などにより生じる重篤な徴候で，発生機序としては腸管内圧の上昇による腸管内ガスの血管への流入やガス産生菌による敗血症が考えられている．胆道気腫との鑑別点は，胆道気腫は胆汁の流れと同様に末梢よりも肝門部にみられやすいが，門脈ガス血症は門脈血流により肝門部〜末梢にかけてみられる点である．
- 大動脈解離では，急性期には解離した内膜が拍動に一致して揺れ動く線状高エコー（intimal flap）として描出される（**図17**）．腹部大動脈の限局性拡張は伴わないことが多い．

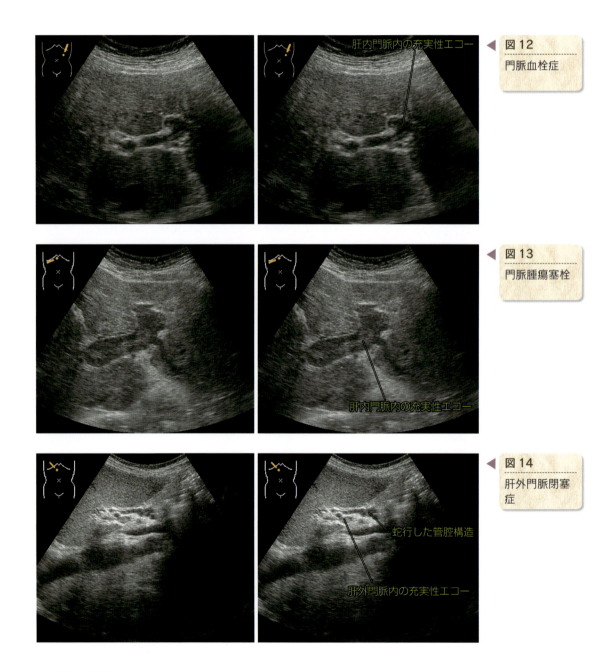

◀ **図12** 門脈血栓症

◀ **図13** 門脈腫瘍塞栓

◀ **図14** 肝外門脈閉塞症

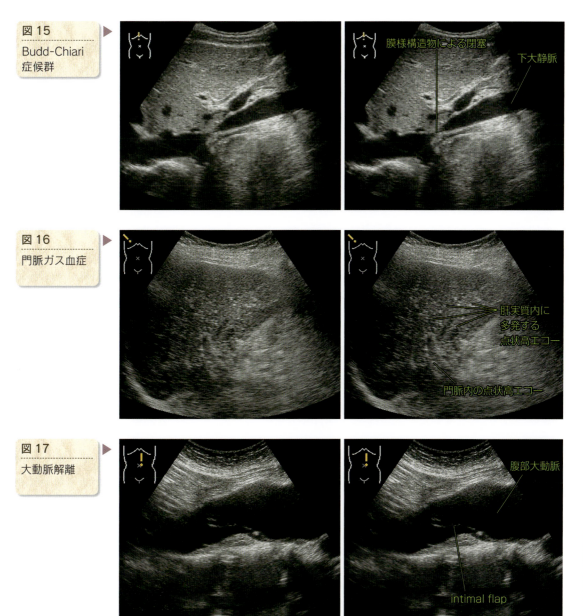

代表的疾患と超音波所見（脈管）

1. 腹部大動脈瘤（abdominal aortic aneurysm）
●超音波のポイント
① 腹部大動脈の限局性拡張（**図1，p277**）
② 拍動性腫瘤
③ 壁在血栓

2. 大動脈解離（aortic dissection）
●超音波のポイント
① 腹部大動脈内の拍動に一致して揺れ動く線状高エコー（intimal flap）（**図17，p285**）
② カラードプラ所見：偽腔内の血流シグナルの欠如または減少

各論

10 その他

A 腹腔内・腹腔内液体貯留

1 胸水

チャート1　胸水をきたす疾患とエコーによる鑑別のポイント

- 胸腔内の無エコー域　→　胸水　図1,2

- 胸水は超音波検査上，胸腔内の無エコー域として描出される（図1, 2）．血性胸水や炎症を伴う場合は，胸水中に微細点状高エコーが認められる．
- 原因となる疾患の鑑別は超音波所見のみでは困難なことも多く，表1の疾患を念頭において検索を進めていく必要がある．
- 脾によるアーチファクト（鏡面現象）で，あたかも左胸腔に少量の胸水貯留があるようにみえることがあり注意を要する（図3）．

表1　胸水の原因疾患

A. 感染症 　1) 細菌 　2) 結核 　3) ウイルス 　4) 真菌 　5) 寄生虫 　6) マイコプラズマ　など B. 心・血管疾患 　1) うっ血性心不全 　2) 慢性収縮性心膜炎 　3) 肺塞栓症 　4) 上大静脈症候群　など C. 肝疾患 　1) 肝硬変　など D. 膵疾患 　1) 急性膵炎　など	E. 腎疾患 　1) ネフローゼ症候群　など F. 悪性腫瘍 　1) 肺癌 　2) 癌性胸膜炎 　3) 胸膜中皮腫 　4) 縦隔腫瘍　など G. 卵巣疾患 　1) Meigs症候群　など H. 膠原病 　1) 関節リウマチ 　2) 全身性エリテマトーデス　など I. 外傷 J. その他

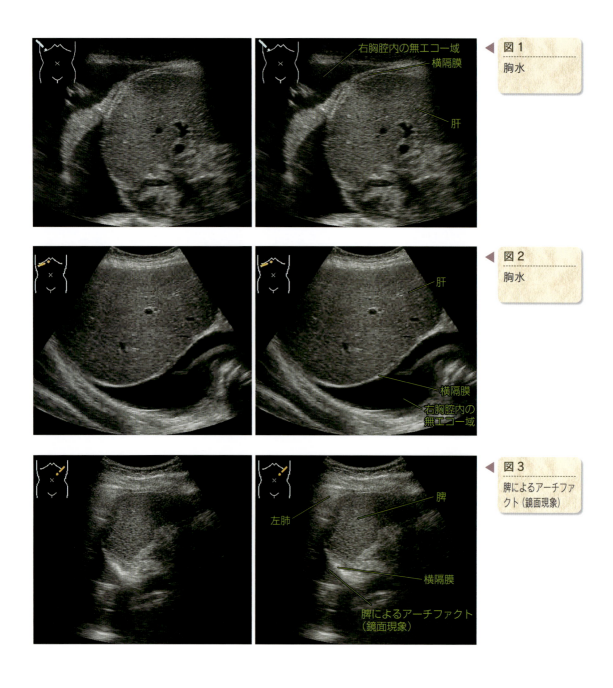

◀ 図1
胸水

◀ 図2
胸水

◀ 図3
脾によるアーチファクト（鏡面現象）

2 腹水

> **チャート2　腹水をきたす疾患とエコーによる鑑別のポイント**
>
> 腹腔内の無エコー域　→　腹水　図4,5

- 腹水は腹腔内の無エコー域として描出される（**図4, 5**）．血性腹水や炎症を伴う場合は，腹水中に微細点状高エコーが認められる．
- 少量の腹水貯留時にはモリソン（Morrison）窩や，ダグラス（Douglas）窩に認められる．
- 多量の腹水貯留時には小腸および腸間膜が浮遊する像が観察される（**図5**）．癌性腹膜炎，腹膜偽粘液腫，結核性腹膜炎などでは腸管の癒着により浮遊像が欠如する．
- 原因となる疾患の鑑別は超音波所見のみでは困難なことも多く，**表2**の疾患を念頭において検査を進めていく必要がある．
- 腹膜偽粘液腫では腹腔内の微細な点状高エコーを伴う液体貯留，多房性嚢胞状腫瘤ないし隔壁形成，肝や腸管の圧排像，腸管の浮遊像の欠如が認められる（**図6, 7**）．
- 女性では排卵前後にDouglas窩に少量の液体貯留がみられるため（生理的腹水），病的所見と誤診しないようにする必要がある．
- 腹腔内の大半を占めるような巨大な卵巣嚢腫では，多量の腹水貯留と誤診することがある．卵巣嚢腫では内部に浮遊する腸管が認められないことや，周囲の臓器の圧排所見を認めることなどから，腹水貯留と鑑別される．
- 横隔膜やその周囲の筋層（矢印）を腹水と誤診しないようにする必要がある（**図8**）．

表2　腹水の原因疾患

A. 肝・門脈系疾患 　1）劇症肝炎 　2）肝硬変 　3）Budd-Chiari症候群 　4）特発性門脈圧亢進症 　5）肝細胞癌　など B. 心疾患 　1）うっ血性心不全 　2）慢性収縮性心膜炎　など C. 膵疾患 　1）急性膵炎 　2）浸潤性膵管癌　など	D. 腹膜疾患 　1）急性腹膜炎 　2）慢性腹膜炎 　3）癌性腹膜炎 　4）腹膜偽粘液腫　など E. 卵巣疾患 　1）Meigs症候群　など F. 腎疾患 　1）ネフローゼ症候群　など G. 内分泌疾患 　1）甲状腺機能低下症（粘液水腫）　など H. 外傷 I. その他 　1）栄養障害　など

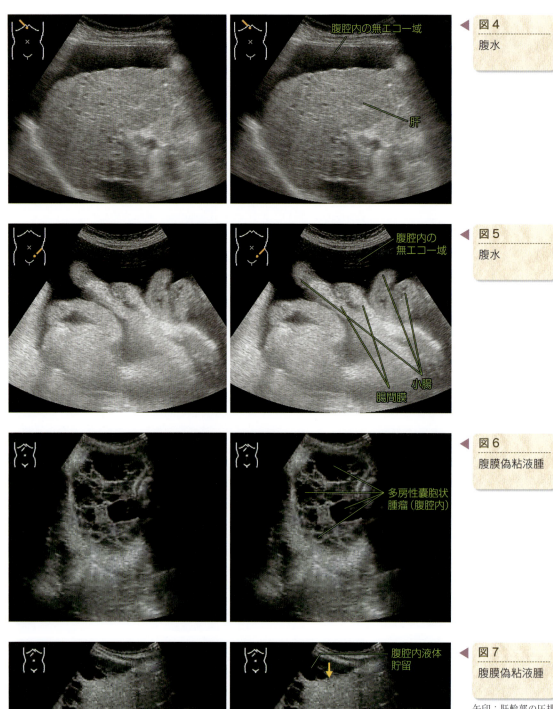

図4 腹水

図5 腹水

図6 腹膜偽粘液腫

図7 腹膜偽粘液腫

矢印：肝輪郭の圧排像（scalloping）.

図8
横隔膜と周囲の筋層

矢印：横隔膜．

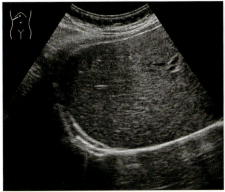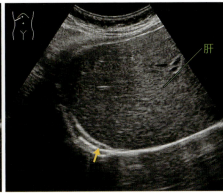

10 その他

B 腹腔内または後腹膜腔腫瘤

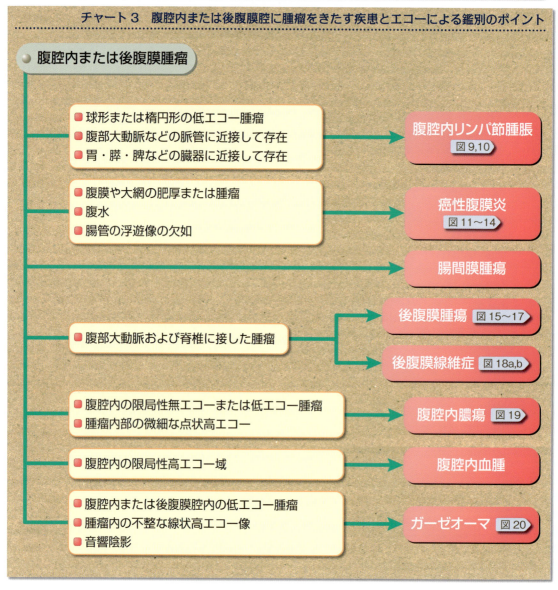

チャート3　腹腔内または後腹膜腔に腫瘤をきたす疾患とエコーによる鑑別のポイント

- リンパ節の短径が10mm以上を腫大とすることが多い．リンパ節の腫大は感染症，急性および慢性肝疾患（図9），悪性腫瘍の転移（図10），悪性リンパ腫や白血病などで認められる．健常者でみられるリンパ節や炎症などの良性疾患におけるリンパ節腫大は楕円形を呈することが多く，悪性疾患によるリンパ節腫大は球形に近い形状を呈することが多い．腹部のリンパ節の番号は胃癌・原発性肝癌・胆道癌および膵癌取扱い規約により定められている．
- 癌性腹膜炎でみられる大網への転移による肥厚はomental cakesまたはomental cakingと呼ばれている（図11）．超音波検査上，腹壁と腸管の間に高エコーと低エコーの混在する厚い帯状の腫瘤として描出される．癌性腹膜炎ではその他に腹膜（図12），肝表面（図13），骨盤腔（図14）などにも腫瘤を形成することがある．

- 腸間膜とは消化管と後腹膜の間に張られた腹膜の一部で，その中に消化管に関係する血管，リンパ管，神経などが走行している．この部に発生した腫瘍を腸間膜腫瘍と呼んでいる．良性腫瘍では線維腫，脂肪腫，神経鞘腫など，悪性腫瘍では線維肉腫，細網肉腫，平滑筋肉腫，脂肪肉腫などがある．
- 後腹膜腫瘍（**図 15, 16**）とは腎，副腎，膵，生殖器などの後腹膜臓器以外の器官をなさない後腹膜腔から発生した腫瘍であり，多くは悪性である．悪性腫瘍の中では脂肪肉腫，悪性リンパ腫，平滑筋肉腫などが多く，良性腫瘍の中では奇形腫が最も多い．脂肪肉腫は高エコーと低エコーが混在した像を呈することが多い．悪性リンパ腫では腹部大動脈周囲に多発するきわめて低いエコーレベルの腫瘤が認められる（**図 16**）．また腸間膜リンパ節が腫大し，上腸間膜動脈を前後から取り囲んだ状態を sandwich sign と呼び，悪性リンパ腫に特徴的な所見である（**図 17**）．平滑筋肉腫は高エコーと低エコーが混在する腫瘤で，嚢胞化を伴うことが多い．奇形腫では充実性と嚢胞性の部が混在する所見が認められ，骨や歯の成分があると腫瘤内部に strong echo を伴う．
- 後腹膜線維症（**図 18**）では腹部大動脈周囲に境界明瞭で，左右対称的な低エコー腫瘤が認められ，両側の水腎症を伴うことが多い．
- 腹腔内膿瘍（**図 19**）は急性虫垂炎や憩室炎などの炎症，胃・十二指腸潰瘍の穿孔，腹部外傷，術後の縫合不全などで認められる．好発部位は横隔膜下，傍結腸溝，骨盤腔内である．
- 腹腔内血腫では腹腔内に限局性の高エコー域が認められ，経過とともに低〜無エコーに変化する．
- 手術の際に体内に遺残されたガーゼ，タオル，スポンジなどの異物が生体の炎症反応により肉芽腫ないし膿瘍を形成した状態をガーゼオーマと呼んでいる．本症では低エコーの腫瘤の内部にガーゼを反映した不整な線状高エコー像が認められ，音響陰影を伴う（**図 20**）．

図9 腹腔内リンパ節腫脹

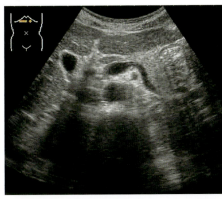
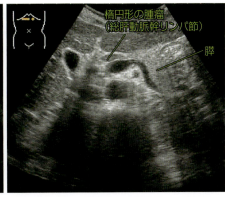

図10 腹腔内リンパ節腫脹

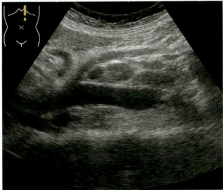
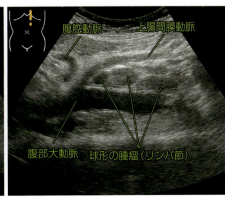

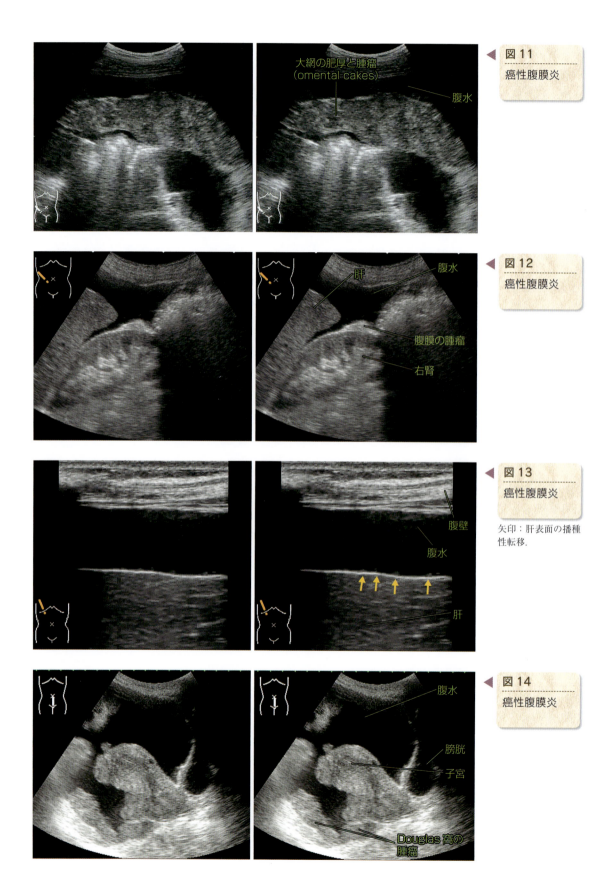

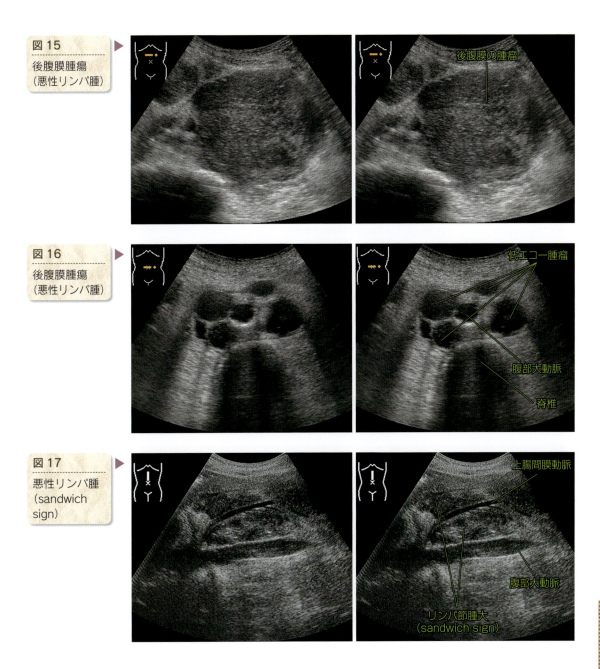

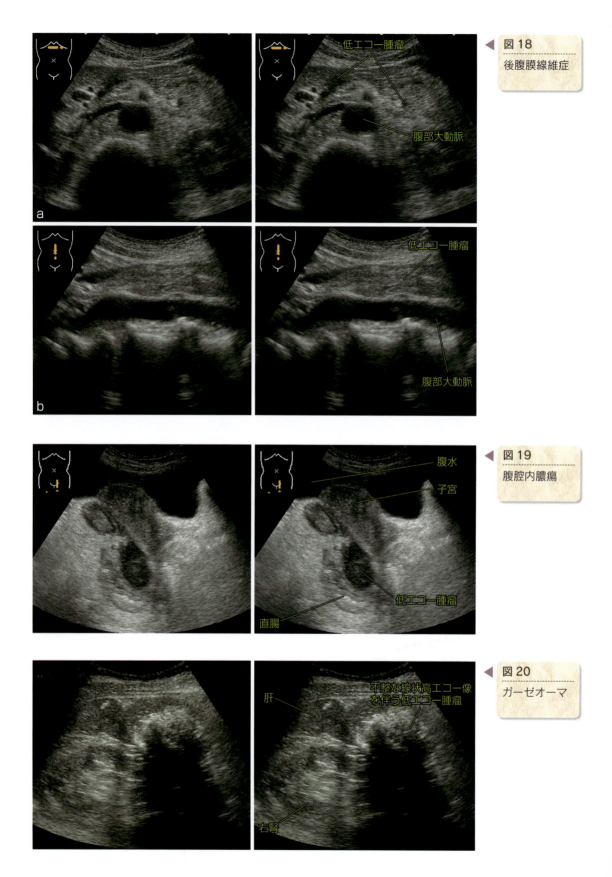

C 位置異常

チャート 4　臓器の位置異常をきたす疾患とエコーによる鑑別のポイント

● 腹腔内臓器の一部または全部が正常と比べて左右逆の位置に存在 → **内臓逆位症**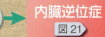
図 21

■ 内臓の一部または全部が，正常と比べて左右逆の鏡面像的な位置に存在する状態を内臓逆位症という（図 21）．心・血管系の奇形，腸管回転異常症，胆道閉鎖症などを合併することがある．

図 21
内臓逆位症

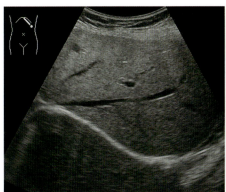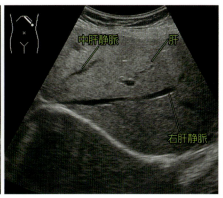

代表的疾患と超音波所見（腹腔・後腹膜腔・その他）

1. 腹腔内膿瘍（intraabdominal abscess）
●超音波のポイント
① 腹腔内の限局性無エコーまたは低エコー腫瘤（図 19，p296）
② 内部の微細な点状高エコー（図 19）

2. 後腹膜線維症（retroperitoneal fibrosis）
●超音波のポイント
① 腹部大動脈周囲の境界明瞭，左右対称的な低エコー域（図 18，p296）
② 両腎の中心部エコー像（central echo complex）内の無エコー域（水腎症）

3. 腹腔内リンパ節腫脹（lymphadenopathy）
●超音波のポイント
① 腹腔内または後腹膜腔の短径が 10 mm 以上の球形または楕円形の低エコー腫瘤（図 9, 10，p293）
② 腹部大動脈などの脈管や肝外胆管に近接して存在（図 10）
③ 胃・膵・脾や腸管などの臓器に近接して存在（図 9）

4. 癌性腹膜炎（peritonitis carcinomatosa）
●超音波のポイント
① 腹膜や大網の肥厚または腫瘤（図 11, 12，p294）
② 腹腔内の無エコー域（腹水貯留）（図 11〜14，p294）
③ 腸管の浮遊像の欠如（腸管の癒着）

5. 腹膜偽粘液腫（pseudomyxoma peritonei）
●超音波のポイント
① 腹腔内の微細な点状高エコーを伴う液体貯留（図 6，p290）
② 多房性嚢胞状腫瘤ないし隔壁形成（図 6）
③ 肝の圧排による肝輪郭の波状彎入像（scalloping）や腸管の圧排像（図 7，p290）
④ 腸管の浮遊像の欠如

6. 後腹膜腫瘍（retroperitoneal tumor）
●超音波のポイント
① 後腹膜腔の腫瘤（腹部大動脈および脊椎に接した腫瘤）（図 15, 16，p295）

7. 悪性リンパ腫（malignant lymphoma）
●超音波のポイント
① 腹腔内または後腹膜腔の無エコーに近い低エコー腫瘤（リンパ節腫大）（図 16）
② 上腸間膜動脈周囲を取り囲む低エコー腫瘤（sandwich sign）（図 17，p295）

―― 各 論

正 常 計 測 値

1 肝臓

左葉	頭尾方向	7〜11cm
	厚さ	5〜7cm
右葉	頭尾方向	9〜16cm
門脈径	肝内右枝	9.0±3.1mm
	肝内左枝	7.9±3.2mm
	門脈本幹	11.8±3.5mm

2 胆道

A. 胆囊

長径	6〜8cm
短径	2〜3cm
壁の厚さ	3mm以下

B. 胆管

肝内胆管	1mm以下
左右肝管	3mm以下
肝外胆管	6mm以下

3 膵臓

頭部	2.5cm以下
体部	2cm以下
尾部	2cm以下
膵管	2mm以下

4 腎臓・尿路

A. 腎臓

長径	10〜12cm
短径	4〜5cm
実質の厚さ	1.4〜2cm

B. 膀胱

壁の厚さ（尿充満時） 3mm以下

C. 前立腺

横径	4cm以下
縦径	3cm以下
上下径	3cm以下
体積（0.5×横径×縦径×上下径）	20mL以下

5 副腎

長径	4〜5cm
短径	2〜3cm
厚さ	0.5〜1cm

6 脾臓

spleen index	20cm^{2}以下（千葉大学第一内科の計測法）
	30cm^{2}以下（古賀の計測法）
	15cm^{2}以下（朝井の計測法）
脾静脈径	6.7±2.5mm

7 消化管

A. 胃

壁の厚さ 5mm以下

B. 小腸

壁の厚さ 3mm以下

C. 大腸

壁の厚さ 4mm以下

8　女性生殖器

A. 子宮（未産婦）
　上下径　　6〜8cm
　左右径　　3〜4cm
　前後径　　3〜4cm

経産婦では全体的に1〜2cm程度大きくなる．
閉経後は上下径が4〜6cmに縮小する．

B. 卵巣
　長径　　3cm以下

9　脈管

腹部大動脈
　腎動脈起始部より上方　　3cm以下
　腎動脈起始部より下方　　2.5cm以下

【文献（正常計測値）】
1) 木村邦夫：肝臓の超音波検査．肝の正常像．腹部エコーのABC．竹原靖明，秋本　伸，木村邦夫編．p159-160，日本医師会，東京，1987
2) 木村邦夫，松谷正一，渡辺　浄，他：門脈圧亢進症の超音波診断．最新医学 37：1288-1299，1982
3) 古賀　孝，巴　淳一，森山正武，他：肝疾患における脾の超音波断層法による定量化に関する研究．肝臓 13：412-420，1972
4) 木村邦夫：門脈・脾臓の超音波検査．門脈・脾の基本走査と正常像．腹部エコーのABC．竹原靖明，秋本　伸，木村邦夫編．p212-215，日本医師会，東京，1987

【参考図書】

1) 大藤正雄編：消化器超音波診断学．医学書院，東京，1985
2) 久 直史：腹部超音波診断テキスト 病理との対比と鑑別のポイント．秀潤社，東京，1994
3) 竹内和男：腹部超音波診断で知っておきたいサインと用語．チーム医療，東京，1994
4) 辻本文雄：腹部カラードプラ入門 原理・検査法から解剖・病態・生理まで．秀潤社，東京，1995
5) 本田伸行：日常診療における消化管超音波診断―腹部食道から直腸まで―．メディカル・コア，東京，1996
6) 森 秀明：スタンダード腹部超音波診断．診断と治療社，東京，1996
7) 久 直史，大熊 潔，平井都始子：腹部カラードプラ診断．金原出版，東京，1998
8) 日本超音波医学会編：新超音波医学1 医用超音波の基礎．医学書院，東京，2000
9) 日本超音波医学会編：新超音波医学2 消化器．医学書院，東京，2000
10) 日本超音波医学会編：新超音波医学4 産婦人科，泌尿器科，体表臓器およびその他の領域．医学書院，東京，2000
11) 辻本文雄：超音波医学辞典．秀潤社，東京，2000
12) 森 秀明：できる腹部カラードプラ診断．南江堂，東京，2001
13) 森 秀明：腹部超音波フルコース．メジカルビュー社，東京，2002
14) 日本医師会編：腹部エコーのABC 第2版．医学書院，東京，2004
15) 春間 賢編：消化管超音波診断ビジュアルテキスト．医学書院，東京，2004
16) 森 秀明：腹部エコーマスター ハイブリッドCD-ROM．医学書院．東京，2005
17) 関根智紀：新超音波検査 消化管．ベクトル・コア，東京，2006
18) 岩崎信広，岡部純弘：ステップアップ消化管超音波検査．医歯薬出版，東京，2006
19) 森 秀明，竹内真一：腹部超音波 A side ―基礎と臨床のキーポイント37―．メジカルビュー社，東京，2007
20) 竹原靖明（監修・編集）：USスクリーニング．医学書院，東京，2008
21) 住野泰清，畠 二郎：正常画像と並べてわかる腹部エコー ここが読影のポイント．羊土社，東京，2008
22) 長谷川雄一：コンパクト超音波αシリーズ 消化管アトラス．ベクトル・コア，東京，2008
23) 森 秀明，平井都始子：レジデント・臨床検査技師のためのはじめての超音波検査．文光堂，東京，2009
24) 長井 裕：絵でみる超音波．改訂第3版．南江堂，東京，2012
25) 甲子乃人：コンパクト超音波αシリーズ 超音波の基礎と装置．四訂版．ベクトル・コア，東京，2013
26) 森 秀明：Dr.森の腹部超音波診断パーフェクト．診断と治療社，東京，2013

索 引

和文索引

あ

悪性リンパ腫　119, 237, 241, 243, 295, **298**
アーク走査方式　8
朝井の計測法　**83**, 238
アーチファクト　2, **36**, 39, 42, 287
厚み方向分解能　9
アデノミオマトーシス　**186**
アルコール性肝障害　137

い

胃　**84**, 299
胃アニサキス症　246, 249
胃潰瘍　246, 249
胃癌　246, 250, 254, 255, **260**
胃穹窿部　89
異所性腎　204
異所性妊娠破裂　118, 274
胃腎静脈短絡症　279
胃粘膜下腫瘍　246, 250, **260**
胃の基本走査　87
イレウス　260

う

ウィルムス腫瘍　219, 222, 230
ウオールフィルタ　**28**
右肝静脈　60, 61
うっ血肝　122, 126, 129, 137, **156**, 276, 278

え

エイリアシング　20, 44
エラストグラフィ　32

お

横行結腸　85
黄体嚢胞　268
黄疸　**120**
オスラー・ウェーバー・ランデュ病　137
折り返し現象　20, 44
音響陰影　43
音響窓　48, 227
音響増強　43

か

外側陰影　44
回腸　84
海綿状血管増生　139, 283
海綿腎　211
回盲弁　85, 92
潰瘍性大腸炎　247, 253
角度補正　**26**
下行結腸　85
ガス産生肝膿瘍　142, 145
ガーゼオーマ　292, 296
下大静脈　**102**
下大静脈の基本走査　**103**
ガムナ・ガンディ結節　240
カラーゲイン　24
カラードプラ表示　**51**

カラードプラ法 **18**
カラー表示範囲 **26**
肝萎縮 **130**
肝右葉 **60**
肝エキノコックス症 **142, 145**
肝縁 **53, 133**
肝外胆管 **64, 66**
肝外胆管周囲のリンパ節腫大 **161**
肝外門脈閉塞症 **137, 141, 157, 283, 284**
肝芽腫 **146, 153**
肝機能障害 **120**
肝区域 **53**
肝区域の同定 **55**
肝結核腫 **142, 145**
肝血管筋脂肪腫 **146, 149**
肝血管腫 **146, 149, 153, 157**
肝硬変 **121, 122, 130, 131, 132, 133, 134, 137, 139, 141, 156, 168, 237, 276**
肝細胞癌 **122, 137, 139, 142, 146, 151, 154, 158**
肝細胞癌破裂 **118**
肝細胞腺腫 **146, 150**
肝左葉 **60**
肝実質 **53**
肝腫大 **126**
肝腫瘍 **126, 132**
肝腫瘤 **146**
肝静脈 **52**
肝腎コントラストの逆転 **203, 210**
癌性腹膜炎 **168, 292, 294, 298**
感染性腸炎 **247, 252**
肝臓 **52, 126, 299**
肝動脈 **52**
カントリー線 **53**
肝内 strong echo **142**
肝内肝静脈肝静脈短絡症 **137**
肝内結石 **121, 142, 144, 178, 179, 183, 187**
肝内石灰化 **142, 143**
肝内胆管 **64, 66**

肝内胆管癌 **121, 122, 146, 151, 154, 158, 178, 179**
肝内門脈肝静脈短絡症 **137, 140, 157, 279**
肝嚢胞 **146, 148, 157**
肝膿瘍 **119, 122, 146, 151, 157**
肝の大きさ **53, 54**
肝の基本走査 **54**
肝表面 **53, 132**
間膜の分類 **112**
肝門部胆管癌 **121, 178**

き

機械走査 **7**
機械的イレウス **255**
気腫性胆嚢炎 **166, 167, 171, 184**
基線 **27**
偽胎嚢 **274**
輝度反転法 **33**
機能的イレウス **255**
偽膜性腸炎 **247, 252**
急性胃粘膜病変 **246, 249**
急性肝炎 **121, 122, 126, 127, 133, 134, 137, 156, 164, 165, 168, 237**
急性腎炎 **119**
急性腎不全 **202, 203, 210, 212, 230**
急性膵炎 **118, 188, 189, 191, 200**
急性胆嚢炎 **118, 119, 122, 161, 162, 168, 186**
急性虫垂炎 **118, 119, 257, 258, 260**
急性腹症 **117**
急性閉塞性化膿性胆管炎 **118, 119, 122, 181, 182, 183, 185, 187**
急性膀胱炎 **224**
穹窿部 **87**
胸水 **287, 288**
胸部食道 **87**
鏡面現象 **39, 46, 287, 288**
虚血性大腸炎 **247, 253**

距離分解能　9
記録装置の調節　14

く

クイノーの8区域分類　55, **59**, 60
空間分解能　9
空腸　84
櫛状エコー　134
クッシング症候群　232, 234, **236**
クルケンベルグ腫瘍　271
クローン病　247, 251

け

憩室炎　118, 119
携帯型超音波診断装置　**35**
ゲイン　11
劇症肝炎　121, 122, 130, 131, 132, 134, **156**, 164, 168
血管相　29
血栓症　283
血尿　**123**
血流シグナル　197
血流速度　16
ケルクリング皺襞　84, 254
限局性結節性過形成　146, 150, 153, **158**
原発性アルドステロン症　232, 234, **236**
原発性硬化性胆管炎　121, 122, 181
原発性副甲状腺機能亢進症　211
原発性卵巣癌　271, 273

こ

抗菌薬関連性出血性大腸炎　247, 252
交叉性偏位腎　206
高調波　31
後腹膜腔　111, **115**

後腹膜腫瘍　292, 295, **298**
後腹膜線維症　292, 296, **298**
後腹膜の基本走査　**115**
後傍腎腔　115
絞扼性イレウス　118, 254, 256
古賀の計測法　**82**, 238
後血管相　29
コレステロールポリープ　171
コントラスト　14
コントラスト分解能　10

さ

左胃静脈の拡張　278
サイドローブ　**37**, 171
左肝静脈　61
サーキュラ走査方式　8
左側胆嚢　159, 160
サルコイドーシス　211
サンゴ状結石　216, 217
3次元超音波検査　**33**
サンプルボリューム　**26**
残留エコー　38

し

子宮　**97**, 262, 300
子宮外妊娠破裂　118, 274
子宮筋腫　264, 265, **275**
子宮後屈　262, 263
子宮腫瘤　264
子宮腺筋症　264, 266
子宮体癌　264, 266, **275**
子宮内避妊器具　264
子宮内膜癌　264, 266, **275**
子宮の基本走査　**97**
子宮留血腫　264
子宮留水腫　264, 267

子宮留膿腫　264, 267
自己免疫性膵炎　181, 182, 188, 189, 191, **200**
時相　**29**
漆喰腎　215, 216
実質臓器の外傷　118
時分割スキャン　22
脂肪肝　122, 126, 128, 133, 134, 137, **156**
視野深度　**13**
シャント　276
十二指腸　84
十二指腸潰瘍　246
十二指腸癌　246
十二指腸粘膜下腫瘍　246, 250
周波数　24
主極　37
受信周波数　16
主膵管　69, 70
腫瘍塞栓　283
腫瘤形成性膵炎　193, 194, 196
漿液性嚢胞腺腫　271, 272
消化管　**84**, 299
消化管穿孔　118, 257, 259
上行結腸　85
小腸　**84**, 299
小腸アニサキス症　247, 254
小腸癌　247, 251
上腸間膜静脈瘤　277
上腸間膜動脈　103
上腸間膜動脈性十二指腸閉塞　254, 256
小腸腫瘍　**261**
小腸粘膜下腫瘍　247, 251
小腸の基本走査　**89**
静脈管索　60
静脈瘤　276
食道　**84**
食道癌　246, 249, **260**
女性生殖器　**97**, 262, 300
腎　202

腎strong echo　216
腎アミロイドーシス　202, 203, 210
腎盂　73
腎盂腫瘍　124, 212, 214, 219, 230
腎オンコサイトーマ　219, 221
腎外傷　124
腎外腎盂　206, 209, 212, **229**
腎芽腫　219, 222, 230
蜃気楼現象　**39**
神経因性膀胱　224, 231
腎結核　124, 212, 215, 216, 219
腎血管筋脂肪腫　219, 221, 230
腎結石　118, 124, 216, 217, **229**
腎欠損　204
腎梗塞　118
腎細胞癌　119, 124, 219, 222, 230
腎実質　73
腎周囲腔　115
腎腫大　202
腎腫瘍　219
浸潤性膵管癌　188, 193, 194, 196, 199, **201**
腎静脈　73
腎静脈血栓症　202, 210
腎静脈血栓症（陳旧例）　204
腎髄質　73
腎髄質（錐体）のエコーレベルの上昇　211
腎錐体　73
腎生検後　124
腎石灰化　216
腎石灰沈着症　211
腎臓　**73**, 299
腎柱の肥大　206, 207, 212
腎低形成　204
腎摘出術後　204
腎洞　73
腎動静脈瘻　124, 212, 215, 219
腎洞内脂肪腫症　212, 214
腎動脈　73

腎尿細管性アシドーシス　211
腎嚢胞　219, 220, 230
腎膿瘍　119, 219, 221
真のエコー像　36
腎の基本走査　**74**
腎杯　73
腎杯憩室　212, 214
腎発育不全　204
腎皮質　73
腎無形成　204
腎無発生　204

す

膵 solid cystic tumor　**201**
膵 solid pseudopapillary neoplasm　196, 199, **201**
膵萎縮　190
膵仮性嚢胞の脾への穿破　244
膵管内乳頭粘液性腫瘍　**201**
膵管内乳頭粘液性腫瘍（主膵管型）　193, 195, 196
膵管内乳頭粘液性腫瘍（分枝型）　193, 194, 196, 198
膵腫大　188
膵腫瘤　196
膵漿液性嚢胞腫瘍　**200**
膵漿液性嚢胞腺腫　196, 198
膵神経内分泌腫瘍　196, 199, **201**
水腎症　212, 213, **229**
膵臓　**69**, 188, 299
膵頭部癌　121, 122, 161, 178
膵粘液性嚢胞性腫瘍　**200**
膵粘液性嚢胞腺癌　196, 198
膵粘液性嚢胞腺腫　196, 198
膵嚢胞　196, 197, **200**
膵の基本走査　**70**
膵・胆管合流異常　168

スライス方向分解能　9

せ

成熟奇形腫　271, 273
精嚢　79
セクタ走査方式　8
石灰化　46
石灰乳胆汁　171, 173
ゼロシフト　**27**
線維腫　271, 273
線維性ポリープ　175
線状高エコー　284
前処置　48
剪断波伝播速度　32
先天性胆道拡張症　121, 178, 180, **187**
前傍腎腔　115
前立腺　**78**, 299
前立腺癌　124, 227, 228, 231
前立腺結石　228, 231
前立腺体積　79
前立腺の基本走査　**78**
前立腺肥大症　124, 227, 231

そ

双角子宮　262, 263
総肝動脈　103
送信周波数　16
送信フォーカス　13
総胆管結石　118, 121, 122, 161, 162, 178, 183, **187**
側方陰影　44

た

胎児性分葉　206, 207
大腸　**85**, 299

大腸癌　247, 253, **261**
大腸憩室炎　257, 259, **260**
大腸粘膜下腫瘍　247
大腸の基本走査　**91**
大動脈解離　118, 283, 285, **286**
ダイナミックレンジ　**12**
ダグラス窩　100, 112, 113, 269
多重反射　**36**, 171
縦走査　6
多嚢胞性疾患　147
多嚢胞性卵巣　268, 269
多発隔壁胆嚢　159
多発性嚢胞腎　124, 202, 203, 212, 219, 230
胆管　52, **64**, 178, 299
胆管癌　121, 122, 161, 163, 178, 181, 185, **187**
胆管細胞癌　121, 122, **158**, 178
胆管周囲のリンパ節腫大　178
胆管性過誤腫　142, 143, 144, 146, **157**
胆管内腫瘤　185
胆管壁の肥厚　181
単純性イレウス　118, 254, 256
弾性率　**32**
胆泥　171, 173
胆道　**63**, 159, 299
胆道気腫　142, 144, 183, 184, **187**
胆道出血　161, 163, 171, 178, 183, 185
胆道内空気像　**187**
胆嚢　**63**, 159, 299
胆嚢萎縮　164
胆嚢炎症性ポリープ　175
胆嚢過形成性ポリープ　175
胆嚢管　64
胆嚢癌　122, 161, 164, **187**
胆嚢癌（壁肥厚型）　168, 170
胆嚢癌（隆起型）　175, 176
胆嚢結石　118, 122, 171, 173, **186**
胆嚢結石の超音波分類　172
胆嚢コレステロールポリープ　175, 176, **186**

胆嚢消化管瘻　166, 167
胆嚢腺筋腫症　171, 174, **186**
胆嚢腺筋腫症（底部型）　168, 169
胆嚢腺筋腫症（びまん型）　168, 169
胆嚢腺筋腫症（分節型）　168, 170
胆嚢腺腫　175, 176
胆嚢摘出術後　178
胆嚢内充満結石　166, 167
胆嚢内腫瘤　175
胆嚢の基本走査　**64**
胆嚢描出困難　166
胆嚢壁肥厚　168
短絡　276

ち

腟　98
腟の基本走査　**98**
千葉大学第一内科の計測法　**82**, 238
中肝静脈　60, 61
中心性瘢痕　147
中心部エコー像　74, 207, 210, 213
虫垂　85
虫垂粘液嚢腫　257, 258, **261**
虫垂粘液嚢胞　261
虫垂粘液瘤　257, 258, **261**
超音波検査の欠点　**5**
超音波検査の利点　**5**
超音波診断装置の操作法　**50**
超音波診断装置の名称　**50**
超音波造影剤　**29**
腸重積　118, 247, 251, **261**
重複腎盂尿管　206, 209, 212, **229**
腸閉塞　**260**
直腸　85
直腸子宮窩　112, 113
直腸膀胱窩　113
チョコレート嚢胞　268, 269, **275**

直交断面表示法　33
陳旧性腎梗塞　206, 208

つ

つらら状エコー　172

て

低アルブミン血症　168
転移性肝腫瘍　142, 145, 146, 152, 155, **158**
転移性腎腫瘍　219
転移性膵腫瘍　196
転移性脾腫瘍　241, 244, **245**
転移性副腎腫瘍　232, 235, **236**
電子走査　7

と

陶器様胆嚢　166, 167, 171, **186**
島細胞腫瘍　**201**
到達時間等高線表示　32
糖尿病　191
動脈硬化症　282
動脈優位相　30
動脈瘤　276
特発性門脈圧亢進症　137, 237, 276
ドプラ画像の調節法　24
ドプラ効果　16
ドプラ偏移周波数　16
ドプラ法　16
ドプラ法の使用方法　51

な

ナイキスト周波数　44
内臓逆位症　297
内膜症性嚢胞　268, 269, **275**

ナットクラッカー現象　124, 276, 281
ナボット小胞　264, 267

に

日本住血吸虫症　122, 134, 135
乳頭部癌　121, 122, 161, 178, 193
尿管　73
尿管癌　124, 231
尿管結石　118, 124, 216, 217, **229**
尿管内strong echo　216
尿管瘤　223, **229**
尿膜管腫瘍　226
尿路　73, 299

ね

ネフローゼ症候群　202
粘液性嚢胞腺腫　271, 272

は

ハウストラ　85, 86
バウヒン弁　85, 92
白血病　237
バッド・キアリ症候群　137, 140, 237, 283, 285
発熱　117
馬蹄腎　206, 209, **229**
はみ出し現象　45
ハーモニックイメージング　31
パラガングリオーマ　233
パルス繰り返し周波数　23, 26
パルスドプラゲイン　24
パルスドプラ表示　51
パルスドプラ法　17
パルス幅　9
パワードプラ表示　51
パワードプラ法　18

ひ

脾悪性リンパ腫　**245**
非アルコール性脂肪肝炎　134, 136
脾過誤腫　241, 243
脾血管腫　241, 243, **245**
脾血管肉腫　241, 243
肥厚性幽門狭窄症　246, 250, 254, **260**
脾梗塞　118
微細点状高エコー　287, 289
脾腫　237
非腫瘍性卵巣腫瘤　268
脾腫瘤　241
脾静脈　82
脾腎静脈短絡症　280
脾石灰化　240
脾臓　82, 237, 299
ビタミンD中毒　211
脾動脈　82, 103
ひとこぶラクダのこぶ　206, 208
脾内のstrong echo　240
脾囊胞　241, 242, **245**
脾膿瘍　119, 241, 242
脾の基本走査　**83**
脾の計測法　**82**
皮様囊腫　271
脾リンパ管腫　241, 242, **245**
ヒーリー・シュロイの4区域分類　55, **59**

ふ

フォーカス　**13**
フォン・マイエンバーグ複合体　143, 157
副極　**37**
腹腔　**111**
腹腔動脈　103
腹腔内膿瘍　119, 292, 296, **298**
腹腔内リンパ節腫脹　292, 293, **298**
腹腔の基本走査　**112**
複雑性イレウス　118, 254, 256
副腎　**80**, 232, 299
副腎褐色細胞腫　232, 234, **236**
副腎癌　232, 234, **236**
副腎骨髄脂肪腫　232, 235, **236**
副腎腫瘤　232
副腎神経芽腫　232, 235, **236**
副腎囊胞　232, 233
副腎の基本走査　**80**
副腎非機能性腺腫　232, 233
腹水　289, 290
腹水貯留　168
腹側膵　191, 192
副脾　239, **245**
腹部食道の基本走査　**87**
腹部大動脈　**102**, 300
腹部大動脈の基本走査　103
腹部大動脈瘤　277, **286**
腹部大動脈瘤破裂　118
腹膜偽粘液腫　290, **298**
ブライトネス　14
フリージアンキャップ　159, 160
フレーム数　23
フレームレート　23
プローブの構造　4
分解能　9

へ

閉塞性イレウス　118, 254, 256
閉塞性黄疸　126, 129, **187**
ベルタン柱の肥大　206, 207, 212

ほ

方位分解能　9
膀胱　**76**, 223, 299

膀胱憩室　223, 231
膀胱結石　124, 225, 231
膀胱子宮窩　113
膀胱腫瘍　124, 226, 231
膀胱腫瘤　226
膀胱内strong echo　225
膀胱内出血　225
膀胱の基本走査　**77**
傍臍静脈の拡張　278
胞状奇胎　264
傍腎盂嚢胞　212, 214, 219, 230

ま

まだら脂肪肝　134, 135
マルチスライス表示法　33
慢性肝炎　122, 126, 128, 132, 133, **156**, 237
慢性糸球体腎炎　204, 210, 212
慢性腎盂腎炎　204, 211
慢性腎不全　204, 205, 210, 212, 230
慢性膵炎　188, 190, 191, 193, **200**
慢性胆嚢炎　164, 165, 168, **186**
慢性膀胱炎　224, 225
マントルサイン　277

み

脈管　54, **102**, 300
ミラージュ現象　**39**
ミルク-アルカリ症候群　211

む

無エコー域　289
ムチン性嚢胞腺腫　272

め

迷走神経遮断術後　161
メインローブ　37
メカニカル走査　**7**
メッシュ・パターン　135

も

盲腸　85
モザイクパターン　147
モーションアーチファクト　**45**
モニタ画面の調整　**14**
モリソン窩　111, 112
門脈　52
門脈ガス血症　142, 144, 183, 283, 285
門脈血栓症　137, 139, **157**, 284
門脈左枝臍部　60, 61
門脈左枝水平部　60, 61
門脈腫瘍塞栓　284
門脈本幹径　54
門脈優位相　30
門脈瘤　137

ゆ

遊走胆嚢　159, 160
遊離ガス　258

よ

横走査　6

ら

ラジアル走査方式　8
卵管　**98**
卵巣　**98**, 268, 300

卵巣過剰刺激症候群　268, 270
卵巣出血　118, 268, 270
卵巣腫瘍　271, **275**
卵巣嚢腫茎捻転　118
卵巣の基本走査　**100**
卵胞嚢胞　268

り

リニア走査方式　8
輪状膵　254
リンパ節　107
リンパ節の基本走査　107

る

ルテイン嚢胞　268

れ

レンズ効果　41
連続波ドプラ法　16

ろ

ロキタンスキー・アショフ洞　63

わ

ワイドバンドドプラ表示　51
ワイドバンドドプラ法　18

欧文索引

A

abdominal aortic aneurysm　286
accessory spleen　245
acoustic shadow　**43**
acoustic window　48, 227
acute appendicitis　260
acute cholecystitis　186
acute hepatitis　156
acute obstructive suppurative cholangitis　187
acute pancreatitis　200
acute renal failure　230
adenomyomatosis　186
adrenal carcinoma　236
adrenal myelolipoma　236
adrenal neuroblastoma　236
adrenal pheochromocytoma　236
aliasing　**44**
aortic dissection　286
AOSC　187
arterial predominant phase　30
autoimmune pancreatitis　200

B

Bモードゲイン　**11**, 24
basket pattern　147
Bauhin弁　85, 92
benign prostatic hypertrophy　231
Bertin柱の肥大　206, 207, 212
biliary hamartoma　157
bladder tumor　231
BPH　231

bright liver　134
Budd-Chiari症候群　137, 140, 237, 283, 285
bull's eye sign　148

C

Cantlie line　53
carcinoma of the corpus uteri　275
carcinoma of the extrahepatic bile duct　187
carcinoma of the gallbladder　187
carcinoma of the large bowel　261
carcinoma of the pancreas　201
Caroli病　178
cavernous transformation　139, 283
central echo complex　74, 213
chameleon sign　147
chocolate cyst　275
cholangiocellular carcinoma　158
cholecystolithiasis　186
choledocholithiasis　187
cholesterol polyp　186
chronic cholecystitis　186
chronic hepatitis　156
chronic pancreatitis　200
chronic renal failure　230
cluster sign　148
color-coded SMI　20
comet sign　37, 169, 172, 175
comet tail artifact　37, 172
comet-like echo　37, 172
congenital biliary dilatation　187
congestive liver　156
contrast harmonic imaging　31
Couinaudの8区域分類　55, **59**, 60
coursing line　107
Crohn病　247, 251
cSMI　20

Cushing's syndrome　236
Cushing症候群　232, 234, **236**
cyst in cyst　197
cyst of the pancreas　200

D

depth　**13**
diverticulitis of the colon　260
diverticulum of the bladder　231
double pelvis and ureter　229
Douglas窩　100, 112, 113, 269
dromedary hump　207
ductal structure in the tumor　193
dynamic range　**12**

E

endometrial carcinoma　275
endometrial cyst　275
esophageal cancer　260
extrahepatic portal vein obstruction　157
extrarenal pelvis　229

F

fat-fluid level　271
fatty liver　156
fd　16
FDサイン　248
FFTゲイン　**24**
Fly Thru　33
FNH　146, 150, 153, 158
fo　16
focal disappearanceサイン　248
focal nodular hyperplasia　158
free air　258
fulminant hepatitis　156

G

gain **11**
Gamna-Gandy結節 240
gastric cancer 260

H

hair ball 271
harmonics 31
haustra 85, 86
HCC 158
Healey-Schroyの4区域分類 55, **59**
hemangioma of the liver 157
hepatocellular carcinoma 158
hepatolithiasis 187
hilar bulge 206, 208
horseshoe kidney 229
hump sign 147
hydronephrosis 229
hyperechoic medulla 211, 216
hypertrophic pyloric stenosis 260

I

ileus 260
intestinal obstruction 260
intimal flap 284
intraabdominal abscess 298
intraductal papillary mucinous neoplasm 201
intrahepatic cholangiocarcinoma 158
intrahepatic portal-hepatic venous shunt 157
intussusception 261
invagination 261
invasive ductal carcinomas 201
IPH 137

IPMN 201
IUD 264

J

junctional parenchymal defect 206, 208

K

Kerckring皺襞 84, 254
Krukenberg腫瘍 271

L

lateral shadow 44
liver abscess 157
liver cirrhosis 156
liver cyst 157
lymphadenopathy 298

M

malignant lymphoma 298
malignant lymphoma of the spleen 245
marginal strong echo 147
MCN 200
meshwork pattern 135
metastatic adrenal tumor 236
metastatic hepatic tumor 158
metastatic tumor of the spleen 245
mirage phenomenon **39**
mirror phenomenon **39**, 46
monochrome SMI 20
Morrison窩 111, 112
motion artifact **45**
MPR 33
mSMI 20
MTIフィルタ **28**

mucinous cystic neoplasm　200
mucocele of the appendix　261
multi planar reconstruction　33
multiple concentric ring sign　248
myoma uteri　275

N

Naboth小胞　264, 267
NASH　134, 136
nephroblastoma　230
nephrolithiasis　229
neurogenic bladder　231
non-alcoholic steatohepatitis　134
nutcracker現象　124, 276, 281

O

obstructive jaundice　187
omental cakes　112, 292
omental caking　112, 292
Osler-Weber-Rendu病　137
ovarian tumor　275

P

pancreatic endocrine tumor　201
pancreatic ilet cell tumor　201
parallel channel sign　179, 180
parapelvic cyst　230
penetrating duct sign　193
periportal hypoechoic layer　238
peritonitis carcinomatosa　298
perivascular color artifact　46
pneumobilia　187
polycystic disease　147, 213, 220
polycystic kidney　230
porcelain gallbladder　186

portal predominant phase　30
portal sandwich sign　238
portal vein thrombosis　157
post vascular phase　29
PRF　**23**, 26
primary aldosteronism　236
prostatic cancer　231
prostatic stone　231
pseudomyxoma peritonei　298
PV shunt　157

R

RAS　63
renal angiomyolipoma　230
renal cell carcinoma　230
renal cyst　230
renal pelvic tumor　230
renal stone　229
retroperitoneal fibrosis　298
retroperitoneal tumor　298
Rokitansky-Aschoff sinus　63

S

S状結腸　85
sandwich sign　117, 293, 295
SCN　200
sensitivity time control　**11**
serous cystic neoplasm　200
shear wave elastography　32
shotgun sign　179, 180
sludge ball　175, 177
SMI　20
solid cystic tumor of the pancreas　201
solid pseudopapillary neoplasm of the
　pancreas　201
sonographic Murphy sign　118, 119

spider web 283
spleen index 82, 238
splenic cyst 245
splenic hemangioma 245
splenic lymphangioma 245
spoke-wheel pattern 147
STC 11
strain elastography 32
strong echo 171, 183
submucosal tumor of the stomach 260
superb micro-vascular imaging 20

T

target pattern 241
THI 31
tissue harmonic imaging 31
tissue vibration 46
to and fro movement 254
tumor of the small intestine 261

twinkling artifact 46

U

ureter cancer 231
ureteral stone 229
ureterocele 229
uterine myoma 275

V

vascular phase 29
vesical stone 231
von Meyenburg complex 143, 157

W

Wilms tumor 219, 222, 230
Wilms腫瘍 219, 222, 230

著者紹介

森　秀明（もり　ひであき）

- 1981 年　杏林大学医学部卒業
  　　　　杏林大学医学部第 3 内科入局
- 1986 年　杏林大学医学部大学院医学研究科（内科学）卒業
- 1987 年　杏林大学医学部第 3 内科助手
- 1995 年　杏林大学医学部第 3 内科講師
- 2003 年　杏林大学医学部第 3 内科助教授
- 2007 年　杏林大学医学部第 3 内科准教授
- 2015 年　杏林大学医学部第 3 内科教授

〈著書〉

「スタンダード腹部超音波診断」(診断と治療社)，「初学者のためのわかる腹部エコー 所見からみた超音波鑑別診断」(文光堂)，「できる腹部カラードプラ診断」(南江堂)，「腹部超音波フルコース」(メジカルビュー社)，「腹部エコーマスター ハイブリッド CD-ROM」(医学書院)，「腹部超音波 A side ─基礎と臨床のキーポイント 37 ─」(メジカルビュー社)，「レジデント・臨床検査技師のためのはじめての超音波検査」(文光堂)，「Dr. 森の腹部超音波診断パーフェクト」(診断と治療社) がある．またビデオおよび DVD として，「初学者にもわかりやすい最新腹部超音波診断のコツ─基礎編─（全 3 巻）」(メディカルコア)，「初学者にもわかりやすい最新腹部超音波診断のコツ─疾患編─（全 3 巻）」(メディカルコア) がある．

〈学会活動〉

日本超音波医学会認定超音波指導医
日本内科学会認定内科医（日本内科学会認定教育施設指導医）
日本消化器病学会指導医
日本肝臓学会指導医
日本消化器内視鏡学会認定指導医
日本病院会認定人間ドック認定指定医
日本超音波医学会理事
日本消化器病学会評議員
日本肝臓学会東部会評議員
日本消化器がん検診学会関東甲信越支部超音波研修委員会世話人
日本臨床腸内微生物学会評議員
超音波ドプラ研究会常任幹事
腹部エコー研究会幹事
日本画像医学会評議員
日本成人病（生活習慣病）学会評議員
特定非営利活動法人超音波スクリーニングネットワーク理事
日本腹部造影エコー・ドプラ診断研究会世話人
びまん性肝疾患の画像研究会世話人

検印省略

初学者のための
わかる腹部エコー
所見からみた超音波鑑別診断

定価（本体 8,500円＋税）

2000年 3月27日　第1版　第1刷発行
2016年10月27日　第2版　第1刷発行
2023年 3月 1日　同　　第2刷発行

著　者　　森　　秀明
　　　　　もり　ひであき
発行者　　浅井　麻紀
発行所　　株式会社 文光堂
　　　　　〒113-0033　東京都文京区本郷7-2-7
　　　　　TEL （03）3813-5478（営業）
　　　　　　　（03）3813-5411（編集）

© 森　秀明, 2016　　　　　　　　　　　印刷・製本：真興社

乱丁, 落丁の際はお取り替えいたします.

ISBN978-4-8306-3751-3　　　　　　　　　　　Printed in Japan

・本書の複製権, 翻訳権・翻案権, 上映権, 譲渡権, 公衆送信権（送信可能化権を含む）, 二次的著作物の利用に関する原著作者の権利は, 株式会社文光堂が保有します.

・本書を無断で複製する行為（コピー, スキャン, デジタルデータ化など）は, 私的使用のための複製など著作権法上の限られた例外を除き禁じられています. 大学, 病院, 企業などにおいて, 業務上使用する目的で上記の行為を行うことは, 使用範囲が内部に限られるものであっても私的使用には該当せず, 違法です. また私的使用に該当する場合であっても, 代行業者等の第三者に依頼して上記の行為を行うことは違法となります.

・JCOPY〈出版者著作権管理機構　委託出版物〉
本書を複製される場合は, そのつど事前に出版者著作権管理機構（電話 03-3513-6969, FAX 03-3513-6979, e-mail: info@jcopy.or.jp）の許諾を得てください.

7